现代内分泌疾病诊疗研究

王远方 等 主编

吉林科学技术出版社

图书在版编目（CIP）数据

现代内分泌疾病诊疗研究 / 王远方等主编 . -- 长春：
吉林科学技术出版社，2024.3
ISBN 978-7-5744-1097-8

Ⅰ . ①现 … Ⅱ . ①王 … Ⅲ . ①内分泌病－诊疗 Ⅳ .
① R58

中国国家版本馆 CIP 数据核字 (2024) 第 059328 号

现代内分泌疾病诊疗研究

主　　编　王远方　等
出 版 人　宛　霞
责任编辑　张　楠
封面设计　刘　雨
制　　版　刘　雨
幅面尺寸　185mm×260mm
开　　本　16
字　　数　311 千字
印　　张　14.375
印　　数　1~1500 册
版　　次　2024 年 3 月第 1 版
印　　次　2024 年 12 月第 1 次印刷

出　　版　吉林科学技术出版社
发　　行　吉林科学技术出版社
地　　址　长春市福祉大路5788 号出版大厦A 座
邮　　编　130118
发行部电话/传真　　0431–81629529 81629530 81629531
　　　　　　　　　　81629532 81629533 81629534
储运部电话　　0431–86059116
编辑部电话　　0431–81629510
印　　刷　廊坊市印艺阁数字科技有限公司

书　　号　ISBN 978-7-5744-1097-8
定　　价　84.00元

前　言

当今时代，科学的发展日新月异，医学科学也不例外。信息技术的发展为人们提供了获取新信息的快捷手段。内分泌学与基础医学和临床医学都有着广泛而密切的联系，是"生命科学"中的一个重要组成部分。百余年来，内分泌学的研究已从开始的腺体内分泌学发展到今天的分子内分泌学。一些旧的观点和理论被新的观点和理论取代，新的诊疗技术不断涌现，新的病种也在不断地被发现。其发展速度之快，使人们常常感到知识匮乏，跟不上时代的发展。

本书是在总结历年临床诊疗实践，阅读大量内分泌文献和研究生教材，参考国内、外内分泌学专著和有关书籍，广泛收集文献的基础上编著而成的。新旧内容兼顾，着重于新，使读者对内分泌学的新旧知识有较全面的了解，掌握发展趋势。本书详细讲述了内分泌科常见的疾病，内容包括内分泌系统疾病概述、下丘脑－垂体疾病、甲状腺疾病、甲状旁腺及钙磷代谢疾病、肾上腺疾病及妇科内分泌疾病等内分泌疾病的知识。

本书是一本对医疗、教学和研究工作者都很有用的参考书，尤其适合于临床一线工作者参考。限于编写经验及组织能力水平，加之时间仓促，书中表述难免有不妥之处，敬请广大读者批评指正。

前言

目 录

第一章 内分泌系统疾病概述

一、内分泌学是研究机体内激素及其调节的一门学科

从激素的基因表达、激素合成、分泌、转运到激素受体作用于靶部位(器官、组织、细胞)的一系列反应,以及机体各种组织、器官结构或功能变化引起的激素水平异常都属于内分泌学研究的范畴。内分泌学研究由最初的腺体内分泌学研究、组织内分泌学研究,逐步深入到分子内分泌学研究。随着分析检验技术的进步与提高,以及分子生物学、细胞生物学、免疫学等学科新理论、新技术的渗透和影响,内分泌疾病的病因学研究也深入到分子水平,许多与基因突变相关的疾病发病机制已明晰,内分泌疾病诊断水平和治疗方法不断改进提高。

二、内分泌系统是机体重要的调节系统

内分泌系统的主要功能是与神经、免疫系统的相互配合,共同调节机体代谢、生长发育、生殖衰老等各种生理活动和生命现象,以适应不断变化的内外界环境并维持机体内环境的相对稳定。内分泌系统是由内分泌腺、内分泌组织、内分泌细胞及其所分泌的激素(包括激素受体、激素受体激动剂和拮抗剂)共同组成的内分泌信息传递系统。

三、内分泌腺是没有分泌管的腺体

如垂体、甲状腺、甲状旁腺、肾上腺、性腺、胰岛、松果体和胸腺等,这些腺体的主要功能是合成和分泌激素。有观点认为,胸腺和胎盘虽属于内分泌腺,但二者的主要功能不是内分泌调节。

四、内分泌组织是散在于组织器官中具有分泌激素功能的细胞群

心血管、肺、肝、肾、胃肠道、皮肤、脂肪组织、脑(尤其下丘脑)等组织器官中,均存在各种各样的内分泌细胞,如神经元、心房肌细胞、血管内皮细胞、平滑肌细胞、红细胞及脂肪细胞等。

激素是由内分泌腺或散在的内分泌细胞所分泌、经组织液传递或经血液循环转运到靶器官或组织而发挥效应的微量生物活性物质,是内分泌系统调节机体生理代谢活动的化学信使。其在低浓度下可引起局部或远处靶细胞的生物化学反应。人体内的激素和激素样物质分布于血液、组织液、细胞间液、细胞浆液、核浆或神经节囊泡间隙等部位。同一种激素可以在不同组织或器官合成,如下丘脑、胰岛、胃肠等器官可分泌生长抑素,神经系统、内皮细胞、血小板等可分泌多肽性生长因子。随着内分泌学的深入研究,激素的内涵进一步拓展,具有调节功能的所有化学信使物质,若其结构明确者称为激素,

尚未明确者则称为因子。

第一节 激 素

一、激素的分类

激素的分类方式主要有两种，一是按照激素的化学结构分类，分为含氮类激素和类固醇（甾体）类激素两大类，其中，含氮类激素又可进一步分为蛋白质激素（肽类激素）、氨基酸衍生物类激素；二是按照激素产生的部位分类，分为下丘脑激素、垂体激素和靶腺激素，以及一些非内分泌器官的组织细胞（如心血管、肺、肝等）分泌一些活性物质、激素或因子。

（一）下丘脑激素

下丘脑是内分泌系统的指挥中心，其合成、释放促激素和抑制激素，这些下丘脑激素的化学结构都是小分子多肽，其含量极微，已发现的下丘脑调节性激素有9种，见表1-1。

表1-1 下丘脑分泌的主要激素及主要作用

作用类别	激素	激素英文缩写	作用
释放激素	促甲状腺激素释放激素	TRH	释放甲状腺激素
	促性腺激素释放激素	GnRH	释放促黄体生成素与促卵泡激素
	促肾上腺皮质激素释放激素	CRH	释放促肾上腺皮质激素
	生长激素释放激素	GHRH	释放生长激素
	催乳素释放激素	PRH	释放催乳素
	促黑激素释放激素	MRH	释放促黑素细胞激素
抑制激素	生长激素释放抑制激素	GHRIH	抑制释放生长激素
	催乳素释放抑制激素	PIH	抑制释放催乳素
	促黑激素抑制激素	MIH	抑制释放促黑素细胞激素

（二）垂体激素

垂体包括腺垂体与神经垂体，这二者的内分泌功能差异很大。神经垂体由于不含有腺细胞，所以不能合成激素，它仅是下丘脑神经元所合成的血管升压素和催产素的储存和释放的部位。短门脉血管与腺垂体和神经垂体相连,少量的血液从神经垂体流向腺垂体,并可能影响腺垂体的内分泌活动。腺垂体含有多种不同的腺细胞,是垂体激素分泌释放的主要部位,其主要分泌蛋白质激素 (肽类激素)(表 1-2)。居于垂体中间叶的松果体分泌促黑素细胞激素 (MSH)。

在腺垂体分泌的激素中,促甲状腺激素 (TSH)、卵泡刺激素 (FSH) 与黄体生成素 (LH) 是通过调节靶腺的活动而发挥作用的,所以习惯将这些腺垂体的激素称为促激素,它们均有各自的靶腺,分别形成下丘脑－垂体－甲状腺轴、下丘脑－垂体－肾上腺皮质轴、下丘脑－垂体－性腺轴。生长激素 (GH)、催乳素 (PRL) 与促黑素细胞激素 (MSH) 不通过靶腺作用,而是直接作用于靶组织或靶细胞,调节物质代谢、个体生长、乳腺发育与泌乳等生理过程。

表 1-2　垂体激素的靶组织及主要作用

部位	激素	激素英文缩写	靶组织	主要作用
腺垂体	促甲状腺激素	TSH	甲状腺	促进甲状腺素 (T4) 的合成与分泌
	促肾上腺皮质激素	ACTH	肾上腺皮质	促进肾上腺皮质激素的释放
	黄体生成激素	LH	性腺	促进卵巢和睾丸中的性激素分泌
	卵泡刺激素	FSH	性腺	促进卵细胞的生成和成熟,促进精子生成
	生长激素	GH	骨骼、肝脏、肌肉	促进蛋白质合成与组织生长
	催乳素	PRL	乳腺	促进乳汁分泌
	促黑色素细胞激素	MSH	黑色素细胞	控制皮肤色素生成
神经垂体	抗利尿激素	ADH	肾脏	促进肾对水的重吸收
	催产素	OXT	子宫、乳房	刺激生产时子宫收缩及乳汁分泌

(三) 腺体腺

甲状腺、甲状旁腺、胰岛、肾上腺及性腺等腺体,其不同的腺体细胞分泌不同的靶向激素参与机体功能调节。

1. 甲状腺分泌的激素

甲状腺的主要功能是分泌甲状腺激素 (TH) 和降钙素 (CT)。TH 由甲状腺滤泡合成并分泌,是一种含碘的酪氨酸衍生物,主要调节体内的各种代谢并影响机体的生长发育。CT 由甲状腺滤泡旁细胞 (C 细胞) 分泌,主要参与机体的骨代谢。

TH 有两种活性形式,即四碘甲腺原氨酸 (T4,或称甲状腺素) 和三碘甲腺原氨酸 (T3)。T3 的活性比 T4 大 3 ～ 5 倍。T4 在外周组织中可以转变为 T3,这是血液中 T3 的主要来源。

甲状腺与碘代谢的关系极为密切，碘是甲状腺激素的重要原料，每天自饮食中摄取的碘约 1/3，以有机碘形式存在于甲状腺用于 TH 的合成，甲状腺的碘含量约占全身碘量的 90%。

2. 甲状旁腺分泌的激素

甲状旁腺激素 (PTH) 由甲状旁腺的主细胞分泌，通过作用于三种基本靶器官即骨、肠黏膜和肾脏调节血清钙的水平。

3. 肾上腺分泌的激素

肾上腺由髓质和皮质组成，髓质和皮质在起源、结构和功能上均不相同，是两个独立的内分泌腺。

(1) 肾上腺皮质分泌的激素：肾上腺皮质分泌的激素主要有糖皮质激素、盐皮质激素和性激素中的肾上腺雄激素。皮质激素是维持生命的基本激素，下丘脑 - 腺垂体 - 肾上腺轴 (H-P-A 轴) 是维持机体基本生命活动的重要的内分泌功能轴之一。皮质激素是肾上腺皮质以胆固醇为原料在酶的作用下合成的，因此其又被称为类固醇类激素。

循环血液中的皮质激素大部分与血浆蛋白结合，属盐皮质激素的醛固酮与血浆蛋白结合力较弱，主要以游离形式存在和运输，其在血浆中半衰期很短，约 20 分钟；属糖皮质激素的皮质醇在血浆中半衰期略长，为 70 分钟。肾上腺皮质激素的降解代谢主要在肝脏中进行，代谢产物经尿排泄占 90%，其次是粪便。

(2) 肾上腺髓质分泌的激素：肾上腺髓质为神经内分泌组织，肾上腺髓质的细胞质内有能被铬盐染成黄褐色的嗜铬颗粒，故称为嗜铬细胞。其合成和分泌的儿茶酚胺主要参与心血管活动的调节。

4. 性腺器官分泌的激素

睾丸是男性的性腺器官之一，其支持细胞能分泌激素、蛋白质等许多活性物质，其间质细胞在黄体生成激素 (LH) 刺激下合成和分泌睾酮及血管紧张素、肾素、前列腺素等生物活性物质。

前列腺为具有内、外双重分泌功能的性分泌腺。作为外分泌腺，其分泌的前列腺液是构成精液的主要成分；作为内分泌腺，其分泌的激素称为前列腺素，可促进精子生长成熟。

卵巢是女性的主要性腺，是垂体 LH 和卵泡刺激素 (FSH) 的靶组织，具有产生卵子和分泌性激素的功能，其功能受下丘脑 - 垂体系统和卵巢内局部因素的调节。成熟卵巢合成及分泌多种激素、激素样物质及细胞因子等，这些激素释放至血液循环能作用于许多靶器官，如子宫、输卵管、阴道、外阴、乳腺、下丘脑、垂体、脂肪、骨骼、肾脏和肝脏等。

（四）非腺体组织细胞分泌的激素或因子

体内部分非腺体组织细胞也可合成或分泌一些激素或因子，如血管紧张素、前列腺素、维生素 D 类激素等，非腺体组织细胞分泌的部分激素来源及主要作用，见表 1-3。

表 1-3 非腺体组织细胞分泌的部分激素来源及主要作用

激素	来源	主要作用
AT-1、AT-2、AT-3	血、肺、其他组织	AT-1 直接收缩血管的作用不明显。 AT-2 能使全身小动脉收缩而升高血压；促进醛固酮分泌，引起血量增多，血压升高。AT-3 缩血管作用约为 AT-2 的 40%，但促醛固酮分泌的作用强于 AT-2
AT-4	血	作用与 AT-3 相似，而活性更低
瘦素	脂肪细胞	促进新陈代谢，抑制食欲，控制体重
心房利钠肽 (ANP)	心房肌细胞、APUD 细胞	抑制肾素分泌，排钠利尿，舒张血管，降低血压
前列腺素 (PG)	多种组织细胞	对内分泌、生殖、消化、血液、呼吸、心血管、泌尿及神经系统均有作用
促红细胞生成素	肾（成年）、肝（婴幼儿）	主要调控血红细胞制造，另外，也参与伤口愈合过程
胆钙化醇（维生素 D_3）	皮肤	调节体内的钙磷代谢
25- 羟维生素 D_3	肝	调节体内的钙磷代谢
骨化三醇(1，25- 二羟维生素 D_3)	肾	调节体内的钙磷代谢
骨钙素	成骨细胞	血清骨钙素水平反映成骨细胞（特别是新形成的）的活动状态

注：AT，血管紧张素；APUD 细胞，是指能摄取胺和胺前体并在细胞内脱羧产生肽和（或）胺类激素的内分泌细胞总称。

1. 血管紧张素 (AT)

AT 是肾素－血管紧张素系统的重要组成部分，可引起血管收缩，升高血压；促进肾上腺皮质释放醛固酮。AT-1 是 AT-2 的前体，AT-2 通过血管紧张素酶可降解为 AT-3。AT-2 可通过内分泌、自分泌 / 旁分泌以及胞内分泌发挥作用的激素。

2. 前列腺素 (PG)

PG 分 为 A、B、C、D、E、F、H、I 等类型，分别用 PGA、PGB、PGC、PGD、PGE、PGF 等表示。前列腺素对内分泌、生殖、消化、血液、呼吸、心血管、泌尿及神经系统均有作用，且不同类型的前列腺素具有不同的功能。如 PGE 能舒张支气管平滑肌，降低通气阻力，而 PGF 的作用则相反。PGE1、PGE2 和 PGA 能抑制胃液的分泌，保护胃壁细胞，可用于治疗胃溃疡、出血性胃炎及肠炎。

3. 维生素 D 类

维生素 D_3(胆钙化醇) 在肝内经羟化酶系作用形成 25- 羟维生素 D_3，进而在肾脏中被羟化为 1，25-二羟维生素 D_3（骨化三醇）。1，25-二羟维生素 D_3 是维生素 D 在体内的真正活性形式，主要作用是调节体内的钙磷代谢，由于其属于肾脏分泌的一种激素，因此认为维生素 D_3 也是一种激素原。

4.骨钙素

骨钙素是成骨细胞合成并分泌的，比较稳定，不受骨吸收因素的影响。骨钙素血清水平随年龄的变化以及骨更新率的变化而不同。骨更新率越快，骨钙素值越高，反之降低。老年性骨质疏松症是低转换型的，骨钙素升高不明显；在原发性骨质疏松中，绝经后骨质疏松症是高转换型的，骨钙素明显升高，因此可根据骨钙素的变化情况判定骨质疏松转换型是高或低，用于鉴别骨质疏松病因。需注意的是甲旁亢性骨质疏松症中，骨钙素升高明显。

二、激素的作用方式

机体内的激素和激素样物质种类各不相同，分布于血液、组织液、细胞间液、细胞浆液、核浆或神经节囊泡间隙等部位，其作用的靶点及作用方式各异。内分泌系统辅助神经系统，将体液性信息物质传递到全身各细胞组织，包括远处的和相近的靶细胞，发挥其对细胞的生物作用。

内分泌系统是以特异性内分泌腺体为基础，由内分泌腺分泌的激素释放人血，运送到全身发挥效应，称内分泌或远距分泌。随着对激素定义内容的拓展，激素由细胞释放后，通过细胞外液局部或邻近传递，作用于周围细胞，称旁分泌；细胞分泌的激素直接作用于自身细胞，称自分泌；细胞内的化学物质直接作用在自身细胞，称胞内分泌；由神经元分泌的激素叫神经激素，经神经纤维于末梢释放神经激素的过程，称神经分泌。

三、激素的作用特点

（一）激素的信息传递作用

内分泌系统依靠激素在细胞与细胞之间的作用进行信息传递。激素只对靶细胞的生理生化过程起加强或减弱的作用，调节其功能活动，却不提供任何营养和能量。例如生长素促进生长发育，甲状腺激素增强代谢过程，肾上腺素可使心肌收缩力加强，胰岛素降低血糖等。在这些作用中，激素只是"唤起"靶组织存在的潜势，仅仅起着"信使"的作用，将生物信息传递给 IE 组织，发挥增强或减弱靶细胞内原有的生理生化进程的作用。

（二）激素的高效能生物放大作用

激素在血液中的生理浓度很低，一般在纳摩尔（nmol/L），甚至皮摩尔（pmol/L）的数量级，如此微小的含量之所以能产生显著的生物效应是由于激素信号逐级放大的结果。例如，在下丘脑-垂体-肾上腺皮质系统中，0.1μg 皮质激素释放激素促进垂体前叶释放 1μg 促肾上腺皮质激素（ACTH），ACTH 又促使肾上腺皮质产生 40% 糖皮质激素，这些糖皮质激素可刺激肝脏产生 5.6mg 糖原，全过程从 0.1μg 放大到 5.6mg。

（三）激素作用的特异性

激素作用具有一定的特异性，大多数激素由血液运输至全身各处，虽然与体内各种组织细胞广泛接触，但仅选择性与某些靶器官、靶腺、靶组织及靶细胞作用。例如，垂体的促甲状腺素仅作用于甲状腺，促肾上腺皮质激素仅作用于肾上腺皮质，促性腺激素仅作用于性腺，以上 3 种促激素作用的靶组织不同，且互不干扰。

部分激素，如生长激素、甲状腺素、肾上腺皮质激素和胰岛素几乎对全身的组织细胞均有作用，看似没有特别的靶细胞。然而，这些激素却是仅与细胞膜上或胞浆内的特异性受体相结合后，才能激发细胞一系列的生理生化过程，所以，就分子水平而言，它们仍具有特异性。

（四）激素分泌的节律性

激素是调节机体内、外环境，使其保持稳定和平衡的重要因素之一，它的分泌须随着生理和病理情况的变化而变化，其分泌呈现节律性。例如，肾上腺皮质激素在一昼夜间有一个节律性的波动曲线；饮食影响胰岛素的分泌；进钠量影响醛固酮的分泌；甲状腺素的分泌与环境温度密切相关。

（五）激素间的相互作用

激素间的作用有协同、拮抗、允许、竞争等作用。

1. 协同作用或拮抗作用

当多种激素共同参与某一生理活动的调节时，激素与激素之间往往存在着协同作用或拮抗作用，这对维持机体功能活动的相对稳定起着重要作用。例如，生长素、肾上腺素、糖皮质激素及胰高血糖素，虽然作用的环节不同，但都能提高血糖，在升糖效应上有协同作用；相反，胰岛素的作用则是降低血糖，与上述激素的升糖效应有拮抗作用。

2. 允许作用

有的激素本身不能直接对某些器官、组织或细胞产生生理效应，但有它的存在，可使另一激素的作用明显加强，这种现象称为允许作用。例如，糖皮质激素的允许作用尤为明显，它对心肌和血管平滑肌并没有收缩作用，但是，必须有糖皮质激素存在，儿茶酚胺才能很好地发挥对心血管的调节作用。

3. 竞争作用

化学结构类似的激素竞争同一受体的结合位点，使其中一种激素的效应降低，这种现象称为竞争作用。例如，黄体酮对醛固酮受体有低亲和性结合，高浓度的孕酮与醛固酮竞争同一受体，减弱醛固酮的效应。

四、激素的作用机制

激素作为细胞外信息物质，要引起细胞产生各种应答反应，细胞必须具有识别微量激素的受体。

（一）激素受体的分类

激素作用的靶细胞受体有细胞膜表面的受体和胞浆／胞核受体两类。激素与其靶细胞的特异性受体结合形成复合物，启动其调节生理功能机制。

（二）含氮类激素作用机制

含氮激素（第一信使）与靶细胞膜上特异性受体结合生成激素－受体复合物，即启动细胞内的信号转导；激活的细胞膜受体通过不同的第二信使将生物信号逐级放大和分散而传递信息。激素作为第一信使，主要传递细胞与细胞之间的信息。第二信使主要是将细胞外的信息传递到细胞内的物质，如环磷酸腺苷(cAMP)、环磷酸鸟苷(cGMP)、三磷酸肌醇二酰甘油、细胞内游离钙离子(Ca^{2+})、酪氨酸蛋白激酶等。

（三）类固醇类激素作用机制

类固醇激素为小分子、脂溶性激素，可透过细胞膜进入细胞内，与胞浆受体结合，进入核内，与 DNA 结合，合成新的蛋白质，调控细胞的代谢、生长、分化及生理效应。甲状腺激素虽属含氮激素，但其作用机制却与类固醇激素相似，它可进入细胞内，不经胞浆受体结合即进入核内，与核受体结合调节基因表达。另外，性激素受体位于胞浆和胞核内，1，$25\text{-(OH)}_2\text{-D}_3$ 受体位于胞核。

第二节　内分泌系统的调节

内分泌系统与神经系统、免疫系统三者之间关系密切，相互影响，形成神经"内分泌"免疫调节环路，共同调节机体的功能活动，维持机体内环境相对稳定。

一、内分泌系统的反馈调节

内分泌腺、内分泌细胞的生理功能主要是以级联形式完成的，上、下步骤的内分泌组织可相互影响，使得激素分泌量受到"正"或"负"的反馈调节。反馈调节是内分泌系统的主要调节机制，使相距较远的腺体之间协调配合，以维持机体内环境的稳定性，并克服各种病理状态。

内分泌腺和体液代谢物质之间也存在反馈调节，例如，胰岛分泌的胰岛素与血糖水平呈正相关，血糖水平上升刺激胰岛素分泌，血糖水平过低则抑制胰岛素分泌；甲状旁腺所分泌的甲状旁腺激素受血钙水平的反馈调节。

垂体前叶在下丘脑释放激素或释放抑制激素的调节下分泌相应促激素，刺激靶腺以促进靶腺激素合成和分泌，后者又反作用于下丘脑和腺垂体，对其相应激素起抑制或兴奋作用，称为反馈作用。起抑制作用者称负反馈调节，起兴奋作用者称正反馈调节。下丘脑的肽能神经元受其自身分泌的调节肽所产生的调节，称超短反馈调节。腺垂体激素浓度变化对下丘脑控制细胞分泌的调节，称短反馈调节。性腺激素（雄性素、雌性素、孕激素）反馈调控下丘脑激素性神经元及垂体促性腺细胞，称长反馈调节。

二、神经系统与内分泌系统的相互调节

内分泌系统直接由下丘脑调控，下丘脑可以合成释放激素和抑制激素，调节腺垂体各种分泌细胞的激素合成和分泌。通过腺垂体所分泌的激素可以对靶腺如肾上腺、甲状腺和性腺等进行调控，亦可不经过靶腺直接对靶器官、靶细胞进行调节。

机体内存在下丘脑－垂体－肾上腺、下丘脑－垂体－甲状腺及下丘脑－垂体－性腺三个功能调节轴心，三个轴心相互之间没有调节作用，成平行关系。三个功能调节轴中的肾上腺皮质、甲状腺等腺体分泌相应激素，作用于周围组织细胞，发挥生理调节功能。

机体存在下丘脑－垂体－周围组织的调节。受下丘脑分泌的神经激素调节的垂体激素，如生长激素 (GH) 和催乳素 (PRL) 均不作用于靶腺，直接在周围组织发挥作用。GH作用于周围组织增加氨基酸和蛋白质的合成，动员脂肪分解，作用于肝脏等组织产生生长介素，促进骨骼生长。PRL 作用于乳腺，促进乳腺生长发育，发动和维持泌乳。

机体存在下丘脑－周围组织的调节。催产素 (OXT) 和抗利尿激素 (ADH) 是下丘脑分泌的神经肽类激素，前者在妇女分娩时刺激子宫收缩，在婴儿吮乳时兴奋乳腺平滑肌，使其收缩。ADH 作用于肾脏集合管及远曲小管后段，促进水的重吸收。

几乎所有内分泌腺都受自主神经支配。肾上腺髓质分泌功能直接受交感神经节前纤维的控制；甲状腺、胰岛以及胃肠内分泌细胞等的功能活动也受自主神经支配调节。例如，胆碱能神经纤维的兴奋可以调控肾上腺髓质的嗜铬细胞释放儿茶酚胺（肾上腺素和去甲肾上腺素）；颈交感神经节的节后纤维可调控松果体的分泌褪黑素，褪黑素可调节性腺功能。

激素也影响中枢神经系统的功能，如行为、情绪、欲望等。血管紧张素 Ⅱ 可促进交感神经末梢释放去甲肾上腺素以加强血管收缩。

三、免疫系统和内分泌系统相互调节

（一）神经内分泌系统对机体免疫的调节

淋巴细胞膜上有多种神经递质及激素的受体，神经内分泌系统通过其递质或激素与淋巴细胞膜表面受体结合介导免疫系统的调节。如糖皮质激素、前列腺素 E 等可抑制免疫应答，而生长激素、甲状腺激素和胰岛素能促进免疫应答。ACTH 可由垂体、淋巴细胞产生，既能刺激肾上腺皮质产生和释放糖皮质激素，又能作用于免疫系统，抑制抗体的生成。

(二) 免疫系统对神经内分泌系统调节

在机体受到相应刺激时，激活免疫反应，免疫细胞分泌细胞因子、肽类激素等，作用于下丘脑，影响下丘脑神经激素以及垂体激素的分泌。例如，白介素 -1(IL-1) 影响下丘脑 - 腺垂体 - 靶腺 (肾上腺皮质 / 甲状腺 / 性腺) 轴作用和生长激素的释放，导致在有炎症反应时出现停经、性功能减退、儿童生长迟缓等临床症状。另外，内分泌系统可因免疫应答的异常而导致器官性自身免疫病或损伤。常见的有桥本甲状腺炎、1 型糖尿病等。好发于育龄女性的自身免疫疾病，用糖皮质激素治疗有效，这说明内分泌激素与自身免疫病的发病有关。

第三节　内分泌疾病的病因

内分泌系统的激素水平在正常情况下保持平衡，与神经、免疫系统彼此协调配合调节机体的代谢和生理功能。如果平衡的激素水平受到破坏 (某种激素过量或不足)，这就导致内分泌失调，并产生相应的临床表现，临床称为内分泌疾病。

内分泌疾病按病因分为两类，一是机体基础激素缺陷，分为激素分泌不足、过度、激素的敏感性缺陷；二是以内分泌腺或内分泌组织分泌功能状态分为功能亢进、减退、衰竭或正常。临床上，这两种分类方法交叉使用。

一、激素分泌不足

内分泌腺破坏、内分泌腺外病变及内分泌腺激素合成缺陷所致的激素缺乏是引起激素水平低下的主要原因。

(一) 内分泌腺破坏

腺体破坏是腺体功能低下常见原因，而自身免疫性疾病等原因又是腺体破坏的主要原因。免疫系统具有高度特异性，能够识别内源性、外源性物质，清除异物 (外源性物质) 或对身体有害的病理过程 (如肿瘤)，发挥其防御功能。当发生自身免疫性疾病时，由于免疫系统的识别能力存在障碍，激活的防御系统就有破坏正常组织 (包括内分泌腺体) 的可能。自身免疫性疾病可引起胰岛、甲状腺等腺体功能减退或衰竭，引起 1 型糖尿病、桥本甲状腺炎、艾迪生 (Addison) 病、卵巢功能早衰等疾病。

垂体破坏通常由肿瘤、缺血或自身免疫性垂体炎引起，任一内分泌腺都可因肿瘤、感染或出血而发生分泌功能低下。另外，出血、梗死、炎症、坏死、手术切除、放射损伤等均可引起腺体的破坏。

(二) 内分泌腺外病变所致的激素缺乏

参与激素合成或将激素前体转化为活性形式的某些非内分泌腺组织受到破坏，可引起内分泌失调或功能紊乱。如慢性肾衰竭患者 25-(OH)D_3 向 1，25-(OH)$_2D_3$ 的转化障碍，引起钙磷平衡失调；产生肾素的近球细胞受损可引起低肾素、低醛固酮血症。

（三）内分泌腺激素合成缺陷

内分泌功能低下可因激素合成的先天性缺陷引起。如 5α- 还原酶先天性缺陷，影响雄激素靶组织中的睾酮生成双氢睾酮，导致部分性雄激素缺乏；胰岛素基因突变，甲状腺激素和类固醇激素合成过程中的酶基因缺陷，均能导致激素生物合成障碍。

二、激素分泌过度

肿瘤、增生、异位激素分泌或自身免疫刺激均有引起内分泌腺功能亢进的可能。

（一）内分泌肿瘤

产生激素分泌过度的肿瘤可发生于任何内分泌腺。例如，垂体的 ACTH 瘤可引起糖皮质激素过多；胰岛素瘤可产生胰岛素，或胰高血糖素；肾上腺瘤可引起糖皮质激素、醛固酮或其他类固醇生成增加；肾脏肿瘤可引起肾素或促红细胞生成素增加等。

（二）异位激素综合征

非内分泌组织发生肿瘤时，可成为异位激素的来源。异位激素主要为蛋白质或多肽类激素，如垂体激素 (ACTH、ADH、GH 等)、降钙素、甲状旁腺素 (PTH) 及下丘脑释放的各种释放激素。其他类别激素的异位表达少见，如胰岛素。

（三）腺体增生

有的内分泌腺体可见伴随细胞数增多和激素合成增加的增生。例如，肾衰时多见的甲状旁腺增生是血清钙离子水平的下降刺激腺体所引起的；肾上腺皮质球状带增生，可引起醛固酮产生过多而致原发性醛固酮增多症；肾上腺皮质束状带和网状带增生几乎由垂体肿瘤引起，可使皮质醇产生过多，引起库欣 (Cushing) 综合征。甲状腺增生多因自身免疫因素对腺体的刺激，或因碘缺乏导致 T4 合成不足，引发 TSH 分泌增多而产生。

（四）自身免疫刺激

自身免疫刺激是引起甲状腺功能亢进的常见原因。患者产生的自身性免疫性抗体与甲状腺细胞膜上的 TSH 受体结合并激动受体，使患者甲状腺激素过度分泌并引起甲状腺功能亢进。在 1 型糖尿病发病的早期，可因胰腺 β 细胞受到自身免疫侵袭，患者出现暂时性高胰岛素血症。

（五）病源性或医源性

内分泌腺体受到强烈病理生理性刺激，可出现继发性激素过度分泌。例如，氮质血症引起继发性甲状旁腺功能亢进；肝硬化腹水、充血性心力衰竭及肾病综合征等疾病可引起继发性醛固酮增多症。应用糖皮质激素治疗结缔组织病引起的 Cushing 综合征时，可能诱发甲亢；运动员服用具有雄激素活性的类固醇，提高雄激素水平，以提高竞技能力。

三、激素的敏感性缺陷

激素敏感性异常在许多内分泌疾病的发病过程中起主要作用。在这些内分泌疾病中，多表现为对激素发生抵抗或部分抵抗，涉及的激素包括甲状腺激素、甲状旁腺素、糖皮质激素、胰岛素、生长激素、雄激素等。激素抵抗综合征的临床表现差异大，有的患者血中激素水平升高或正常，临床表现为激素不足，激素替代治疗无效；有的临床表现轻微，对大剂量激素可有一定的反应，属于部分性抵抗。

非胰岛素依赖型糖尿病 (NIDDM) 患者，同时存在胰岛素抵抗和葡萄糖诱导的胰岛素释放障碍，若调整生活习惯，减轻体重和控制饮食可使前述异常转为正常，这提示 NIDDM 是由于胰岛适应性受损，或是胰岛细胞对葡萄糖刺激的反应过度下调所致。

第四节　内分泌疾病诊断原则

内分泌系统是神经－内分泌－免疫调节网络的重要组成部分，通过自身的反馈机制，使机体适应内外环境应激并保持内环境的相对稳定及各器官系统的协调一致，在物质新陈代谢、生长、发育等过程中都有重要作用。内分泌疾病的正确诊断，必须依靠完整的病史、细致的体格检查、详细正确的实验室激素测定和必要的影像学检查。典型病例常有特征性的临床症状和体征，是重要的诊断线索，但对于不典型或亚临床患者需要引起临床医师的警惕，仔细识别并结合实验室检查进行早期诊断。完整的内分泌系统疾病诊断应包括定性诊断（功能诊断）、定位诊断和病理病因诊断：①功能诊断主要确定内分泌腺体的功能状态是亢进、正常，还是减退或衰竭；②定位诊断主要确定内分泌功能紊乱的部位，这往往通过内分泌腺体功能试验和影像学检查实现；③病因诊断主要通过血清特异性标志物（如肿瘤标志物、自身抗体等）、病理（手术或针吸活检）及基因诊断等明确内分泌疾病病因，但大多数疾病病因不明。

一、内分泌系统的调节与功能诊断

内分泌疾病往往伴有内分泌功能紊乱，很多激素都处于一定的调节体系并参与体系的稳定，激素分泌过多或过少可引起整个调节体系的变化和相应的临床表现。内分泌疾病按受累内分泌腺体的功能状态分为功能亢进、正常、减退和衰竭。观察内分泌腺体功能状态需要从临床表现、实验室检查及各激素在自身调节体系中的地位和作用综合判断，必要时需要给予一定的外源性干预（如抑制试验或刺激试验）进一步判断激素调节障碍。

（一）临床表现

典型症状和体征对诊断内分泌疾病有重要参考价值，而有些表现与内分泌疾病关系比较密切，如闭经、月经过少、性欲和性功能改变、毛发改变、生长障碍或过度、体重减轻或增加、头痛、视力减退、精神兴奋、抑郁、软弱无力、皮肤色素改变、紫纹、多饮多尿、多血质、贫血、消化道症状（食欲缺乏、呕吐、腹痛、便秘、腹泻）等。典型的Cushing 综合征、Addison 病、甲亢、甲减、肢端肥大症、多囊卵巢综合征及 Turner 综合征、性腺功能减退症患者，有经验的内分泌科医师从第一印象中即可辨认。一些内分泌疾病具有隐匿起病、缓慢进展的特点，如甲状腺功能减退症或肢端肥大症患者，可能经历数年缓慢进展才呈现显著的临床症状，应注意从非特异性临床表现如饮食、活动、月经、精神状态、性格及睡眠等的变化中寻找内分泌功能紊乱和内分泌疾病的诊断线索。甲状腺和睾丸是可以由体表触及的腺体（卵巢在进行妇科体检也可进行评估），体检时应尤其注意，有时会对甲状腺疾病或性腺疾病的诊断有重要的参考价值；另外，需要注意其他药物对于内分泌系统的影响，一个典型的例子就是多数抗抑郁药物会引起催乳素增加。随着对一些内分泌疾病分子遗传学研究的深入，尤其是有遗传倾向和儿童或青少年起病的患者，家族史和家系调查越来越重要，临床表型的系谱图可能有助于疾病的诊断及家系整体的治疗和咨询。询问病史和体格检查时，应着重注意以下几个方面。

1. 生长发育状况

许多内分泌疾病特别是儿童内分泌疾病一般都会影响其生长发育，而且相当一部分患儿是因为生长发育异常就诊的。因此询问病史应充分了解其生长发育情况，如几岁走路、几岁说话、学习成绩情况等，还须了解其生产史、喂养史、智力和心理状态及患儿父母情况等。身高是判断体格发育的重要指标之一，身高反映人体（主要是骨骼）的纵向生长发育。影响身高的因素有遗传、种族、激素（如 GH、甲状腺素、性激素、IGF-1）、营养状态、社会环境和躯体疾病等。在儿童和少年期，引起身高生长过快的内分泌疾病有巨人症和性早熟（真性与假性），后者在儿童和少年期，身高可超过同年龄、同性别身高加2 个标准差，但由于性激素分泌过多而使骨骺过早融合，故最终身高矮于正常成年人的平均身高。引起身高生长过慢和矮小症的内分泌疾病主要有 GHRH、GH 释放激素受体基因突变、GH 缺乏、GH 不敏感综合征、IGF-1 缺乏、性腺功能减退等。

性发育往往与身高生长联系在一起，因此需要注意患儿有无"青春期骤长"，询问"青春期骤长"出现的年龄、持续时间、身高增加多少，是否伴有第二性征的发育等。测量身高的同时应测量指距和上（下）部量。

2. 体重变化

体重是衡量体格发育和营养状态的重要指标之一。体重受诸多因素的影响，如遗传因素、神经精神因素、躯体疾病、营养、经济状况和许多激素等，后者包括 GH、甲状腺激素、胰岛素、瘦素、糖皮质激素、儿茶酚胺和性激素等。许多内分泌系统疾病的病程中有体重增加或下降的表现，询问病史时应着重询问体重的变化及其与体型变化的关系。体重增加的内分泌疾病常见的有下丘脑疾病（下丘脑性肥胖）、Cushing 综合征、胰岛素瘤、2 型糖尿病、性腺功能减低症、甲状腺功能减退症、糖原贮积症、多囊卵巢综合征等。引起消瘦的常见内分泌疾病有甲亢、1 型糖尿病与 2 型糖尿病、肾上腺皮质功能减低症、席汉 (Sheehan) 综合征、嗜铬细胞瘤、神经性厌食等。测量体重时，还应测量腰围和臀围。

3. 多饮与多尿

多饮与多尿是内分泌系统疾病中较常见的症状。下丘脑口渴中枢主要受血浆渗透压的调节。血浆渗透压升高则引起口渴而多饮，多饮引起多尿。肾脏水和电解质或其他血液成分滤过增多而肾小管又不能重吸收时，尿中的溶质增加而引起尿量增多，水分排出增多使血浆渗透压升高，从而引起多饮。前述两种情况均可引起多饮、多尿症状。在内分泌疾病中，伴有多饮、多尿症状的疾病有糖尿病、醛固酮增多症、甲状旁腺功能亢进症、中枢性尿崩症、肾性尿崩症和抗利尿激素不敏感综合征等。在病史询问中应询问多饮与多尿的前后关系、起病的速度、饮水量和 (或) 尿量的估计、夜尿的次数和较起病前有无变化，症状是持续性还是间断性的；在缺水情况下，是否能坚持不饮水等查体时应查看是否存在缺水的表现。

4. 颈部肿大

颈部肿大包括甲状腺肿大、颈部淋巴结肿大、异位甲状腺、腮腺囊肿、颌下腺肿瘤和颈部皮下脂肪沉着等。其中甲状腺肿大最常见，也是内分泌常见的症状之一。甲状腺良 (恶) 性肿瘤、结节性甲状腺肿、甲状腺功能亢进和减退症、各种甲状腺炎等都可以表现为甲状腺肿大。询问病史时需了解颈部肿大的时间、肿大的进展速度 (数年或几十年病史的甲状腺肿块常常是良性病变，数天到 10 余天出现的多为甲状腺炎或出血)、是否伴有疼痛 (如亚急性甲状腺炎和甲状腺腺瘤内出血常疼痛明显)，了解全身情况，是否合并发热、心悸、多汗、怕冷或怕热、声音嘶哑、吞咽困难、体重变化等。

5. 皮肤色素变化

皮肤色素变化是内分泌系统疾病中较特异的症状。沉着可遍及全身，也可为局部。沉着的色素有黑色素、胡萝卜素和含铁血黄素，其中以黑色素沉着最为常见。与黑色素沉着有关的激素有 ACTH、雌激素、孕激素和雄激素。全身性黑色素沉着增加的特点是全身皮肤色素加深，并以正常黑色素沉着明显的部位 (如乳晕、脐孔、会阴肛门区及掌纹) 和易摩擦的部位更明显；唇、口腔黏膜，牙龈和瘢痕处的色素也加深。引起全身性黑色素沉着增加的内分泌疾病主要有原发性肾上腺皮质功能减退症、Nelson 综合征、先天性肾上腺皮质增生、ACTH 依赖性 Cushing 综合征等；查体时应注意色素沉着的部位、范围。引起局部黑色素加深的内分泌疾病有 A 型胰岛素抵抗综合征及其变异型 (伴黑棘皮病)、黄褐斑 (女性) 及 Albright 综合征 (皮肤有散在咖啡色斑)，应注意色素斑的大小、形状、分布及局部皮肤的质地等。而垂体功能低下 (如 Sheehan 综合征) 和肾上腺皮质腺瘤 (Cushing 综合征) 患者皮肤色素常减退。

胡萝卜素沉着常见于甲减。钩虫病引起贫血也常有手掌、足底黄色加深，故应与甲减引起者鉴别。体内铁堆积亦可引起皮肤色素沉着，如原发性与继发性血色病，色素沉着的皮肤既含有含铁血黄素，也含有黑色素。

6. 皮肤紫纹

皮肤紫纹是由于皮下组织断裂和毛细血管破裂，加之皮肤变薄而形成的。新出现者可呈红色，久者变为暗红色，最后形成白纹。可见于正常妇女的妊娠期和肥胖症。紫纹的常见部位为下腹两侧、臀外侧、大腿内、腋前区、上臂内侧。伴有紫纹的内分泌疾病主要为 Cushing 综合征，其特征为纵向、两头尖、中间宽，较少发生于腋前区和上臂内侧。

7. 多毛与毛发脱落

毛发可分为毳毛和终毛两种，前者为无色素毛，纤细而短；后者为成熟毛，有色素，粗而长。根据依赖于雄激素程度的不同，毛发又可分为性毛、非性毛和两性毛。性毛与雄激素关系最密切，只有雄激素存在时才出现，正常女性不(或很少)生长性毛。性毛包括耻骨上、下腹正中、大腿靠阴唇外侧、鼻毛、耳毛及鬓发；非性毛指头发、眉毛、睫毛、前臂和小腿毛；两性毛包括阴毛的下三角区、腋毛和唇毛。多毛症主要发生于女性。多毛与遗传、种族、雄激素有关，伴多毛的内分泌疾病有多囊卵巢综合征、先天性肾上腺皮质增生(11β 和 21 羟化酶缺陷)、Cushing 综合征、卵巢产雄激素肿瘤、儿童型甲减(多在背部，病因不明)、特发性多毛和药物引起的多毛(如苯妥英钠、丹那唑等)。局部毛发增多见于胫前局限黏液性水肿、A 型胰岛素不敏感综合征及其变异型(黑棘皮病)。特发性多毛以前臂、小腿、上唇外侧、下腹正中线、乳晕等处的毛发增多为主。病史应注意询问生长发育史、月经史、服药史、慢性疾病史，查体注意体重、毛发分布、皮肤改变(如有无色素沉着)、第二性征发育情况。

引起毛发脱落的病因很多，如皮肤病的皮脂溢性皮炎、斑秃、全秃等，影响毛发脱落的激素为肾上腺皮质和卵巢合成的雄激素。雄激素合成或分泌减少，则可使毛发脱落(包括性毛、非性毛和两性毛)，包括各种原因引起的睾丸功能减低症和(或)肾上腺皮质及卵巢功能减低症等。甲状腺功能减退也可有头发或体毛脱落，以外侧 1/3 的眉毛脱落常见，但并非甲减的特征。自身免疫性多内分泌腺综合征也可表现为毛发脱落。病史应注意询问生长发育史、阴茎勃起功能、月经史、服药史、慢性疾病史，查体注意毛发脱落的范围、皮肤改变(如有无色素沉着)、第二性征发育情况。

8. 男性乳腺发育

正常新生儿、男性青春发育期及老年人均可有乳腺发育，但均为轻度，且为暂时性，可自行消退，属生理性。青春发育期后的男性或青春期前的男孩如出现乳腺发育则属病理性。引起病理性男性乳腺发育的疾病有内分泌与非内分泌疾病两大类，前者见于 Klinefelter 综合征、完全性睾丸女性化、睾丸产雌激素肿瘤、真两性畸形、甲亢、先天性肾上腺皮质增生等；后者见于药物、肝硬化、营养不良、支气管肺癌等。病史应注意询问生长发育史、服药史、慢性疾病史，查体注意第二性征发育情况。

9. 视力、视野改变和突眼

糖尿病视网膜病变、Graves 病和鞍区巨大占位等可以引起视力、视野障碍，须了解视力视野变化，包括视力下降的缓急、是否有复视、是否存在某个方向视物困难等，查体应粗测视力和视野。内分泌性突眼也是内分泌临床常见的体征，最常见的疾病为 Graves 病。大多数患者为良性（非浸润性）突眼，少数为恶性（浸润性）突眼。恶性突眼的临床表现也不尽相同，除突眼外，有的患者以结合膜充血水肿、睑闭不合和角膜溃疡为突出；有的以眼球外肌受累突出，表现为复视、眼球运动障碍甚至眼球固定。因此应重视有关甲状腺疾病病史及症状的询问，查体时应注意各种眼病、甲状腺疾病相关的体征。

10. 月经异常

月经异常是多种疾病的一种表现，可以是月经紊乱、闭经等。年龄满 18 岁后月经尚未来潮，或 16 岁既无月经亦无性征发育，或第二性征发育成熟 2 年以上仍无月经来潮者为原发性闭经；月经周期已建立，而停经 3 个周期或时间超过 6 个月者称继发性闭经。妊娠及绝经属于生理性闭经。病史中，要详细了解起病时间、年龄、诱因和起病缓急、月经初潮年龄、月经周期、行经时间、月经量、经血性状，有无闭经、闭经期限及发生发展过程与诱因等，有无体重、毛发、第二性征的变化，了解乳腺开始发育的年龄，有无乳腺肿痛、溢乳，是否伴有贫血、腹痛、腹胀及神经精神等方面的变化。有无性功能或生育障碍及伴随卵巢功能低下而出现的其他症状，如潮热、出汗、阴道干燥等。既往史中要重点询问生殖系统的疾病（如子宫内膜炎、结核等）和全身躯体疾病（如甲状腺疾病、肾上腺疾病、糖尿病、营养不良等）。与妊娠有关的情况如流产、宫外孕、手术、药物史（如口服避孕药史），特别是卵巢、子宫及垂体方面的手术或放疗史，还需了解婚姻史和生育史等。查体要特别注意皮肤色泽、色素沉着、有无痤疮、有无毛发增多或异常分布等。测量身高、体重、指距、上部量和下部量。躯体畸形 [如颈蹼、肘外翻、盾状胸、腭弓高、后发际低；指（趾）骨呈骈指或第 5 趾（指）内弯、短小畸形等]。肥胖患者要注意脂肪分布情况。在检查第二性征发育时，要特别注意乳腺发育情况，发育的乳腺应常规挤压乳腺有无泌乳。乳晕是否着色，乳晕旁是否多毛及是否伴有其他男性化特征，如喉结、胡须和嗓音粗等，注意脐上、四肢等部位的毛发情况等。

11. 骨痛与自发性骨折

骨痛常为代谢性骨病和钙磷代谢异常的常见症状，以绝经后骨质疏松最为常见，严重者常发生自发性骨折，或轻微外伤即引起骨折。除绝经后骨质疏松外，在内分泌疾病中可发生骨质疏松者还有糖尿病、甲亢、性腺功能减退症、皮质醇增多症、甲状旁腺功能亢进和泌乳素瘤等。询问病史时应了解患者的药物史、营养史和慢性疾病史（包括胃肠道疾病、肝、肾疾病）。对于骨痛患者，应了解骨痛的时间、严重程度、部位、有无身高变化和骨畸形等；对于骨折患者，应了解骨折发生的次数、发生的诱因（评价致骨折的外力强度）、骨折后越合情况等。骨代谢疾病常伴有泌尿系统结石，因此询问病史和查体时应了解有无相应的症状和体征。手足搐搦是低钙的特异症状，应了解发作的诱因、时间、频率、意识状态及推注钙剂是否缓解等；低磷血症常引起近端肌无力，提物、行走困难等。

12. 高血压、低血钾

以这一主诉住院的患者很常见，但不一定都是内分泌疾病。内分泌疾病引起的高血压和 (或) 低血钾患病率并不高，因此，在平时临床工作中，不可能所有高血压都从头到脚，从内到外进行筛查与鉴别，更不可能对每例进行内分泌激素的检测。

在病史询问过程中，若发现有以下情况，则提示继发性高血压的存在：

(1) 无家族史或强烈的家族发病倾向 (严重、早发、与高血压有关的其他疾病)。

(2) 急性起病。

(3) 发病年龄早于 20 岁或晚于 60 岁。

(4) 原先高血压急性加重或肾功能急剧恶变。

(5) 对标准降压治疗无反应。

(6) 使用正常剂量利尿药时快速出现低血钾。

(7) 肾外伤、腰痛、血尿的病史。

(8) 有全身栓塞或血管炎患者突然出现高血压。

(9) 下肢缺血、跛行、阳痿、腹绞痛或大动脉瘤。

(10) 夜尿增加。

(11) 周期性麻痹或四肢无力。

(12) 体重改变、脂肪重新分布。

(13) 月经异常。

(14) 外貌改变。

(15) 头痛、心悸、发抖。

(16) 直立性高血压。

(17) 皮肤改变 (干燥、痤疮、色素沉着等)。

(18) 多汗。

(19) 水肿。

在体格检查中，若发现以下体征，常常也提示存在继发性高血压的可能。

①恶性高血压 (视网膜病变Ⅲ或Ⅳ级)。

②广泛血管阻塞疾病 (血管杂音)。

③腹主动脉瘤。

④ Chvostek 征和 Tousseau 征阳性，提示碱中毒。

⑤自主神经反射异常，直立性低血压。

⑥ Cushing 综合征的表现。

⑦甲状腺功能亢进表现。

⑧皮肤改变，如紫纹、痤疮、出汗、神经纤维瘤。

⑨直立性高血压有或无反射性心动过速。

⑩肌肉萎缩。

（二）实验室检查

1. 物质代谢的改变

主要是血尿生化指标的测定。各种激素可以影响不同的物质代谢，包括糖、蛋白质、脂质、电解质和酸碱平衡。一些激素与血清电解质和其他物质之间（醛固酮与血清钠、钾；PTH、维生素 D 与钙、磷、镁；血糖与胰岛素和胰高血糖素）有相互调节作用。基础状态下血糖、血脂谱、血钠、钾、磷、碳酸氢根等，以及 24h 尿相关代谢产物、渗透压和离子的检查有助于间接了解相关激素的多少，据此推论分泌该激素的内分泌腺的功能状态。这对于醛固酮增多症、Addison 病、Cushing 综合征、Bartter 综合征和 Gitelman 综合征、肾素瘤、糖尿病酮症酸中毒（DKA）、肾小管酸中毒、抗利尿激素分泌异常综合征（SIADH）、尿崩症及钙磷代谢疾病（甲状旁腺功能亢进、甲状旁腺功能减低）等的诊断都有重要意义。如血钾反映醛固酮水平、血糖反映胰岛素水平、血尿渗透压反映 ADH 水平等。血电解质变化常常伴有血气酸碱失衡，如肾小管酸中毒表现为低钾血症伴有代谢性酸中毒，而 Bartter 综合征和 Gitelman 综合征，则表现为低钾血症伴有代谢性碱中毒。

2. 激素分泌状况

主要是激素和激素代谢产物的测定。目前用于激素及其代谢产物测定的技术有放射免疫法（RIA）、免疫放射分析法（IR-MA）放射受体法（RRA）、酶免疫分析法（EIA）、酶联免疫分析法（ELISA）、化学发光酶免疫分析法（CLEIA）等。这些方法的建立和改进，激素测定的灵敏度由原来的 $10^{-3} \sim 10^{-2}$mol/L 逐渐提高到 $10^{-12} \sim 10^{-9}$mol/L 甚至 $10^{-21} \sim 10^{-16}$mol/L，使机体存在的极微量激素得以定量，例如 TSH 的测定，目前的第三、四代测定方法已经具有很高的可靠性，使其成为诊断甲状腺功能亢进、甲状腺功能减退、亚临床甲状腺功能异常及判断和监测治疗效果（如甲状腺功能减退替代治疗、分化型甲状腺癌抑制治疗）的主要依据，一些动态功能试验（如 TRH 兴奋试验和 T3 抑制试验）也逐渐被取代。激素的检测可以通过测定空腹 8 ～ 12h 血中激素和 24h 尿中激素及其代谢产物（GH、PRL、ACTH、TSH、LH/FSH、总 T3、总 T4、游离 T3、游离 T4、皮质醇、睾酮、硫酸脱氢表雄酮、雄烯二酮、雌二醇、黄体酮、17- 羟基孕酮、甲状旁腺素、胰岛素、C 肽、醛固酮、儿茶酚胺等），直接地了解内分泌腺体的功能状态。

(1) 尿中激素及其代谢产物排泄量。有些激素在体内经过代谢产生一定量的代谢产物，与激素分泌量成比例。通过测定尿中这些代谢产物的排出量可推断激素在血中的水平。如测定 24h 尿中皮质醇代谢产物 17- 羟、17- 酮和 17- 生酮类固醇，以判断皮质醇和肾上腺雄激素分泌量；测定 24h 尿中的香草基杏仁酸（VMA）、甲氧基肾上腺素和去甲肾上腺素总量，以判断体内肾上腺素和去甲肾上腺素的产量。24h 尿激素测定可反映每天激素分泌的总量。测定 24h 尿游离皮质醇（UFC），17- 羟、17- 酮类固醇，尿儿茶酚胺（CA、VMA）等，应同时测定肌酐量，使测定结果具有可比性。

(2) 血中激素及其代谢产物水平。通过测定同时释放的代谢产物量来判断该激素的分泌量，如通过测定血中 C 肽水平可反映内源性胰岛素分泌水平。目前大多数垂体、甲状腺、性腺、肾上腺、甲状旁腺、胰腺等分泌的激素均能临床检测。一般在基础状态下测定垂体和靶腺两方面的激素水平，如 ACTH 和皮质醇，TSH 和 T4 水平，LH/FSH 和睾酮水平，可帮助了解其功能和发病部位。

激素检测结果评价还应注意以下几个问题。

①激素检测结果需与临床症状、体征和相关生化指标相结合。

②激素分泌具有生理周期变化、分泌的节律性、脉冲性。多数下丘脑－垂体激素的血浓度存在昼夜节律性波动。血皮质醇的昼夜节律是垂体 ACTH 的分泌节律性（源于 CRH 分泌的节律性）的反映，与下丘脑和垂体的其他激素相比，ACTH 和皮质醇的昼夜浓度差最为明显。其他垂体激素，如 PRL、GH、TSH 的昼夜节律变化受睡眠的影响明显。许多激素的分泌具有脉冲节律性，节律分泌周期自数分钟（如神经递质）、数小时（如 LH、TRH、睾酮、皮质醇、生长激素、催乳素、TSH、醛固酮等）、数天（如 FSH 峰）、数周（月经周期调节性激素）、数月 [季节性节律，如 T4、1，25-$(OH)_2D_3$] 不等。对呈脉冲性分泌的激素，最好应采取多个标本进行测定，取其均值；还应注意标本收集时间、是否需要空腹等。

③激素的蛋白结合和运输。一些激素在血循环中转运时大部分与其结合球蛋白结合，仅不到 1% 呈游离状态。当结合激素的球蛋白增高时，所测的激素总量会增加，但游离部分水平不变。如妇女妊娠时，由于雌激素水平升高而刺激甲状腺素结合球蛋白合成增多，因此，判断怀孕女性有无甲亢，应测定 UT-SH、FT3、FT4 和甲状腺结合球蛋白的浓度。

④年龄、性别、营养状况、有无用药或是否处于应激状态及取血时间等。

3. 内分泌动态功能试验

动态功能测定主要包括兴奋试验和抑制试验，一些负荷试验依然属于抑制试验（如盐水负荷试验）或兴奋试验的范围。动态试验是对受试者的激素反馈体系施加一定的影响来反映内分泌腺体的功能状态，有时对病变性质和病变部位也有提示作用。兴奋试验多用于分泌功能减退的情况，可估计激素的贮备功能，如 hCG 和 ACTH 兴奋试验；抑制试验多用于分泌功能亢进的情况，观察其正常反馈调节是否消失，有无自主性激素分泌过多，是否有功能性肿瘤存在，如地塞米松抑制试验。有些试验如葡萄糖耐量试验可作为兴奋试验（如胰岛素、C 肽），又可作为抑制试验 (GH)。

正常的反应表示正常内分泌轴反馈（正／负）调节功能。比如在禁水时尿液得到最大限度的浓缩，表明下丘脑渗透压调节机制、加压素的分泌、加压素受体及受体后通路等所有参与尿液浓缩的机制正常。

临床上怀疑腺体功能低下时，采用兴奋试验以评价激素合成和分泌的储备功能。这类试验的方法具体如下。

(1) 在给予促激素后测定相应内源性靶激素分泌（或合成）增加的能力。促激素可以是下丘脑激素如 TRH，或是垂体激素如 ACTH，靶腺的反应能力由血浆中被兴奋的靶激

素 (如 TSH、皮质醇) 升高的水平和时间来判断。

(2) 降低所测激素调节的代谢物质的血浓度，以兴奋内源性激素 (或刺激因子) 的分泌能力，如静脉注射胰岛素以降低血糖，兴奋下丘脑分泌释放激素，进而使垂体分泌 GH 和 ACTH 增加。

(3) 观察生理性刺激激素分泌因素对患者激素分泌的兴奋作用，如观察运动使患者垂体 GH 分泌增加的能力。

(4) 用药物干扰激素内源性调控机制，测定激素轴的反应能力，如甲吡酮或氨基导眠能阻滞肾上腺皮质醇的合成，血浆皮质醇水平下降，对下丘脑垂体的负反馈抑制减弱，ACTH 水平增加。

临床上怀疑腺体功能亢进时，采用抑制试验以评价激素的负反馈调节机制是否完好。根据应用的抑制剂的不同，抑制试验常用的方法具体如下。

①用激素或激素的衍生物为抑制剂，如给予地塞米松测定其抑制内源性 ACTH 和皮质醇的能力。

②用激素调节的代谢物质为抑制剂，如给予葡萄糖负荷后，观察其对 GH 分泌的抑制作用，给予静脉滴注钙剂测定对超量的 PTH 分泌是否减少等。

③用药物阻断激素的作用，如给予酚妥拉明阻滞儿茶酚胺的 α 受体效应，使嗜铬细胞瘤患者的血压下降。

内分泌动态功能试验对于发现亚临床内分泌功能异常和内分泌疾病的定位诊断特别有用。但在结果评价中，一个很重要的问题是对正常反应的范围缺乏统一的定义。因此，我们在分析试验结果时须注意以下几个问题：a. 解释结果需与正常人群"正常反应范围"进行比较，这里所谓的"正常人群"应是年龄、性别等相匹配的人群。b. 应考虑内分泌疾病本身的特征。长期继发于下丘脑垂体病变的靶腺萎缩所致的功能减退，需连续兴奋数日，靶腺才能逐渐恢复反应。例如促性腺激素功能减退症患者，行 HCG 兴奋睾酮试验。另外，内分泌功能不被抑制并不总意味着存在自主性高功能腺瘤，如长期原发性甲减患者，垂体代偿性增大，TSH 升高不意味着存在垂体 TSH 瘤。c. 应考虑伴随疾病的影响。患者伴随的疾病状态可能会影响内分泌功能试验结果，如甲状腺功能减退、Cushing 综合征、肥胖、低钾血症均可使 GH 对低血糖兴奋的反应降低。d. 药物的影响。如治疗剂量的糖皮质激素、氯丙嗪可减弱 GH 对低血糖兴奋的反应，而雌激素则能增强 GH 对低血糖的反应。

4. 其他辅助判断激素功能状态的检查

内分泌腺体放射性核素显像是以功能性图像为特征显示腺体的形态和功能，为内分泌疾病的功能诊断和定位诊断提供重要的信息。根据某些内分泌腺有摄取某种核素的功能，或能摄取核素标志物的特点来判定内分泌腺功能。甲状腺具有摄取和浓聚碘的能力，并且与甲状腺功能状态密切相关。单光子发射断层显像术 (SPECT) 或甲状腺摄 ^{131}I 率可用来判断甲状腺功能。细胞学检查可根据细胞形态来诊断某些激素分泌的功能。如阴道涂片细胞学检查可以了解雌激素的分泌情况，精液检查则对判断睾丸功能有帮助。

二、内分泌疾病定位诊断

激素测定和动态试验有助于鉴别下丘脑、垂体或靶腺疾病部位。蝶鞍 X 线平片、分层摄影、CT、MRI、超声，属无创性内分泌腺检测法，可鉴定下丘脑 - 垂体、甲状腺、性腺、肾上腺疾病及胰岛肿瘤等。静脉插管分段采血测定激素水平、选择性动脉造影为有创性检查，对于上述检查不能做出精确定位时可以采用。另外，放射性核素检查可用于嗜铬细胞瘤和胰岛素瘤的诊断。

(一) 激素测定和内分泌动态试验

同时测垂体促激素及其靶腺激素对于下丘脑 - 垂体 - 靶腺轴功能异常的病变部位有帮助。如在 Cushing 综合征中，同时测定的血浆 ACTH 和皮质醇均升高则提示病变在垂体，如 ACTH 降低，皮质醇升高则病变在肾上腺皮质。

内分泌动态功能试验除用于评价内分泌疾病的功能诊断外，对疾病的定位诊断也有重要价值。如兴奋试验还用于以下方面。

(1) 区分原发性和继发性内分泌功能减退：如基础 TSH 升高，注射 TRH 后有过分反应，提示病变在甲状腺；基础 TSH 低，注射 TRH 后无升高反应，则提示病变在垂体。

(2) 诊断潜在的激素受体疾病：如给予 PTH 后，特发性甲状旁腺功能减退患者尿 cAMP 和磷排出增加，而假性甲状旁腺功能减退患者则无反应。抑制试验用于鉴别内分泌功能亢进是由于周围腺体自主性过度分泌，还是由于下丘脑 - 垂体过度兴奋靶腺引起的。如大剂量地塞米松抑制试验用于鉴别 ACTH 依赖或非依赖性 Cushing 综合征。

(二) 无创性检查手段

1. X 线检查

X 线对垂体肿瘤有定位价值，影像学改变包括蝶鞍增大、蝶鞍骨质被吸收而变薄、前床或后床突抬高或被破坏。气脑和腹膜后充气造影可用来诊断空蝶鞍综合征和肾上腺病变。由于仅能对较大的病变进行诊断，这些 X 线检查手段已被其他影像诊断方法如 CT、MRI 取代。但是 X 线检查对于判断钙磷代谢疾病的病情如骨软化、骨质疏松及判断性腺疾病的骨龄均有帮助。

2. 超声检查

超声检查可用于甲状腺结节和肿瘤的定位。对肾上腺、胰腺、性腺和甲状旁腺肿瘤病变也有重要的定位价值，但对较小的结节或肿瘤 (< 0.5cm) 不能检出。近年内镜超声、超声造影都已经用于胰岛瘤的定位，诊断率有显著提高。术中超声可用于术前无法定位的腺体肿瘤及排除多发的情况。

3. CT 和 MRI

CT 和 MRI 是目前用作内分泌腺病变主要检查。CT 一般用于甲状旁腺、肾上腺病变的检查，病变直径 > 0.5cm 者均可检出 (高分辨 CT)。下丘脑 - 垂体病变首选 MRI。MRI

对于病变和周围组织血管关系的显示优于 CT。通常应结合平扫和增强扫描进行判断。CT 和 MRI 虽可对病变做出精确定位，但不能作为定性诊断。例如肾上腺肿瘤，CT 和 MRI 不能分辨是肾上腺皮质或髓质的肿瘤。但一些征象如钙化，信号一致性等可有提示作用。

4. 放射性核素显像

单光子发射断层显像术 (SPECT) 和正电子发射断层显像术 (PET) 可以局部和全身显像，可以进行内分泌腺体功能评估和定位。SPECT 可用于定位甲状腺结节及确定结节的功能。SPECT 常用的显像剂是 $^{99m}TcO_4^-$、^{131}I、^{201}Tl 和 $^{99m}Tc-MIBI$。$^{99m}Tc-MIBI$ 双时相技术，以及 $^{99m}TcO_4^-$ 与 $^{99m}Tc-MIBI$ 或核素铊 ^{201}Tl 的减影技术检查可用于甲状旁腺病变的定位。铟 (^{131}In) 标记的奥曲肽扫描用于胰岛素瘤、嗜铬细胞瘤、肿瘤诱发的低磷软骨病 (TIO) 中肿瘤、致异位 ACTH 综合征的肿瘤的定位极具定位诊断价值。^{131}I 标记的胆固醇做肾上腺皮质扫描可对有功能的皮质腺瘤做出定位。肾上腺有摄取胆固醇的功能，有功能的肾上腺瘤 (皮质醇瘤) 摄取 ^{131}I 标记的胆固醇增多，故有放射性浓聚，对侧的肾上腺由于多量的皮质醇反馈抑制了垂体 ACTH 的分泌而萎缩，因而摄取 ^{131}I 标记的胆固醇减少。先用碘剂封闭甲状腺，再用 ^{131}I 做卵巢扫描，有助于卵巢甲状腺肿伴甲状腺功能亢进的定位。正电子断层扫描 (PET) 可协助动态观察肾上腺、甲状腺、胰腺等内分泌功能变化，甚至代谢过程，除可了解腺体的形态变化外，还具有功能定量的优点，是诊断许多内分泌疾病的重要方法之一。

（三）有创检查

1. 静脉插管分段采血测定激素水平

静脉插管分段采血测定激素水平是有创性检查，且费用昂贵，不作为临床内分泌腺疾病的常规定位方法。当临床症状提示有某种激素分泌增多，而以上定位检查又不能精确定位时才采用。静脉分段采血测定激素定位诊断的原理是，插管至所怀疑的内分泌腺或异位激素分泌的引流静脉或邻近的静脉中，采血后，边退出边采血直至周围静脉，测定各节段血中的激素水平，一般激素水平最高的部位就是病变的部位。此方法对异位激素分泌综合征的诊断有特殊意义，如异位嗜铬细胞瘤。目前，我们常用的方法有岩下窦采血、选择性甲状旁腺静脉采血、肾上腺静脉分段采血等对引起 Cushing 综合征的垂体 ACTH 微腺瘤或异位 ACTH 综合征、甲状旁腺功能亢进症、原发性醛固酮增多症等的定位诊断。肾上腺静脉分段采血有时也用于对双侧病变引起的 Cushing 综合征和原发性醛固酮增多症有功能瘤的定位。胰腺肿瘤可经皮、肝插管到门静脉分支，采血测定胰岛所分泌的激素以确定胰岛肿瘤的部位。

2. 选择性动脉造影

对于直径较小不能用 CT 和 MRI 等方法做出定位时，可采用此方法。将导管经动脉插管到内分泌腺或肿瘤的动脉分支中 (超声引导)，然后注入造影剂做多时相 X 线片。肿瘤一般血管较丰富，因此血管丛集的部位即为病变部位。此方法检查获得成功的前提是插管位置要精确。动脉激发静脉采血 (ASVS) 检查结合了上述两种方法，增加了定位诊断的成功率，在上述检查无法进行病变定位 (特别是胰岛素瘤) 时可以采用。

三、内分泌疾病的病因和病理诊断

病因诊断是内分泌疾病中最为困难的诊断，因为目前尚有许多内分泌疾病的病因并不明了。但在临床实践中，我们应尽可能利用现有的技术，对内分泌疾病做出病因诊断。内分泌疾病的病因诊断常需要考虑自身免疫疾病、肿瘤、遗传基因和激素代谢酶的缺陷及外伤、手术、感染等因素。

(一) 内分泌疾病的病因

1. 激素分泌过多

(1) 可以是基因异常所致激素合成和释放异常，引起激素量的增加。例如，糖皮质激素可调节的醛固酮增多症 (GRA)，由于其染色体基因的交叉重组，导致醛固酮合成酶基因受到 ACTH 调节的 11β- 羟化酶基因的控制。

(2) 激素产生细胞的增多导致最终激素分泌增多，如 Graves 病，由于甲状腺刺激性抗体结合甲状腺上 TSH 受体，导致甲状腺细胞增殖，同时有甲状腺激素合成和分泌的增加。

(3) 异位内分泌综合征，由非内分泌组织肿瘤分泌过多激素或类激素所致。

(4) 自身免疫疾病，如 TSH 受体抗体刺激甲状腺功能增强 (Graves 病)。

(5) 内分泌腺体肿瘤，伴功能亢进的内分泌疾病，其病理基础往往是由于肿瘤 (良性或恶性) 或增生而引起，增生的原因可为下丘脑 - 垂体功能紊乱而致促激素分泌过多 (如皮质醇增多症)，或是某种内分泌腺以外的肿瘤分泌类似促激素的物质 (异位内分泌综合征)。

2. 激素分泌减少

内分泌腺可因出血、缺血、感染等及手术、外伤、免疫炎症而破坏，或因不具分泌功能的肿瘤压迫造成功能不足。例如，颈部手术中甲状旁腺的切除，肾上腺结核、血色沉着病的铁离子沉着和破坏 B 细胞。自身免疫是导致内分泌腺体破坏的一个重要原因。1 型糖尿病及桥本甲状腺炎是临床中最常见的两个自身免疫内分泌疾病。近年的免疫学研究为以往一些原因不明的内分泌腺功能减退症 (如特发性肾上腺皮质功能减退症、淋巴细胞性垂体炎、肾小管酸中毒和干燥综合征、1 型糖尿病、多发内分泌腺病) 的病因提供了线索。基因异常也可导致激素分泌的减少，原因既可以是激素分泌细胞分化障碍，这突出表现在性发育疾病的诊断中，如先天性肾上腺功能不全，KAL 基因突变所致 Kallmann 综合征；也可以是激素合成障碍 (生长激素基因缺陷) 或激素分泌调节障碍 (甲状旁腺细胞钙离子敏感性受体激活性突变所致甲状旁腺功能减退)。

3. 组织对激素的敏感性变化

可以表现为功能减退或功能亢进。多种基因突变都可以导致激素抵抗，主要有受体和 (或) 受体后信号传导缺陷，如生长激素受体突变导致 Laron 侏儒症，刺激性 G 蛋白

Gα 基因突变可以导致假性甲旁减 1α 型，血中激素水平常异常增高。胰岛素的靶组织骨骼肌和肝脏等的胰岛素抵抗是引起 2 型糖尿病的重要原因。激素过敏感在临床中也常见到，其中一部分甚至在没有激素作用的情况下表现为自激活。TSH、LH 和 PTH 受体激活性突变可以导致甲状腺细胞、Leydig 细胞核成骨细胞的活性增加。刺激性 Gα 蛋白的激活性突变可以导致 MAS 的性早熟、甲状旁腺功能亢进和肢端肥大症。

（二）内分泌疾病的病因病理诊断方法

1. 免疫学检查

内分泌疾病中，有相当一部分疾病属于自身免疫性疾病。虽然目前对自身免疫性疾病发生的始动机制尚不明了，但通过测定血浆中存在的相关自身抗体可以确定疾病的性质。例如 1 型糖尿病可以检测出胰岛细胞或其他胞质成分的自身抗体如胰岛素抗体 (IAA)、胰岛细胞抗体 (ICA)、抗谷氨酸脱羧酶抗体 (GAD) 等；自身免疫性甲状腺疾病时常有相应的自身免疫抗体升高如甲状腺球蛋白抗体 (TGAb)、甲状腺过氧化物酶抗体 (微粒体自身抗体，TPOAb) 又称甲状腺微粒体抗体 (TMAb)、促甲状腺激素受体抗体 (TRAb)。近年的研究中，免疫介导的肾上腺萎缩及自身免疫性垂体炎都有特异的自身抗体存在。在自身免疫多内分泌腺病综合征中，几乎所有组成的内分泌腺与非内分泌腺疾病在血浆中可检出相关的特异性自身抗体，提示这些疾病都是由于自身抗体的产生，作用于其相关抗原，使细胞或组织破坏而引起功能减低。抗体测定有助于明确内分泌疾病的性质及自身免疫病的发病机制，甚至可作为早期诊断和长期随访的依据。

2. 细胞学检查

病理活检技术并不常用于大多数内分泌疾病的病因诊断。目前超声引导下的细针穿刺活检对甲状腺结节的评价有极为重要的意义。随着显微外科技术的进步，国外垂体活检也逐渐广泛用于鞍区占位病变的病因诊断。术后切除的组织做病理切片检查可以对疾病做出最后诊断，免疫组化有助于病理细胞质中的颗粒所含激素成分的鉴定，可确定肿瘤细胞的类别。其他细胞学检查技术如免疫细胞化学技术、精液检查、激素受体检测也逐渐应用于临床。

3. 染色体检查和遗传学、基因诊断方法

明确有无染色体畸变、缺失、增多或大片段的重组，以及从遗传基因的水平诊断和防治疾病，特别是单基因遗传性内分泌疾病。如 Turner 综合征 (缺失一个 X 染色体，或嵌合体，或 X 染色体有畸变) 或 Klinefelter 综合征 (多一个 X 染色体或嵌合染色体) 存在染色体的改变。更高分辨率的染色体检查可以发现更细微的染色体大片段重组情况。Ⅱ型多发性内分泌腺瘤综合征的致病基因是 RET 原癌基因突变。遗传家系和基因功能诊断是目前内分泌代谢疾病的发展方向之一，对于理解疾病基因型－表现型关系有重要意义。如睾丸女性化的表型可以从单纯尿道下裂到完全女性外阴，其原因就是雄激素受体基因突变位点不同对其功能的影响程度各异。胰岛素受体基因突变是胰岛素抵抗和 2 型糖尿

病易感基因之一，不同位点的突变对胰岛素敏感性的影响程度也不一致，但 G1257T 突变会导致极度胰岛素抵抗。21-羟化酶缺乏症患者存在从失盐型到非经典型的广泛的表型谱，并且有着高度的基因型－表现型的相关性，对于家系的遗传咨询和治疗有重要意义。加强内分泌疾病病因的遗传学研究，不仅能明确病因诊断，更重要的是有利于深入研究和阐明内分泌疾病的病理生理机制。

第五节　内分泌疾病的治疗原则

正确的诊断是内分泌疾病进一步治疗的基础，腺体功能无论亢进还是减退，主要采取各种措施使其功能转为正常。

一、功能亢进的治疗

（一）手术治疗

手术切除导致功能亢进的增生组织或肿瘤，可使某些内分泌腺功能亢进症得到治愈，但也可发生并发症，选择手术治疗应慎重。

（二）药物治疗

治疗内分泌腺功能亢进的药物品种多，其作用机制各异。抑制激素的合成和释放，如奥曲肽抑制 GH、PRL、胰岛素等多种激素的分泌；硫脲类和咪唑类药物抑制甲状腺碘的氧化和有机结合，减少甲状腺激素的合成，治疗 Graves 病。

（三）放射治疗

如直线回旋加速器和 γ 刀等，主要用于内分泌腺恶性肿瘤且不能耐受手术或有远处转移者；或在恶性肿瘤手术后作为辅助治疗。有些良性肿瘤如生长激素瘤，在手术切除后也可用放射治疗以根除可能残存的肿瘤组织。

（四）介入治疗

甲状腺功能亢进可采用甲状腺动脉栓塞的介入治疗，能有效抑制甲状腺功能亢进，起到停用或少量使用药物而维持正常甲状腺功能的疗效。以无水乙醇为血管栓塞剂作局部动脉灌注可用于治疗醛固酮瘤患者。

（五）核素治疗

核素常用以治疗内分泌恶性肿瘤、良性肿瘤和非肿瘤性内分泌腺功能亢进性疾病。^{131}I 核素是甲亢和甲状腺癌的主要治疗手段。

二、功能减退的治疗

激素替代治疗（HRT）的目的是缓解或消除内分泌腺功能减低的临床综合征。如甲状腺功能减退者补充甲状腺激素；肾上腺皮质功能减退者补充氢化可的松（皮质醇）。HRT的使用剂量应做到个体化，HRT治疗中的补充激素撤药前应逐渐减量，直到激素停用，不可突然停药。

利用药物促进某种激素分泌或增强其作用，以达到控制内分泌症状的目的。如氯磺丙脲、卡马西平、氢氯噻嗪、吲达帕胺用于治疗中枢性尿崩症；磺脲类、双胍类、α-糖苷酶抑制剂和胰岛素增敏剂用于糖尿病治疗；补充钙剂及维生素D用于甲状旁腺功能减退的治疗。

有的内分泌腺体功能减退症可通过移植同种器官、组织或细胞达到治疗目的。如用全胰腺或部分胰腺、胰岛或胰岛细胞移植治疗1型糖尿病；将甲状旁腺碎片移植到前臂肌肉组织中以治疗甲旁减和多发性内分泌肿瘤综合征，异体组织移植均会受到排异反应。

许多内分泌和代谢性疾病都与基因异常有关，人们致力于用基因治疗来根治一些与遗传有关的疾病。目前，许多基因治疗尚未进入临床，或许在不久的将来，基因治疗可能成为根治内分泌疾病的新技术。

第二章　下丘脑－垂体疾病

第一节　抗利尿激素分泌失调综合征

一、抗利尿激素分泌失调综合征的概念

抗利尿激素分泌失调综合征 (SIADH) 是指内源性抗利尿激素 (ADH，即精氨酸加压素 AVP) 分泌异常增多或其活性作用超常从而导致水潴留、尿钠浓度升高及稀释性低钠血症为特征的临床综合征。SIADH 病因繁杂，起病和发展常隐袭，缺乏特征性临床表现，误诊和漏诊率高，处理棘手，常因恶性原发病和诊疗上的延误而预后不良。SIADH 的主要临床表现形式是低钠血症及其相关症状，同时是病因调查的起点。

二、SIADH 的病因

SIADH 病因多样，常见病因为恶性肿瘤、呼吸系统和神经系统疾病、炎症、药物和外科手术，部分原因不明者称为特发性 SIADH。

（一）恶性肿瘤

最多见者为小细胞未分化肺癌，约半数以上小细胞未分化肺癌患者血浆 AVP 升高，约 2/3 患者可表现水负荷排出受损，常伴其他激素分泌增多及症状。其他肿瘤 (胰腺癌、淋巴肉瘤、网状细胞肉瘤、胸腺瘤等) 也可引起 SIADH。

SIADH 既可作为寻找隐匿性恶性肿瘤的起点，也可作为初步判断肿瘤是否复发的参考指标，同时是在化疗方案中回避某些药物 (如环磷酰胺、长春新碱) 的重要依据。

（二）中枢神经系统疾病

脑外伤、炎症、出血、肿瘤、脑部手术后、多发性神经根炎、蛛网膜下腔出血等，可影响下丘脑－神经垂体功能，促使 AVP 释放不受渗透等正常调节机制的控制，从而导致 SIADH。

（三）药物

药物是医院获得性低钠血症的重要原因。AVP 制剂过量在青少年和老年人中非常多见，最初给药时应当适当延长给药时间间隔；而在精神性多饮的患者，错误地接受 AVP 制剂治疗，必将发生严重的 SIADH。因此，对于多饮待查的个体，在行禁水＋垂体后叶素试验之前必须充分主动限水。

某些药物 (氯磺丙脲、长春新碱、环磷酰胺、卡马西平、氯贝丁酯、三环类抗抑郁药、秋水仙碱等) 可刺激 AVP 释放或加强 AVP 对肾小管的作用，从而导致 SIADH。

(四) 不适当抗利尿肾综合征 (NS1AD)

NS1AD 是在缺乏 AVP 刺激情况下出现受体的结构激活所导致的低钠血症伴水负荷排出受损和反常性口渴 (在低血浆渗透压情况) 的临床综合征。临床表型具有较大的异质性，多数患者的血浆 AVP 处于不可测的水平，但也有不同的报道。

三、SIADH 的临床表现

SIADH 患者的症状与体征取决于血钠降低的程度与速度。当血钠 > 120mmol/L 时，一般无任何表现；血钠为 110 ～ 120mmol/L 时，可出现厌食、恶心、呕吐、头痛和疲乏不适等症状，产生意识障碍、易激、肌无力、抽搐等表现；如果血钠 < 110mmol/L 时，患者出现肌力减退、腱反射减弱或消失、惊厥、昏迷，处理不及时可导致死亡。

原发病的表现：肺部疾病患者多有咳嗽、咳痰、气喘、呼吸困难及发热等表现；恶性肿瘤疾病可有局部症状和转移病灶的表现；中枢神经系统疾病可有头痛、恶心、呕吐，严重者有意识障碍等。

四、SIADH 的实验室检查

(一) 血、尿钠

正常血清钠浓度介于 135 ～ 145mmol/L，而尿液中钠的排量取决于尿量和尿钠浓度，通常处于 130 ～ 260mmol/24h，临床上对疑诊 SIADH 的患者应联合检测分析上述指标。当血清钠浓度低于 130mmol/L，如尿钠浓度 > 30mmol/L，提示尿钠排出不适当增多。

(二) 血、尿渗透压

通常采用冰点抑制法测定血、尿渗透压。正常成人血浆渗透压为 280 ～ 295mOsm/kg，而尿的渗透压波动较大，在 50 ～ 1200mOsm/(kg·H$_2$O)。当血浆渗透压下降时 [如有效血浆渗透浓度 (Posm) < 275mOsm/(kg·H$_2$O)]，正常成人会产生明显的低渗尿 Uosm < 100mOsm/(kg·H$_2$O) 伴游离水的清除率明显增多；如血浆渗透压明显下降，低于 275mOsm/(kg·H$_2$O) 时，尿渗透压仍高于 100mOsm/(kg·H$_2$O)，甚至高于血浆渗透压，伴离水清除率低，则强烈提示 AVP 不适当分泌增多。

(三) 血浆 AVP

国内外广泛应用血浆 AVP 的测定，所以一些诊断标准并未将其列入 SIADH 诊断的必备条件。通常当细胞外液处于低渗状态时，AVP 的释放被抑制，血浆 AVP 明显降低或不能测得。但在 SIADH 患者，血浆 AVP 常不适当升高。一般在基础状态下，血浆 AVP 测定值变异较大，一次测定常常不能反映 AVP 的分泌状态。若在水负荷状态下，血浆 AVP 水平仍不被抑制，则更具有意义。

（四）水负荷试验

受试者在 15 分钟内按 20mL/kg 体重饮一定量的水，在接下来的 4 小时内观察排尿量及其在饮入量的占比，同时测定尿渗透压。正常成人水负荷 4 小时排尿量应至少＞ 90% 饮入量，尿渗透压明显降低 [＜ 100mOsm/(kg·H$_2$O)]。SIADH 患者的排水负荷能力和尿稀释能力明显降低。采用此试验应注意水负荷可能会给严重低钠血症和（或）低渗血症患者带来的风险。

五、SIADH 的诊断依据

（一）临床诊断 SIADH 的必备条件

(1) 血清钠浓度降低，常低于 130mmol/L。

(2) 尿钠浓度（反常性）升高，常超过 30mmol/L。

(3) 血浆渗透压常低于 270mOsm/(kg·H$_2$O)。

(4) 尿渗透压大于 100mOsm/(kg·H$_2$O)（水负荷时），甚至大于血浆渗透压。

(5) 无临床可测的低血压或低血容量，无应用利尿剂史，肾脏、甲状腺及肾上腺功能正常。

（二）临床支持诊断 SIADH 的证据

(1) 血浆 AVP 不适当升高。

(2) 水负荷后 4 小时排负荷率＜ 90%，尿渗透压不能降至 100mOsm/(kg·H$_2$O) 以下。

(3) 扩容治疗不能纠正血浆低渗透压，但限水后血浆渗透压改善。

因低钠血症和低渗血症的病因多种多样，SIADH 的临床诊断常常是除外性的。仔细地询问病史（特别是药物史），细胞外液容量的判定（除外低血容量或低血压），神经系统状态或疾病的评估，血浆电解质、尿素氮、葡萄糖和肌酐的测定（可计算总的渗透压和有效渗透压）以及血浆渗透压的直接测定，同时对比测定分析尿电解质和尿渗透压等，对于低钠血症和低渗血症乃至 SIADH 的临床诊断都是非常重要的。

六、SIADH 的鉴别诊断

（一）低钠血症及低渗血症的鉴别

低钠血症常作为临床一系列后续检查和鉴别起点。若要确认真正的低钠血症和低渗血症，首先应除外两种情况，即假性低钠血症和由钠以外的血浆有效溶质浓度增高所造成的低钠血症，如高血糖。

（二）与 SIADH 鉴别的主要疾病

(1) 肾失钠所致的低钠血症。

(2) 胃肠消化液丧失。

(3) 甲状腺功能减退症。

(4) 顽固性心力衰竭、晚期肝硬化伴腹腔积液或肾病综合征等。

(5) 精神性烦渴。

(6) 脑性盐耗综合征 (CSWS)。

（三）病因诊断

首先考虑恶性肿瘤的可能性，特别是小细胞未分化肺癌，有时可先出现 SIADH，以后再出现肺癌的 X 线表现，或在 X 线正常时，经痰细胞学、肺 CT、肺 MRI 和支气管镜检查发现肺癌；其次应除外中枢神经系统疾病、肺部感染、药物等因素。特发性 SIADH 患者，如血浆 AVP 水平低或不能测得，条件允许时应进行基因突变的筛查。

七、SIADH 的治疗

SIADH 的治疗原则主要是纠正低血钠和防止体液容量过多。要严格限制入水量，适当补钠以提高血渗透压与血钠浓度，积极寻找并治疗原发病。

（一）病因治疗

治疗造成 SIADH 的原发疾病，停用可能会造成 SIADH 的药物。

（二）纠正水负荷过多和低钠血症

严格限制入水量是治疗的关键。水的摄入量限制在 500～1000mL/d，使血钠水平达 130mmol/L 以上。当血钠＞120mmol/L 时，摄水量控制在 800～1000mL/d。血钠＜120mmol/L 时，应严格限制入水量，并给予 3% 氯化钠溶液 200～500mL，每 6 小时 1 次，静脉滴注，使血钠含量达 125mmol/L 左右。治疗中要避免血钠上升过快，使血钠上升的速度维持在每小时 1～2mmol/L，第一个 24 小时内血钠升高幅度不能超过 12mmol/L，48 小时内不超过 18mmol/L，以防出现脑桥脱髓鞘病变。

（三）ADH 分泌抑制剂和（或）活性拮抗剂

1. 地美环素（去甲金霉素，DMC）

地美环素是四环素的衍生物，可阻碍 ADH 对肾小管重吸收水的作用，限制摄水量仍难以控制的 SIADH 可考虑使用。该药可导致氮质血症，但停药后即可消失。

2. 锂制剂

锂制剂也可阻碍 ADH 对肾小管的作用，但毒性较大，使用时应慎重。

（四）对症治疗

对于抽搐的患者应同时给予抗惊厥治疗；伴有昏迷的患者要注意防治感染；严重水中毒者可静脉注射呋塞米 20～40mg，以避免心脏负荷过重。

八、SIADH 的预后

SIADH 的预后主要取决于基础疾病。由药物、肺部感染、中枢神经系统等可逆性疾病所致者，常为一过性，预后良好。由恶性肿瘤（如肺癌、胰腺癌等）所致者预后较差。此外，及时正确的诊断和专业化的施治对改善患者近期和远期疗效至关重要。

第二节 空泡蝶鞍综合征

一、空泡蝶鞍综合征概述

空泡蝶鞍综合征或称空鞍综合征，系因鞍膈缺损或垂体萎缩，蛛网膜下腔在脑脊液压力冲击下疝入鞍内，致蝶鞍扩大，垂体受压而产生的一系列临床表现，包括头痛、高血压、肥胖、内分泌功能紊乱等。

空泡蝶鞍综合征分两类：①继发性空泡蝶鞍综合征，是指发生在鞍内或鞍旁手术或放射治疗及垂体卒中等引起者；②原发性空泡蝶鞍综合征，是指非手术或放射治疗及垂体卒中等引起者。

二、空泡蝶鞍综合征的病因

（一）鞍膈及垂体窝充盈不足

(1) 鞍膈的先天性异常。

(2) 鞍膈的获得性损伤及垂体窝充盈不足，鞍部手术、放射治疗或垂体卒中。

(3) 内分泌因素引起的鞍膈及垂体窝充盈不足，有周围靶腺功能减退者用相应靶腺激素替代治疗后。

(4) 妊娠尤其多胎妊娠。

（二）脑脊液压力升高

高血压、良性颅压增高症、肥胖等，此时如有鞍膈及垂体窝的充盈不足，极易造成鞍上结构疝入鞍内。如鞍膈及垂体窝的充盈不足较明显，即使脑脊液压力正常也易使蛛网膜下腔疝入鞍内。

三、空泡蝶鞍综合征的临床表现

本病女性较男性多见，肥胖者较非肥胖者多见，成人较儿童多见。头痛为最常见的症状，可轻可重，可频发也可偶发。患者可有视力减退和视野缺损，但不常见。部分患者有脑脊液鼻漏，多于咳嗽、打喷嚏时出现，原因可能为这些动作引起脑脊液压力一过性升高，使蝶鞍和口腔之间胚胎期留下的通道开放，于是脑脊液进入鼻腔。少数患者可有良性颅压增高症（假脑瘤综合征），特点为脑脊液压力升高和视神经盘水肿，但无脑局灶性损害的征象，其表现有弥漫性头痛、视力减退（为双侧性，系视神经盘水肿所致）。

不少患者腺垂体的分泌功能降低，但有明显临床症状的少见。有些患者出现血催乳素(PRL)水平升高，可能为垂体柄受损所致。先天性鞍膈缺损引起的空鞍综合征约15%的患者有高PRL血症，原因未明。神经垂体一般不受影响，故患者无尿崩症的表现。

四、空泡蝶鞍综合征的常规检查

(1) 内分泌功能检查可发现腺垂体激素的储备降低，严重者靶腺激素水平亦可降低。但有些患者有高 PRL 血症。

(2) 头颅 X 线片显示蝶鞍扩大，典型者呈所谓"气球状"蝶鞍，见于半数患者。侧位片上鞍壁光滑而规则，鞍口仍呈闭合状态，此与垂体肿瘤的鞍部表现不同，后者的鞍背向后倾斜、鞍口开大。其他颅骨可有轻度吸收，此与慢性颅压增高有关。

(3) CT 和 MRI 对空鞍综合征具有很高的诊断价值。CT 可显示蝶鞍扩大，垂体萎缩，鞍内充有低密度的脑脊液。MRI 显示垂体变扁，紧贴于鞍底，鞍内充有水样物质。

五、空泡蝶鞍综合征的诊断

本病的临床表现缺乏特异性，其诊断很大程度上依赖影像学检查。对疑似病例（有头痛、视力减退、视野缺损、脑脊液鼻漏等表现）应做脑 X 线摄片，如 X 线片显示蝶鞍扩大，呈"气球状"改变，可诊断本病。如 X 线片缺乏典型改变，可做 CT 或 MRI 检查，多可明确诊断。

六、空泡蝶鞍综合征的鉴别诊断

（一）需与其他可引起蝶鞍扩大的疾病尤其是垂体腺瘤相鉴别

一般来说，分泌性垂体腺瘤多有相应垂体激素过多的表现，与本病鉴别不难，易与本病混淆的是无功能垂体腺瘤。无功能垂体腺瘤的表现与本病相似，可通过影像学检查加以鉴别。垂体腺瘤和空鞍综合征虽皆有蝶鞍扩大但形态不同，前者蝶鞍多呈杯形或扁平形，鞍结节前移，鞍底下陷，鞍背向后倾斜，鞍口开大；后者蝶鞍呈球形或卵圆形，鞍口仍呈闭合状态。CT 和 MRI 可提供决定性的鉴别诊断依据，垂体腺瘤患者的垂体增大，鞍内无水样物质；但空鞍综合征者垂体萎缩，鞍内充有水样物质。

（二）需除外垂体肿瘤等引起的慢性颅压增高症

空蝶鞍平片的 X 线表现很易与鞍内肿瘤或慢性颅压增高引起的蝶鞍扩大相混淆。鞍内肿瘤蝶鞍扩大伴变形，呈杯形、球形或扁平形，鞍结节前移，鞍底下陷，鞍背后竖，故典型的鞍内肿瘤不难与本病区别，部分球形扩大的病例，则鉴别较难；慢性颅压增高引起的蝶鞍扩大，常伴骨质吸收，亦难与本病区别，最后需经 CT 及磁共振等检查确诊。

七、空泡蝶鞍综合征的治疗措施

(1) 如症状轻，可不予特殊处理，有视力明显障碍者应行手术探查，若系视神经周围粘连，行粘连松解术，可使视力有一定程度的改善。

(2) 并发脑脊液鼻漏者，经蝶窦入路手术，用肌肉和移植骨片填塞垂体窝。

(3) 对非肿瘤性囊肿，可将囊肿打开，部分切除囊肿包膜。

(4) 有腺垂体功能减退者（特别是儿童）应给予相应的内分泌治疗。

(5) 症状性颅高压患者需行脑脊液分流术以缓解症状。

(6) 有高 PRL 血症者，特别是女性有闭经溢乳、男性有性功能减退表现者，可予以溴隐亭治疗。

第三节　下丘脑综合征

一、下丘脑综合征及其病因

下丘脑综合征是一组以内分泌代谢障碍为主，并伴有自主神经系统症状和轻微神经、精神症状的综合征，是各种原因导致下丘脑受损所致，包括先天性和后天性、器质性和功能性等病因，归纳如下。

（一）先天性或遗传因素

如性发育不全和嗅觉丧失综合征；下丘脑激素缺乏，如下丘脑甲状腺功能低下、下丘脑性腺功能低下、多发性激素缺乏。

（二）感染和炎症

结核性或化脓性脑膜炎、脑脓肿、病毒性脑炎、流行性脑炎、脑脊髓膜炎、麻疹等。

（三）肿瘤

如异位松果体瘤、颅咽管瘤、星形细胞瘤、神经胶质瘤、垂体瘤、神经节细胞瘤等。

（四）创伤

颅脑外伤、手术或放射治疗等累及下丘脑区域。

（五）血管损害

脑动脉硬化、脑动脉瘤、脑出血、脑栓塞、系统性红斑狼疮和其他原因引起的脉管炎等。

（六）药物

服氯丙嗪、利血平及避孕药后均可引起溢乳－闭经综合征。

二、下丘脑综合征的临床表现

（一）内分泌功能障碍

可引起内分泌功能亢进或减退，可造成一种或数种激素分泌紊乱，表现如下。

1.全部下丘脑释放激素缺乏

可引起全部垂体前叶功能降低，造成性腺、甲状腺和肾上腺皮质功能等减退。

2. 促性腺激素释放激素分泌失常

女性，亢进者性早熟，减退者下丘脑性闭经；男性，亢进者性早熟，减退者肥胖、生殖无能、性发育不全和嗅觉丧失综合征。

3. 催乳素释放抑制因子分泌失常

催乳素过多发生溢乳症或溢乳－闭经综合征；催乳素缺乏症。

4. 促肾上腺皮质激素释放激素分泌失常

肾上腺皮质增生型皮质醇增多症。

5. 促甲状腺激素释放激素分泌失常

下丘脑性甲状腺功能亢进症；下丘脑性甲状腺功能减退症。

6. 生长激素释放激素分泌失常

亢进者肢端肥大症、巨人症；减退者侏儒症。

7. 抗利尿激素分泌失常

亢进者抗利尿激素分泌过多症；减退者尿崩症。

（二）神经系统表现

下丘脑病变如为局限性，可出现一些提示下丘脑损害部位的征象；如下丘脑病变为弥漫性，则往往缺乏定位体征。

常见下丘脑症状如下。

(1) 嗜睡、失眠或二者交替出现。

(2) 多食、肥胖或顽固性厌食消瘦。

（三）体温调节异常

可出现高温、低温或变异性体温。

（四）性功能障碍

性欲减退、月经失调、闭经不育、阳痿、性早熟以及发育延迟等表现。

（五）尿崩症

病变损害视上核、室旁核或视上核－垂体束，均可引起尿崩症。表现为多饮、多尿。

（六）精神障碍

当后腹外核及视前区有病变时常可产生精神症状，主要表现为过度兴奋、哭笑无常、定向力障碍、幻觉及激怒等症状。

（七）其他

头痛是常见症状，患者又常可出现多汗或汗闭，手足发绀，括约肌功能障碍、下丘脑性癫痫。当腹内侧部视交叉受损时可伴有视力减退、视野缺损或偏盲。血压忽高忽低、瞳孔散大、缩小或两侧不等。累及下丘脑前方及下行至延髓中的自主神经纤维时，可引起胃和十二指肠消化性溃疡或出血等表现。

其中以多饮多尿、嗜睡及肥胖等最多见，头痛与视力减退虽也常见，但并非下丘脑综合征的特异性表现，而可能与颅内占位性病变引起的脑膜刺激、颅压增高及视神经交叉等受压有关。

三、下丘脑综合征的辅助检查

(一)实验室检查

(1) 下丘脑、垂体及其靶腺激素分泌异常及相应的生化异常。

(2) 下丘脑、垂体的储备能力试验异常，如 TRH 兴奋试验、GnRH 兴奋试验等。

(二)影像学检查

(1) 颅咽管瘤、松果体瘤患者颅骨 X 线平片，在中线位可发现钙化灶。

(2) CT、MRI 等检查对确定颅内病变性质及定位有重要价值。

(三)其他检查

(1) 脑脊液常规及生化检查有助于区别炎症或肿瘤。

(2) 脑电图对寻找病因有参考价值。

(3) 必要时做脑血管造影，如肿瘤定位。

四、下丘脑综合征的初步诊断

(1) 诊断下丘脑综合征的前提是已排除单一靶器官或垂体自身的病变以及全身性疾病后，才能考虑下丘脑。

(2) 下丘脑疾病最常见的临床表现有性功能紊乱、尿崩症、多食肥胖、精神失常，若有其中 3 项共存应高度怀疑此病。

(3) 内分泌功能及代谢障碍是下丘脑综合征的最主要表现，对诊断的意义也最大。当患者同时合并其他症状(如神经系统的表现、精神失常、头痛、发热)时，应高度怀疑此病。MRI 和 CT 的蝶鞍薄分层片有时可显示病变的部位和性质。

五、下丘脑综合征的病因诊断

(1) 以肿瘤居首位，其中最常见的为颅咽管瘤和异位松果体瘤；其次是外伤和先天性疾病；最后是炎症、肉芽肿和物理因素等。

(2) 当出现颅压增高症状，如头痛，且伴视力或视野异常，以及渐进性尿崩症和性功能紊乱者，应首先考虑肿瘤因素。MRI、CT 有时帮助很大。

(3) 某些先天性病变可有连锁症状，如嗅觉消失、畸形、发育迟滞，可能是 Kallmann 综合征。

(4) 创伤、药物和放射因素所致者，需要详细询问病史。

六、下丘脑综合征的损伤部位

患者的临床表现有时可反映下丘脑病变的部位。

（一）视前区受损

自主神经功能障碍。

（二）下丘脑前部视前区受损

高热。

（三）下丘脑前部受损

摄食障碍。

（四）下丘脑前部及视上核、室旁核受损

尿崩症、特发性高钠血症。

（五）下丘脑后部受损

意识改变、嗜睡、低温、运动功能减退等。

七、下丘脑综合征的鉴别诊断

（一）内分泌系统疾病

腺垂体功能低下、尿崩症、甲状腺、肾上腺、性腺功能低下等病均有其典型的临床和生化改变，可定位，而下丘脑综合征出现的内分泌代谢障碍多伴有多个系统的损害，不能用单一靶器官或单一垂体损害来解释。

（二）神经衰弱综合征

可出现全身多个系统受损的表现，但查体、实验室检查及特殊检查往往无阳性发现。

（三）与颅内肿瘤、炎症等原发病相鉴别

上述疾病可出现相应的症状和体征，但如果在此基础上出现一系列内分泌代谢系统的改变或出现摄食、体温、睡眠障碍，难以用原发病解释，应考虑下丘脑综合征的诊断。

八、下丘脑综合征的治疗措施

（一）祛除病因

(1) 停用引起下丘脑综合征的药物，如氯丙嗪等。

(2) 手术切除引起下丘脑综合征的肿瘤。若肿瘤过大不能根治又伴有颅压增高者，可行减压手术缓解症状。

(3) 放疗：适用于对放疗敏感的肿瘤，如生殖细胞瘤。

（二）药物治疗

出现内分泌功能低下可行药物替代治疗，如甲减者可用左甲状腺素钠片，尿崩者可用长效尿崩停等。

（三）对症处理

(1) 泌乳者可用溴隐亭。

(2) 颅压高者可使用降颅压的药物。

(3) 体温过高者可予以物理或药物降温，过低者采取保暖措施等。

(4) 渴感受损的患者需注意量出为入，保持出入液量平衡。

第四节 淋巴细胞性垂体炎

垂体常常由于局部感染、鞍区肿瘤或自身免疫反应发生炎症反应。淋巴细胞性垂体炎 (LYH) 是指由于自身免疫反应引起的垂体部位的炎症，因此也称自身免疫性垂体炎。而由于局部感染和鞍区占位引起的垂体炎，则称为继发性垂体炎。LYH 以垂体淋巴细胞浸润、垂体组织破坏继而发生垂体功能异常为特征。正如其他自身免疫性疾病，也是女性多见，甚至起初有学者认为 LYH 仅发生于育龄期妇女。随着近几年来在儿童、绝经后妇女及男性中报道的病例数的增加，因此 LYH 也可以发生于儿童和成年人、男性和女性。

经典的 LYH，炎症限于垂体前叶或腺垂体，因此，文献中常称为淋巴细胞性腺垂体炎 (LAH)。如果尿崩症是主要症状，则为淋巴细胞性漏斗神经垂体炎 (LINH)，LINH 的病变限于漏斗、垂体柄和神经垂体，因此也曾称为垂体柄炎、漏斗－垂体柄炎、神经垂体炎和坏死性漏斗－垂体炎。近 10 年来，随着报道的 LINH 的病例数增加，发现 LINH 多发生于儿童和青年男性。如果炎症同时累及腺垂体和漏斗柄神经垂体者为淋巴细胞性全垂体炎 (LPH)。

一、流行病学

目前为止，LYH 是人类最晚发现的一种自身免疫性内分泌疾病。因此，LYH 也是一种少见的内分泌疾病。当然，"少见"的原因有很大程度是由于我们对其认识不够所造成的。自 20 世纪 80 年代 MRI 影像诊断技术广泛用于临床后，越来越多的病例得到诊断，现在 LYH 已经是鞍区占位性病变的鉴别诊断的重要疾病之一。

根据目前的资料，在 LYH 中，80% ～ 90% 的 LAH 为女性 (女：男 =5 ～ 8:1)，其中 90% 为绝经期前 (＜ 50 岁) 的妇女，50% ～ 75% 发生在妊娠期间，诊断时女性平均年龄为 34.5 岁，男性为 44.7 岁。LAH 没有种族特异性和家族性发病倾向。不同的是，LINH 中男女发病率相似，甚至有文献认为男性更常见。LINH 的平均发病年龄为 (47.3±17.4) 岁，年龄最小的为 3 岁，最大的为 77 岁。需要注意的是，许多以往诊断为特发性中枢性尿崩症的患者特别是儿童，可能有些病例是 LINH。一个作者分析了 17 例特发性 CDI 的儿童中，有 6 例影像学表现符合 LINH 的特征。随着我们对 LYH 认识的不断提高，诊断标准的确立，相信会有越来越多的 LYH 病例得到及时准确的诊断和治疗。

LAH 的发病机制至今仍不完全清楚，目前认为它是一种自身免疫性疾病，依据如下。

(1) LYH 常与其他自身免疫性疾病合并存在。20%～50% 的 LYH 患者合并其他自身免疫性疾病。

(2) 女性常见并且与妊娠相关。

(3) 病理组织学检查发现大量淋巴细胞、浆细胞浸润垂体。

(4) 部分病例存在抗垂体抗体，如抗 -GH 和抗 -PRL、抗 AVPcAb 等。

病理学检查仍是 LYH 诊断的"金标准"。LYH 典型的病理特征是垂体弥漫性淋巴细胞浸润，正常腺体结构破坏。免疫组织化学检查显示为多克隆的 T 细胞和 B 细胞混合，与其他自身免疫性疾病一致。约 53% 的病例可见浆细胞浸润，还可见嗜酸粒细胞 (12%)、巨噬细胞、组织细胞和中性粒细胞浸润 (6%)，纤维化常见 (47%)，因此术中可见病变成坚硬的白色组织，这与垂体瘤明显不同。LYH 中，坏死比较少见 (6%)，而且常常比较轻。

二、临床表现

LYH 的临床表现差异很大，主要包括以下四大类的症状。

(1) 头痛和肿块压迫症状。

(2) 腺垂体功能低下的症状。

(3) 高泌乳素血症。

(4) 神经垂体受累的症状。

蝶鞍压迫症状主要是头痛和视觉异常，也是 LYH 最常见的主诉之一，见于 50%～70% 的 LAH 患者。头痛是肿大的垂体压迫导致鞍膈和硬脑膜变形和膨胀的结果。但有研究显示，垂体腺瘤的患者，其肿瘤的容积与头痛的严重程度、持续时间和发作频率之间并不相关，提示与垂体肿块有关的头痛不仅仅是结构上的改变。头痛的部位双侧前额、后眼窝或颞侧，还可合并恶心、呕吐、食欲缺乏和乏力等症状。视觉异常主要包括视野缺损和视力下降，这是垂体肿块向上扩展压迫视交叉的结果。复视比较少见，往往是海绵窦受累，第Ⅲ、Ⅳ对或第Ⅳ对脑神经受压的结果。

66%～97% 的 LAH 患者发生垂体前叶激素部分或完全缺乏，与其他鞍区病变不同的是，垂体前叶功能低下的程度与垂体 MRI 所显示的病变大小不成比例。另外，在 LAH 中，最常见的垂体激素缺乏是 ACTH(60%～65%) 分泌减少 (甚至部分 LYH 表现为孤立性 ACTH 缺乏)，其次是 TSH(47%)、促性腺激素 (42.2%)、GH(36.7%) 和 PRL(33.7%)。这些激素的缺乏是垂体细胞自身免疫损伤的直接结果。因此，临床表现为典型的肾上腺皮质功能低下、甲状腺功能低下和性腺功能低下。PRL 分泌缺乏的表现为产后不能泌乳。

尿崩症是垂体后叶受损的结果，可能的机制是垂体后叶和漏斗直接的免疫破坏或者垂体肿块压迫。但在垂体腺瘤中，即使是大腺瘤，尿崩症也极少见。因此，在 LYH 中尿崩症的原因更倾向于前者。但尿崩症是 LINH 的主要特征性症状，并与神经垂体的淋巴细胞浸润和影像表现一致。在 LAH 患者中，14% ～ 20% 的患者可见尿崩症的表现，尽管 LAH 患者神经－漏斗没有淋巴细胞浸润，但腺垂体结节部肿胀可能压迫漏斗，阻断抗利尿激素 (ADH) 的运输。合并 ACTH 缺乏的患者中，尿崩症的症状可能被掩盖。

事实上，糖皮质激素可以在不同的水平拮抗 ADH 的作用。

1) 抑制室旁核神经元分泌 ADH。

2) 抑制水通道蛋白 -2 的合成，水通道蛋白 -2 是肾脏集合管表达的一种 ADH 依赖的水通道蛋白。因此，糖皮质激素缺乏时，ADH 释放和水通道蛋白 -2 合成增加，导致的抗利尿作用掩盖了 ADH 缺乏的利尿效应。

高泌乳素血症比较少见，主要表现为闭经、月经稀少和溢乳。PRL 升高的原因包括：①垂体柄受压，鞍上占位压迫垂体柄导致 PRL 抑制因子－多巴胺分泌受阻；②炎症直接破坏催乳素细胞，导致 PRL 直接分泌人血液循环，或者抑制下丘脑多巴胺的合成或抑制多巴胺能受体的表达；③也有学者推测，自身抗体刺激 PRL 的合成和释放，其作用类似于 Graves 病中的 TSH 刺激性自身抗体。

LYH 的临床表现取决于垂体受累的情况 (前叶、后叶或者均受累)。一般来说，视觉异常、肾上腺皮质功能低下和不能泌乳在 LAH 中更常见。而多饮、多尿的症状提示是 LINH，而且 LINH 中视觉异常、闭经 / 月经稀少和性腺功能低下则少见。在 LINH，尿崩症是最主要的症状，也可以有肿块压迫效应和垂体前叶功能低下的表现，但往往程度较轻。LINH 患者头痛一般限于前额，视觉异常罕见。垂体前叶功能低下虽然也较常见，往往程度较轻，且大多是一过性的。PRL 可以轻度升高。LPH 则具有 LAH 和 LINH 的各种表现。值得注意的是，儿童和青少年 LYH 中体重下降和乏力等症状较成年人严重。另外，儿童中还可观察到骨龄落后的现象。

三、实验室检查

(一) 免疫标志物

虽然 LYH 为自身免疫性疾病，但迄今为止尚未发现具有诊断价值的特异性的免疫学指标。目前，国外研究中大多采用间接免疫荧光、免疫印迹或 ELISA 的方法测定抗垂体抗原的自身抗体。这些抗体包括 anti-GH、anti-prolactin 抗体、AVPcAb 及其他垂体细胞膜蛋白或细胞质蛋白的自身抗体等。这些抗体的特异性和灵敏度均较低，也常常见于其他自身免疫性疾病如 1 型糖尿病、桥本甲状腺炎和 Graves 病等和非自身免疫性垂体疾病，如 Cushing 病、垂体腺瘤、空泡蝶鞍和 Sheehan 综合征。当然，这些抗体阳性，可以作为可疑患者诊断的一个依据。

(二) 垂体前叶功能评估

在 LAH 中，垂体前叶功能评估应包括腺垂体激素的测定，其包括 ACTH、TSH、

LH、FSH、PRL、GH 等，以及腺垂体功能的动态试验，包括低血糖兴奋 GH 和 ACTH 试验、GnRH 兴奋 LH 试验、TRH 兴奋 TSH 试验等。最常受累的垂体激素是 ACTH，其次是 TSH、LH、FSH，而 GH 和 PRL 则相对少见。甚至有学者认为，ACTH 缺乏是 LYH 最早出现的垂体功能改变。在 LAH 和 LINH 中，垂体分泌 GH 的功能大多正常，这是 LYH 与其他引起垂体前叶功能低下的疾病如垂体卒中、放射治疗诱发的垂体功能减退、颅脑损伤、垂体腺瘤（非 GH 瘤）鉴别的重要依据。因为这些情况下，GH 缺乏是垂体功能异常最常见的表现。

（三）影像学检查

下丘脑－垂体疾病首选的影像学检查是 MRI。由于 LYH 在 MRI 检查中有相对特异的表现，对 LYH 的术前诊断具有非常重要的价值。

LAH 的 MRI 表现为垂体弥漫性肿大，且大多呈均匀性、明显强化。这与垂体其他炎性病变一致。但 LAH 中，垂体前叶沿着增强的鞍膈（反应炎症的连续性）呈"三角形"强化（提示炎症向垂体柄延伸），这是 LYH 特异的 MRI 表现特征；环状强化提示炎症中央坏死。大部分 LAH 病变向鞍上扩展。扩展至下丘脑的"舌状"强化是 LYH 和肉芽肿垂体炎的特征性 MRI 征象。LAH 和 LINH 的动态 MRI 检查可以显示下丘脑－垂体血管病变，表现为全垂体强化延迟 90s 以上（正常为 60s），垂体后叶强化的高峰时间也延迟（＞60s，正常为 30s）。但也有病例显示给予造影剂后，垂体柄和垂体后叶迅速强化，这与炎性病变含丰富的毛细血管有关。因此，在 LYH 动态 MRI 影像中，神经垂体强化表现为提前、延迟或缺失。

与 LAH 相比，LINH 的 MRI 特征更具特异性，表现为垂体柄弥漫性增粗，在下丘脑正中隆起水平，垂体柄直径超过 3.5mm。MRI 上，正常的逐渐平滑变细的漏斗柄形状消失，存在不同程度的不对称。垂体柄强化显著，并延伸至下丘脑底部。神经垂体"亮信号"（正常人 MRI T1 加权像上的高信号与含 ADH 的神经分泌颗粒的磷脂膜有关，提示神经垂体功能异常，但约 10% 的正常人没有这种"亮信号"）消失也比较常见。LINH 中，垂体前叶大小和信号正常，但有部分 LINH 患者 MRI 显示全垂体增大、垂体柄增粗，但垂体前叶功能正常。

LPH 的 MRI 表现为广泛的炎性改变，病变向上扩展至鞍上区域并累及视神经，或者向一侧侵犯海绵窦。

MRI 影像虽然不能很确定地诊断 LYH，但其 MRI 还是具有相对特异性的，具体如下。

(1) 垂体对称性增大和强化。

(2) 不侵犯鞍底。

(3) 垂体肿块无论是 T1 还是 T2 和增强扫描时均表现为均一性。

(4) 特征性的"三角征"、舌状强化和环状强化等。这些征象与临床病史和内分泌功能评估相结合进行综合分析，对于"无创"诊断 LYH 具有重要价值。

（四）垂体活检

经鼻经蝶内视镜下垂体活检是经鼻窦，直接进到蝶鞍部和颅底，针刺获得垂体、下丘脑或其附近颅底病变的组织，再做出细胞学病理诊断。虽然垂体活检术是一种有创检查，但由于不是以切除病变组织为目的，仅仅通过针刺获取组织，所以对下丘脑－垂体功能的影响很小，而且其他相关手术并发症的发生率很低，更重要的是明确诊断后，对于进一步选择有效、安全的治疗措施具有不可替代的意义。特别是对于可以通过非手术治疗即可获得良好的临床预后的某些鞍区病变，如生殖细胞瘤、垂体炎、神经结节病等，如果术前明确诊断，对于避免手术的各种并发症具有十分重要的意义。

四、诊断

LYH 的诊断主要依赖病理学检查。但可以根据病史、体格检查、实验室检查和影像学表现推测 LYH 的诊断，确诊需要组织病理学（垂体活检或手术切除标本）证据。在评估具有垂体功能异常的患者时，如果存在以下 3 个或 3 个以上的情形时，临床上应考虑 LYH 的诊断。

(1) 女性（妊娠期间）。

(2) 年轻（特别是年龄＜ 30 岁）。

(3) 单纯、早发的 ACTH 和（或）TSH 缺乏；垂体前叶功能异常，与 MRI 改变不成比例。

(4) 其他自身免疫性疾病和（或）自身抗体阳性（TG、TM、ANA、抗平滑肌抗体）。

(5) 急性发作的头痛、眼肌麻痹、视野异常、恶心、呕吐。垂体卒中也可以有相似的症状，但病情往往更加危重，MRI 表现为出血征象。当然，LYH 也有发生卒中的可能。

(6) 急性发病的 CDI，同时伴有明显的头痛及其他肿块占位性症状。而肉芽肿和浸润性疾病如结节病、组织细胞增生症等虽然也有类似症状，但往往起病比较隐匿。

(7) 血清抗垂体抗体阳性。

(8) 无脑膜炎和抗病毒抗体的情况下，CSF 中出现多形淋巴和单核细胞。

(9) 典型的 MRI 表现如下。

1) LAH 和 LPH。鞍内肿块，明显强化 [呈"三角形"和（或）累及鞍膈] 或弥漫性、边界不清、对称性垂体增大；向鞍上延伸，特别是"舌状"延伸；动态 MRI 显像示上述征象完全强化时间延迟（＞ 90s）。

2) LINH 和 LPH。垂体柄弥漫性增粗，增强扫描后可以强化也可以不被强化加权像后叶高信号消失。

尽管目前大多数学者认为，LYH 的确诊需要病理学证据，但目前已经有不少病例采取非手术治疗的策略取得了满意的效果，而且垂体活检或手术带来的危险促使我们需要确立临床诊断标准，从而避免这些"有创"的诊断措施。目前，欧美许多研究者认为，大多数疑诊为 LYH 的患者伴有明显的激素分泌异常和（或）肿块效应相关的症状时，确诊不需要组织学证据。有些病例中，也许经蝶立体定位垂体活检是 LYH 的诊断有用的手段，但这个方法常常由于不能从真正的病变部位获得组织而导致误诊。

五、鉴别诊断

LYH 的鉴别诊断主要包括鞍区肿瘤和非肿瘤性垂体病变。肿瘤性病变是鞍区最常见的疾病（约 90%），主要包括功能性和无功能性垂体腺瘤、颅咽管瘤、脑膜瘤、生殖细胞瘤、畸胎瘤、转移癌等；非肿瘤性病变包括先天性疾病（如 Rathke's 囊肿、垂体发育不良），循环系统疾病、垂体增生、空泡蝶鞍综合征和各种垂体炎。垂体炎又可分为原发性和继发性垂体炎。原发性垂体炎分为肉芽肿垂体炎、黄瘤病性垂体炎、坏死性垂体炎和 LYH。

（一）垂体腺瘤

垂体腺瘤是鞍区最常见的占位性病变。垂体腺瘤一般成年人多见，可引起不育，一般不累及后叶，因此一般不会出现 CDI。巨大瘤可压迫视交叉引起视力视野改变。根据临床症状和激素分泌过多的生化证据一般比较容易将功能性垂体腺瘤与 LYH 鉴别。对于无功能垂体腺瘤，具有起病缓慢，肿瘤占位效应相关的症状不明显，可以有垂体前叶激素的缺乏，但与 LYH 不同的是，促性腺激素和 GH 激素缺乏更常见。因此性激素缺乏的症状往往是垂体无功能腺瘤患者就诊的原因。垂体腺瘤 MRI 表现为 T1 等或低信号影，强化后为低信号区；无垂体柄和下丘脑受累表现。

（二）生殖细胞瘤（鞍区）

LINH 需要与生殖细胞瘤（鞍区）和 Langerhan's 细胞组织细胞增生症等鉴别。这些疾病也可表现为 CDI 和垂体柄增粗。生殖细胞瘤（鞍区）主要见于儿童青少年，其主要症状群与 LYH 相似，但尿崩症更多见，一般不伴前叶激素缺乏或仅部分缺乏，垂体前叶功能受累最常见的是 GH，其次是 LH/FSH，ACTH 和 TSH 缺乏相对少见。可以合并高泌乳素血症，但 PRL 多 < 100pg/mL 常常伴有脑神经受累。CSF 中 HCG、AFP 可升高。MRI 显示病变好发于第三脑室后部，鞍上病灶常为转移灶，可见第三室前隐窝及漏斗分叶状增大。T1 等信号，T2 稍高信号，强化明显。

（三）垂体脓肿

垂体脓肿非常罕见。病因包括邻近组织感染血行播散或直接扩展，也可以是海绵窦栓塞的并发症，继发性垂体脓肿大多数是手术或放射治疗的并发症。最常见的症状包括长期（> 2 个月）头痛、视觉异常、脑膜炎的体征、发热或血常规显示白细胞增多。30% ～ 50% 的患者起病时发生垂体前叶功能减退或 CDI：首先出现的是 GH 缺乏，其次是 FSH/LH、TSH 和 ACTH。少数患者出现高泌乳素血症（约 15%)。垂体脓肿常常是一个长期、慢性的过程，缺乏明显的感染表现，也常常误诊为垂体瘤。MRI 表现为圆形鞍区囊性病变，T1 为低信号或等信号，T2 为高信号或等信号，增强后周边强化明显（环状强化表明病变中央坏死）。大多数病例感染治愈后出现永久性垂体前叶和（或）后叶功能低下。

（四）鞍区结核性肉芽肿

结核性垂体炎的病理学特点是中央坏死，周围是上皮样巨噬细胞、淋巴细胞、浆细胞和朗格罕巨细胞。虽然结核在发展中国家比较常见，但结核性垂体炎却非常罕见。头痛是最早出现也是最常见的症状，且大多伴随视觉异常。临床上有垂体前叶功能低下和高泌乳素血症的表现，如女性出现闭经、溢乳，男性性欲下降。CDI 也较常见。MRI 表现为鞍区肿块，垂体柄结节状增粗。

（五）结节病

结节病是一种慢性多系统疾病，多见于青年和中年人，以受累器官形成免疫性肉芽肿为特征。最常见的受累部位是肺、皮肤和淋巴结。结节病很少累及内分泌系统，但下丘脑和垂体常常会受累，25%～33% 的神经结节病患者发生 CDI。3%～32% 的患者出现高泌乳素血症。垂体功能异常中，最常见的是促性腺激素分泌缺乏，其次是 CDI。MRI 表现有，T1 垂体后叶高信号消失，病变 T1 为等信号，且增强扫描时可以强化。部分患者糖皮质激素治疗后，MRI 可以明显改善。但垂体功能异常则是不可逆的。

（六）Wegener's 肉芽肿

Wegener's 肉芽肿（WG）是一种以坏死性肉芽肿性小血管炎为特征的全身性疾病。其发病可能与 ANCAs 抗体有关。女性多见（74%）。常累及的部位有耳、鼻、咽喉、肺、肾、关节、皮肤、眼等。垂体受累极为罕见，而且主要累及后叶，引起 CDI。偶尔在起病时或疾病发展的过程中，发生部分或完全性垂体前叶功能异常。根据文献资料，大约一半累及垂体的患者主要表现为 CDI，约 1/3 的患者同时存在垂体前叶和后叶功能异常。MRI 显示为垂体增大、均匀强化，垂体柄增粗，特别是漏斗偏上部分。

（七）其他原发性垂体炎

主要包括肉芽肿垂体炎和黄瘤性垂体炎，虽然非常少见，但其临床和影像学表现均与 LYH 极为相似，一般只能通过组织学检查鉴别。因此有人认为这些疾病是相同疾病的不同表现，而且它们的治疗也很相似。

（八）继发性垂体炎

继发性垂体炎，是指垂体炎症继发于邻近组织感染、肿瘤反应性炎症或是全身系统性疾病的一部分。主要包括与结核、梅毒和结节病相关的肉芽肿垂体炎和鞍区肿瘤相关的反应性垂体炎（见表 2-1）。

鉴别主要根据病史（已知的慢性疾病），实验室检查（结核菌素试验、结核或梅毒抗体、血管紧张素Ⅰ转化酶的测定等），影像学检查（结核和结节病）。

表 2-1　继发性垂体炎的病因

局部疾病	全身性疾病
Rathke's cleft cyst	结核
颅咽管瘤	梅毒
脑膜炎	结节病
蝶骨骨髓炎	Wegener's 肉芽肿
化脓性中耳炎	Langerhans 细胞组织增生症
	Rosai-Dorfman 病
	Erdheim-Chester 病
	播散性黄瘤
	感染 (败血症、AIDS)

六、治疗

目前 LYH 的治疗主要是症状性的治疗，目的是使垂体病变缩小及替代缺乏的垂体激素。其中缩小肿块体积的方法主要包括手术、免疫抑制药 (糖皮质激素、硫唑嘌呤或甲氨蝶呤等) 或放射治疗。

(一) 糖皮质激素和免疫抑制药

已经有大量的病例研究证实糖皮质激素可有效治疗 LYH，与其他抗炎药一样有效缩小垂体肿块和增粗的垂体柄的体积，同时糖皮质激素也能替代受损的肾上腺皮质功能。最常用的糖皮质激素有泼尼松 (剂量 20 ～ 60mg/d)、氢化可的松和甲泼尼龙 (120mg/d，共 2 周)。在已经报道的 LYH 病例中，病程小于 6 个月的患者，治疗后 6 周至 6 个月内，MRI 和垂体功能改善率达到 88%。因此，目前大多数文献建议应用糖皮质激素作为 LYH 的一线治疗手段，如果垂体病变确实是 LYH，由于其淋巴细胞浸润的特性，在给予糖皮质激素治疗后病变应缩小甚至消失。而且，根据其对糖皮质激素治疗的反应 (病变体积的缩小和激素缺乏状态的改善)，有助于确定疑诊 LYH 的最终诊断。在疾病的不同阶段，糖皮质激素治疗的剂量和疗程各不相同，在病变纤维化阶段，LYH 对糖皮质激素治疗的反应差甚至无反应。对于糖皮质激素治疗反应差的，可以试用其他免疫抑制剂如硫唑嘌呤、甲氨蝶呤或环孢素 A、利妥昔单抗。

(二) 经鼻内视镜经蝶窦手术

经鼻内视镜经蝶窦手术是目前 LYH 特别是 LAH 和 LPH 最常见的治疗手段。术式主要是经鼻经蝶通路。手术的目的是缩小病变体积，减轻病变对邻近组织和器官的压迫。

同时，手术也为 LYH 的诊断提供病理学证据。手术切除病变前应行冷冻切片细胞学检查，以进一步确定诊断，避免不必要地切除过多组织，只要达到"减压"的目的即可。术中病变表现为黄、软组织到硬、纤维化的白色组织，提示 LYH 炎症过程的不同阶段。虽然对于减压和改善视觉异常非常有效，手术往往不能改善已经存在的垂体功能异常。而且手术常常会引起出血、脑脊液漏、尿崩症等并发症，甚至会引起新的垂体前叶功能的异常。同时由于药物治疗的有效性，目前关于手术在 LYH 治疗中的地位尚存在争议。普遍的观点认为应严格限制手术适应证具体如下。

(1) 病变明显或迅速增大导致头痛、视力下降和视野缺损或进行性加重。

(2) 糖皮质激素治疗无效，或有效但在激素减量或停用后复发。

(3) 药物治疗和放射治疗无效，同时存在垂体功能异常需要病理学诊断证据时。

（三）立体定性放射治疗

目前关于放射治疗 LYH 的文献较少，但均成功地缩小了病变体积，然而垂体功能严重受损，因此这种治疗手段还需要积累更多的经验。目前大多数学者认为，具有严重肿块占位效应、对糖皮质激素治疗反应差、不适宜行 HDMPT 和（或）手术治疗或复发的 LYH 患者可以采用立体定向放射治疗。

七、自然病史和转归

从病理的角度来看，LYH 的自然病史包括炎症、纤维化到萎缩阶段，在影像学上，最终表现为空泡蝶鞍。作为一种自身免疫性疾病，LYH 有自发缓解的倾向。与其他自身免疫性疾病相似，最初的炎症表现为垂体 – 下丘脑部位的肿块，与之相对应的临床表现为肿块效应症状和通过储备功能试验证实的亚临床垂体功能异常。病变发展到组织破坏或萎缩阶段，则表现永久性垂体功能减退。当然在疾病的病程中，无论是免疫抑制药还是手术治疗，LYH 均有复发倾向，而 LINH 的炎症过程可能是自限性的。因此，加强 LYH 治疗后的随访，观察影像学改变和垂体功能的变化，对于提高对 LYH 的认识，了解 LYH 的进展，及时采取相应的治疗策略有助于提高 LYH 患者的预后和生活质量。

第五节 进食障碍

进食障碍 (EDS) 是一组以进食异常为主的精神障碍，主要包括神经性厌食 (AN)、神经性贪食 (BN)、暴食症及非典型性进食障碍 (EDNOS)。EDS 的发病率文献报道不一，有文献报道在西方国家 EDS 年发病率为 5 ~ 10/10 万，女性 AN 的终身患病率从狭义的 0.5% 到广义的 3.7%，死亡率可达 4% ~ 10%；女性 BN 终身患病率达 1.1% ~ 4.2%，非典型性进食障碍的发病率可达前述数据的 2 倍。进食障碍曾被认为是西方文化的产物，过去在中国还没有完全解决温饱问题的时候，加上中国传统的以胖为美的观念，EDS 在中国并不是一个很大的问题。然而近年来，随着经济的持续发展，以及西方文化的进一步渗透，有关 EDS 的报道在中国明显增加，逐步成为青少年健康发展所面临的一个严峻挑战。国内目前尚无本病的权威流行病学资料，有关统计表明，EDS 的患病率在 1.3% ～ 4.98%，典型的发病群体是大中学生。各种调查结果显示，完全符合 DSM 或 CCMD 诊断标准的 EDS 个体很少，检出的主要是非典型性 EDS 个体，尤其是大中学生。有报道在上海、重庆等大中城市，女学生中 AN 的患病率为 1.1%。

在发病年龄上，青少年时期为 EDS 主要高发时期。西方国家文献报道 AN 发病高峰年龄 14 ～ 19 岁，BN 发病高峰是 15 ～ 19 岁。约 10% 的青少年女性出现不同程度的 EDS 的症状，有两个年龄段最为常见，分别是 13 ～ 14 岁和 17 ～ 18 岁。国内调查的结果显示，大学生和中学生是 EDS 的高危人群，大学生比中学生风险更大。

在性别分布上，以青年女性好发。所有患 AN 或 BN 的男女当中，男孩所占的比例在 5% ～ 15%，女性和男性的患病率之比为 6:1 ～ 10:1。但也有新研究认为，性别比例也许并不如所想象的那样悬殊。EDS 在不同职业中的发病率和患病率也有差异，有些特殊职业人群是高危人群，包括芭蕾舞演员、模特、运动员等。Garner 等对 55 例 11 ～ 14 岁的芭蕾舞女学生进行观察，发现神经性厌食症的发病率为 25.7%，神经性贪食症为 2.9%，11.4% 存在两者的部分症状，明显高于普通人群，这说明在强制要求"瘦"的社会文化环境中，EDS 的发病率及患病率增加。

下面具体介绍神经性厌食 (AN)。AN 是一种慢性疾病，以有自我减轻体重的行为、有体型及其他感觉缺陷的心理和因营养耗竭所致生理变化 (如闭经) 为特征。早在 1689 年 Morton 用"皮包骨"一词描述了 1 例 17 岁女性患者。1874 年 Gull 总结了一组因进食过少所致营养不良的疾病表现，并提出"神经性厌食"这一疾病名称。

一、流行病学

AN 发生率为 0.5% ～ 1%。有文献报道在 15 ～ 19 岁青年新发病例为每年 5 ～ 10/100000。西班牙报道在 12 ～ 21 岁女性中 AN 占 0.3%，食欲旺盛占 0.8%，非特异性 EDS 占 3.1%，合计 4.1%。本病女性好发，男性仅占 4% ～ 6%(不同文献报道不一，波动于 5% ～ 15%)。青春期前至 30 余岁为好发年龄。

二、病因及发病机制

AN 确切病因尚未明了，有关的病因假设较多，目前较为一致的看法是生物、心理、社会因素均在本病的发病机制中起一定作用。

(一) 生理因素

大量流行病学证据表明，遗传因素在 AN 发病中起着重要作用：AN 的发生有明显的家族聚集性，AN 患者一级亲属成员终身罹患 AN 的危险性是普通人群的 10 倍，同卵双生子患 AN 的一致率 (35% ～ 56%) 明显高于异卵双生子 (5% ～ 7%)。目前研究证据较多的 AN 相关基因包括 5- 羟色胺 (5-HT) 相关基因 (5-HRT2A、5-HTR2C、5-HTTLPR)、多巴胺系统基因 (11 号染色体 DRD2、DRD3、DRD4)，瘦素基因和性激素相关基因等。

遗传因素也可以通过作用于其他影响因素而间接影响发病情况。如由于遗传所致新陈代谢较快而容易保持瘦体形的人，如若再加上文化氛围对瘦体形的认同，就会使这些人倾向于产生进食障碍。遗传上容易肥胖的人为了避免肥胖而采取补偿行为，也更容易发展出由补偿行为所导致的进食障碍。遗传的人格特点也可能是一个原因，因为进食障碍与人格特点有密切的联系。

（二）社会文化因素

青春期，女孩伴随第二性征发育而来的是日益丰腴的体形。对此，容易产生恐惧不安、羞怯感，有使自己的体形保持或恢复到发育前"苗条"的愿望。青春期是神经性厌食症发病率最高的时期，80% 患者于初潮后 7 年内发病。

在文明和发达的社会中，有一种以瘦为美的认识误区。这就是为什么 20 多年来社会文明及生活水平不断提高，而以消瘦为特征的神经性厌食症患病率却呈明显地逐步上升趋势，尤其在某些职业中，如芭蕾舞演员、时装模特中，该症的患病率是普通人群 (同龄) 的 3 ~ 4 倍。

另外，神经性厌食症多来自社会地位偏高或经济较富裕的家庭；城市人群的患病率高于农村人群；在城市中，私立学校的女生患病率高于普通学校。

（三）心理与情感因素

心理与 EDS 的关系是双向的，可以互相影响，互为因果。已有很多证据证明 EDS 与心理行为观念密切相关，无效感、禁欲主义、动力调节不良、完美主义、人际间不信任、缺乏内感受意识、社交不安全感，以及成熟恐惧是神经性厌食症或贪食症患者中经常报道的心理行为观念。所有 EDS 患者中有 40% ~ 96% 的人会经历抑郁和焦虑障碍，患者的家庭也通常会体验到抑郁或焦虑，或两者都有。患有 EDS 的人群倾向于有相似的人格特征，包括自我贬低、低自尊、悲观、过分注重身体形象等，边缘型人格障碍和强迫冲动型人格障碍是 EDS 患者中最常见的两种人格障碍。一项对 72 例 EDS 患者和 30 例对照的研究显示，61.8% 的 EDS 患者存在人格障碍。

体象障碍通常与 EDS 相关。体象障碍表现这类患者常常争强好胜、做事尽善尽美、追求表扬和赞美、自我中心、神经质；另外，常表现出不成熟、不稳定、多疑敏感，对家庭过分依赖、内向、害羞等。有研究发现，本病的发生可能与某些遗传素质有一定的关系。

（四）下丘脑的功能异常

神经性畏食症患者存在明显的下丘脑功能异常的表现，如月经紊乱或闭经；血液中甲状腺素水平低；食欲及进食量的异常，情绪低落或烦躁等。

参与食欲调节的内分泌激素中枢目前认为也是在下丘脑 (能量摄取及散发、体温调节的中枢）。参与长期能量调节的激素主要有瘦素、胰岛素、神经肽 Y(NPY)、黑素细胞激素 (MSH)、促腺上腺皮质释放激素 (CRH) 及血清素。

其中瘦素及其调控网络对 AN 的发病影响是研究较早且较为完善的。瘦素是脂肪细胞产生和分泌的一类激素，通过弓状核内的受体发挥作用，减少食物摄取、增加能量消耗、使人产生饱胀感。对比健康人群，AN 患者可溶性瘦素受体水平显著升高，导致游离瘦素水平下降。瘦素受体激活导致 MSH、可卡因、安非他明调节转录本等刺激食欲多肽的释放，同时通过抑制 NPY 及弓状核内 Agouti 相关蛋白 (AGRP) 的产生发挥畏食作用。此外，瘦素可激活 POMC 途径，POMC 神经元进一步通过丘脑外侧的黑皮质素受体抑制食物摄取。

三、临床特征

闭经或月经稀少是 AN 的最常见症状，其中闭经为首发症状达到 39%，闭经发生率可达 100%。此外还有青春期延迟、睡眠障碍、便秘、腹部疼痛、进食即饱、怕冷等。

青春期前发病的患者表现为青春期延迟，青春期发病的表现为青春期停滞，增高延迟，生长延缓。青春期后发病的患者表现有继发闭经。闭经的启动信号是低胰岛素血症。

（一）甲状腺

有甲状腺功能减退体征如怕冷、体温低、脉搏细弱、便秘，但无嗜睡，反而失眠多梦。生长迟缓，最终身高低于预期 3cm。原因是营养不良，低 BMI。

（二）骨密度

骨质稀少，骨质疏松常见，诊断 AN 时约有 50% 合并骨质疏松。从而导致骨折危险性增加，即使 AN 治愈，其余生骨折危险性也较正常人增加。原因与雌激素降低、营养不良及低体重有关。这种骨质疏松应用单纯雌激素替代治疗效果不佳。

其他还包括心血管系统，其表现为功能抑制，血压、心脏耗氧量、左心室壁厚度、心室容积均下降，原因认为与营养不良、儿茶酚胺 (CA) 分泌减少有关。ECG 特征性变化有心动过缓、Q-T 间期延长、心律失常。血液系统改变有三系细胞减少，如正细胞、正色素贫血，补体下降，WBC 总数减少，但这种患者并不易感染。

消化系统表现有便秘、胃排空延迟、胰腺纤维化、空肠扩张。如快速进食可致急性胃扩张、吸收不良性腹泻。其他还有电解质紊乱如低钾血症、碱中毒、低钠血症、低镁血症、低磷血症及无症状性低血糖。

（三）体征

查体发现有严重皮下脂肪丢失，如皮包骨表现、低体温、血压偏低、脉搏减慢、皮肤发绀、黄染、脱发、毳毛增生、肢体水肿和肌肉萎缩。如青春期前发病患者缺乏第二性征。

有学者总结 30 例住院 AN 患者的临床资料，患者均为女性，平均年龄 (18.4±2.1) 岁，临床表现为厌食、严重营养不良及继发性闭经。体征包括皮肤干燥、毳毛增生、心动过缓、低血压和低体温。

四、内分泌激素检查

(一)下丘脑-垂体-肾上腺轴

AN 患者血浆皮质醇水平升高,节律存在,这种高皮质醇血症可被地塞米松部分抑制,反应类似抑郁症或库欣病患者。但无论初始体重如何,只要患者体重增加 10%,皮质醇水平分泌即可恢复正常。血浆皮质醇半衰期延长,但 ACTH 分泌水平在正常范围,ACTH 对 CRH 反应延迟。

(二)下丘脑-垂体-性腺轴

AN 患者表现为单纯性低促性腺激素性性功能低下,其原因不明,考虑可能与下丘脑功能异常、体重下降、性激素及神经递质变化和过度运动锻炼共同影响有关。患者 GnRH 水平正常低限伴雌激素水平明显下降,提示存在下丘脑-垂体-性腺轴功能异常。24hLH 分泌脉冲无论频率还是幅度均有下降。体重恢复后 LH 及 FSH 分泌可恢复正常,提示营养不良参与了 GnRH 分泌的调节。

(三)GH-IGF-1 轴

多数研究提示 AN 患者基础 GH 水平升高,且对 GHRH 刺激反应增强。Stoving 等研究发现,AN 患者 GH 半衰期正常,但基础 GH 水平、GH 分泌峰值及每次 GH 分泌高峰的持续时间和分泌量均较对照组升高,上述 GH 分泌参数与 BMI 呈负相关。这些发现提示 GH 分泌的异常与营养不良直接相关,其可能机制是营养不良引起 IGF-1 水平下降,负反馈引起 GH 分泌增加。体重增加后 GH 分泌恢复正常。

(四)下丘脑-垂体-甲状腺轴

大多数 AN 患者合并低 T3 综合征,即 T3 水平降低,T4 水平正常或降低,TSH 正常。体重增加后降低的 T3 可恢复正常。这是由于营养不良状态下 T4 转化为无活性的代谢产物-反 T3。Stoving 等应用超声检查方法测定了 AN 患者的甲状腺体积,发现与性别、年龄相匹配的对照组相比,AN 患者甲状腺体积缩小。这种甲状腺萎缩与 TSH 水平无关,考虑可能是 IGF-1 水平下降引起。

五、诊断标准

本病的诊断依据美国精神病学会《精神障碍诊断和统计手册》第 4 版 (DSM-JV) 的诊断标准如下。

(1) 拒绝保持与自己年龄及身高相适应的最低或较重的正常体重 (至少低于标准体重的 15%) 或在生长发育期间不能获得预计体重,导致体重低于预计体重的 85%。

(2) 即使在正常体重以下,仍对体重增加和肥胖有强烈恐惧感。

(3) 对体重或体型的感知障碍,如否认病态低体重的危害性或自我评价过分受到体重和体型的影响。

(4) 已来月经的女性出现闭经 (连续 3 个月经周期没来月经),妇女仅在使用雌激素后才出现月经周期，可考虑为闭经。

(5) 排除躯体疾病所致的体重减轻。

六、鉴别诊断

本病主要临床表现为纳差、体重下降、营养不良，闭经。需与可引起上述症状的器质性疾病进行鉴别。需要排查的原发性内分泌疾病包括全垂体功能减退症、Addison 病、甲状腺功能亢进等。内分泌激素检查及功能试验可帮助明确诊断。其他系统疾病包括胃肠道疾病如克罗恩病、溃疡性结肠炎；慢性感染如结核；增生性疾病如淋巴瘤及中枢神经系统疾病如下丘脑肿瘤等通过相关实验室检查及影像学检查也能确诊。

七、治疗

对于 EDS 的治疗，目前还没有任何一种方法能单独使患者完全康复。有关 BN 的大量临床随机对照研究达成一些共识：①认知行为治疗对于改变患者特定的思维、行为方式比较有效；②抗抑郁药物比较有效；③人际关系治疗 (IPT) 对于 EDS 的确有一定的疗效。关于 AN 治疗的临床研究十分有限，主要就是让患者认识到需要治疗，并保持这种动力，促进体重恢复，改变其进食习惯及对体重、体型的过度关注。另有研究表明，家庭治疗对于病史较短的厌食症患者较有效。营养康复和社会心理干预对于 EDS 的治疗和康复越来越重要，目的是补充营养，减少并发症；同时纠正引起 AN 的心理及环境因素。治疗上需要医学、营养、心理 (精神) 共同配合。

(一) 一般治疗

通常由内科医师负责，主要对患者病情进行评价、治疗、给予心理支持，并对患者家庭进行联系和建议。治疗包括营养治疗和药物治疗，所有患者均需要进行饮食指导。轻度营养不良 (体重在预期体重的 80% 或以上) 可仅给予营养心理咨询；中度营养不良患者 (在预期体重的 65% ～ 80%) 可给予营养补充，不需要住院；对于重度营养不良患者 (在预期体重 65% 以下) 则需要住院治疗，通过口服、鼻饲、输液等手段增加热量供给，建议摄入量需超过每日热量需要 400 ～ 600cal，体重增加不超过每周 1 ～ 2kg。采取循序渐进的做法，切勿操之过急。

常用的药物主要包括抗抑郁药，如选择性 5- 羟色胺再摄取抑制药氟西汀、奥氮平等，既可使抑郁症状改善，又可增加食欲和体重。还有抗精神病药物，主要用舒必利和氯丙嗪，有助于减轻进食焦虑，降低代谢和增加体重。国内有数个小样本研究分别比较小剂量奥氮平 (2.5 ～ 5mg/d)、舒必利、文拉法辛及帕罗西汀治疗 AN，均有一定效果。

(二) 心理治疗

心理治疗包括行为治疗、认知治疗等，由专业心理医师进行。治疗也包括对患者家庭的治疗，需要得到家庭成员的大力配合。少数患者需住院治疗，严重者需强制入院。国外在 2004 年已经提出了 EDS 的三级预防模型。这一干预模式是针对正常人群、亚临床个体和进食障碍个体的三级预防模型。

EDS 的第三级预防是对已发生 EDS 的个体进行治疗，心理治疗是主要的治疗手段。目前国外对 EDS 心理治疗的主要方法有认知行为治疗(CBT)、心理教育、自助技术和家庭、治疗等。CBT 是治疗 EDS 最常用的方法，但是，其花费时间较长，对治疗师专业水平要求较高。因此，造成 CBT 花费较高，不易推广，并且不适合对大规模人群进行干预 (如中学生、大学生)，适于中度、重度的患者。自助技术、心理教育等几种方法可以弥补其缺点，可以针对大规模亚临床症状群体进行干预。其中心理教育较适合针对高危人群 (中学生、大学生) 做群体干预；家庭治疗对儿童和青春期患者的疗效很好。对于 18 周岁以上的女性来讲，CBT 治疗效果更好，因为成年患者的主要致病因素是不合理的认知。18周岁以下的患者主要是害怕成长或存在家庭冲突，对他们使用家庭治疗兼顾发展因素更合适。

国外对 EDS 的二级预防在门诊或社区机构内即可进行。初级儿科保健医师可以帮助儿童及其家人了解合适的营养和体育锻炼的基本知识，防止对体重和节食的过分强调。另外，儿科医师还可以使用筛查手段侦测 EDS 的早期表现，以防止表面上无害，其实却为 EDS 埋下了伏笔的症状继续发展。但在国内，初级保健制度尚不完善，加上 EDS 往往起病隐蔽，家长发现时大多已经出现比较严重的躯体症状，所以筛查并不容易做到。对 EDS 的大规模人群干预应在疾病发生以前就开始进行，直接关注于疾病的危险因素。

(三) 预后

本病近期预后较好，50% 患者月经可恢复，75% 患者体重可恢复至理想体重的 75%以上。但远期预后差异较大，半数患者复发，住院患者死亡率 6%(死因多为营养不良，电解质紊乱，本病自杀率为 1%)。预后相关因素包括发病年龄晚、催吐、乱用泻药、病程长、男性、伴相关精神异常等。国内张大荣等对北大六院 (精神病院)114 例住院 AN 患者在出院 3 ~ 9 年后进行了随访，成功随访 57 例，客观评定临床痊愈率 36.8%，主观评定痊愈率 56.1%。住院的 AN 患者出院时 BMI 更接近正常，通过治疗获得 BMI 更好增长是有利于临床结局的因素，而有自杀自伤史、暴食 / 清除行为史、躯体合并症史是不利于临床结局的因素。

第三章　甲状腺疾病

第一节　甲状腺肿

由于摄碘不足，血中甲状腺激素浓度低，使垂体前叶分泌大量的促甲状腺激素，促使甲状腺呈代偿性肿大，通称为单纯性甲状腺肿。肿大甲状腺组织继而不规则增生和再生，出现结节则称结节性甲状腺肿。

缺碘为引起结节性甲状腺肿最常见的病因。病史一般较长，往往在不知不觉中渐渐长大，而于检查时偶然被发现。结节是腺体在增生和代偿过程中发展而成的，大多数呈多结节性甲状腺肿，少数为单个结节性。大部分结节为胶性，其中有因发生出血、坏死而形成囊肿；久病者部分区域内可有较多纤维化或钙化，甚至骨化，由于结节的病理性质不同，它们的大小、坚度、外形不一。甲状腺出血往往有骤发肿痛史，腺内有囊肿样肿块；有胶性结节者，质地较硬；有钙化及骨化者，质地坚硬。

甲状腺结节是甲状腺最常见的一种病症，可表现在多种甲状腺疾病上，包括甲状腺的退行性变、炎症、自身免疫性甲状腺病、损伤性及新生物性等多种病变。甲状腺结节在各个年龄段的男女人群中均可见到，但在中年女性中较多。甲状腺结节可以单发，也可以多发，多发的结节比单发的发病率高，而单发结节与多发结节相比甲状腺癌的发生率较高。甲状腺结节分为良性及恶性两大类，良性者占绝大多数，恶性者不足1%。

近年来证明，成年人甲状腺肿半数以上伴有结节，尸体解剖亦发现组织学上非浸润性微小恶性肿瘤的发生率高达17%，而临床上甲状腺癌的发病率远远小于这个数字。因此，应把重点放在正确认识结节性质，特别是区分良、恶性结节病变上。根据本病临床表现，如颈部肿块、颈部胀闷、咽有阻塞感，或伴有声音嘶哑等，归属于中医学"瘿瘤"病的范畴。

一、病因、病理

单纯性甲状腺肿的病因可分为三类。

（一）合成甲状腺激素原料（碘）的缺乏

合成甲状腺激素原料（碘）的缺乏是引起单纯性甲状腺肿的主要原因。在我国离海较远的山区，如云贵高原和陕西、山西、宁夏回族自治区等地，由于山区中土壤碘盐被冲洗流失，以致食物及饮水中含碘不足，故得此病者较多，又称为"地方性甲状腺肿"。在缺乏原料"碘"，而甲状腺功能仍需维持正常的情况下，垂体前叶促甲状腺激素的分泌就增加，因而促使甲状腺发生代偿性肿大。

（二）甲状腺激素的需要量增加

在青春期、妊娠期、哺乳期和绝经期，身体的代谢旺盛，甲状腺激素的需要量增加，引起长时期的促甲状腺激素的过多分泌，亦能促使甲状腺肿大，这种肿大是一种生理现象，常在成年人或妊娠哺乳期后自行缩小。

（三）甲状腺激素生物合成和分泌的障碍

部分单纯性甲状腺肿的发生是由于腺激素生物合成和分泌过程中某一环节的障碍，如致甲状腺肿物质中的过氧酸盐、硫氧酸盐、硝酸盐等可妨碍甲状腺摄取无机碘化物；磺胺类药、硫脲类药以及含有硫脲类的蔬菜（萝卜、白菜）能阻止甲状腺激素的合成，由此而引起血中甲状腺激素的减少。因此，也就增强了垂体前叶促甲状腺激素的分泌，促使甲状腺肿大。同样隐性遗传的先天缺陷，如过氧化酶或蛋白水解酶等的缺乏，也能造成甲状腺激素生物合成或分泌障碍，而引起甲状腺肿。

二、分类

由于摄碘不足，血中甲状腺激素浓度低，使垂体前叶分泌多量的促甲状腺激素，促使甲状腺呈代偿性肿大，通称为单纯性甲状腺肿。肿大甲状腺组织继而不规则增生和再生，出现结节则称结节性甲状腺肿。

三、诊断与鉴别诊断

（一）临床表现

临床表现为甲状腺肿大，并可见到或触及大小不等的多个结节，结节的质地多为中等硬度。临床症状不多，仅为颈前区不适且甲状腺功能多数正常。甲状腺扫描，甲状腺B超可以明确诊断。

（二）辅助检查

1. 血清学检查

甲状腺功能异常不能排除甲状腺癌，但说明其可能较小，有甲亢或促甲状腺激素(TSH)降低，均提示自主性功能性甲状腺腺瘤、结节或毒性多结节性甲状腺肿。甲状腺髓样癌患者血清降钙素水平升高，但在C细胞增殖早期需要用五肽促胃液素和钙刺激。

2. 核素扫描

扫描对区分良恶性病变意义较小。大多数良性和恶性实质性结节相对于周围正常腺体组织为低功能。因此，发现冷结节很少有特异性，而且周围正常腺体组织重叠摄取核素可漏诊小的结节。许多甲状腺癌可摄取Tc，因此，热结节中仍有一部分癌症病例。

3. 超声诊断

超声对囊性病变的诊断很可靠，对鉴别良、恶性价值很小。但在判别结节大小，鉴别结节部位、引导定位穿刺上很有意义。

4. 其他核素检查

正电子发射断层 (PET) 可用于检查结节性甲状腺病变，鉴别良、恶性肿瘤，质子磁共振似乎可鉴别正常腺组织及癌组织。

5. 细针穿刺细胞学检查

细针穿刺细胞学检查对结节处理很有帮助，该方法的广泛应用大大减少了不必要的甲状腺手术，提高了术中恶性肿瘤的发现率，减少了甲状腺结节的处理费用。细针穿刺细胞学检查的准确率达 70% ～ 90%，与穿刺及细胞学诊断的经验有关。

（三）诊断要点

(1) 多见于地方性甲状腺肿流行区，病程长，可达数年或数十年。

(2) 始有双侧甲状腺弥漫性肿大，后在甲状腺内（一侧或两侧）出现单个或多个大小不等的结节。

(3) 结节质韧或较软，光滑，随吞咽上下移动，生长缓慢，一般很少发生压迫症状。胸骨后甲状腺肿可有头颈部静脉回流障碍症状，结节发生囊性变，短期内迅速增大，出现疼痛。

(4) 甲状腺功能一般正常。

(5) 部分患者合并甲状腺功能亢进症，少数可发生癌变，表现为近期肿块迅速增长，并出现恶性变体征。

四、西医治疗

（一）治疗原则

青春发育期或妊娠期的生理性甲状腺肿，可以不给药物治疗，应多食含碘丰富的海带、紫菜等。

（二）药物治疗

20 岁以前弥漫性单纯性甲状腺肿者，可给予少量甲状腺素，以抑制垂体前叶促甲状腺激素的分泌，常用剂量为 15 ～ 30mg，每日 2 次，口服 3 ～ 6 个月为 1 个疗程。

（三）手术治疗

如有以下情况者，应及时行手术治疗，施行甲状腺大部切除术。

(1) 已发展成结节性甲状腺肿者。

(2) 压迫气管、食管、喉返神经或交感神经节而引起临床症状者。

(3) 胸骨后甲状腺肿。

(4) 巨大甲状腺肿，影响工作生活者。

(5) 结节性甲状腺肿继发有功能亢进者。

(6) 结节性甲状腺肿疑有恶变者。

第二节　甲状腺功能亢进症

甲状腺功能亢进症是由于甲状腺功能增高，分泌过多的甲状腺素，引起氧化过程加快，代谢率增高的一组常见内分泌疾病（以下简称甲亢）。其主要临床表现为神经兴奋性增高，呈高代谢状态，多有甲状腺弥漫性肿大，主要症状有怕热、多汗、低热、疲乏无力、体重减轻，常伴有眼球突出。临床上以弥漫性甲状腺肿大伴甲状腺功能亢进和结节性甲状腺肿大伴甲状腺功能亢进为多见。

临床上以弥漫性甲状腺肿伴甲亢最为常见，占甲亢患者的 80% 左右，多数甲亢起病缓慢，亦有急性发病，任何年龄均可发病，以 20～40 岁发病率最高，其发病率约为 31/10 万，女性多见，男女之比为 1:4～6。据报道，统计 495 例甲亢患者中，女性 416 例，占 84%，男性 79 例，占 16%。甲亢的发病率在不同时期、不同地区有所不同。江苏省疾病预防控制中心在该省边缘性缺碘、轻度缺碘和长期高碘 3 个地区进行的甲亢流行病学调查结果显示，3 个地区的甲亢患病率分别为 1.6%、2%、1.2%；舟山市册子岛 160 余人的调查结果显示，核实甲亢病例 20 例，患病率为 0.49%，其中加服碘盐后甲亢发病占总数的 50%；三亚市对 26989 例进行的整群抽样调查结果显示，男性患病率为 0.05%，女性患病率为 0.48%，男女性别比为 1:9；吉林省白城地区对碘营养正常、碘缺乏、碘严重缺乏 3 个乡进行了甲亢发病率的流行病学调查，结果表明，3 个地区加服碘盐后甲亢发病率较服碘盐前显著增高，与补碘的时间、补碘的速度和补碘的剂量有很大的相关性；另外，甲亢家族遗传及发病因素等方面的流行病学调查也在逐步开展和推广，曾有 204 例甲亢患者的调查表明，60% 的患者有家族遗传倾向，家谱调查中除发现甲亢外，还可有各种甲状腺疾病以及毒性弥漫性甲状腺肿 (Graves) 病患者的双亲有时发现有 TSI 阳性结果，这些都说明 Graves 病是一种遗传相关的疾病；有报道同卵双胞相继患 Graves 病的达 30%～60%，异卵仅 8%～9%；Graves 病的同胞姐妹患病较对照组要高 20 倍，母、姨中要比对照组高 6 倍。在致病因素方面，医学研究表明，长期的精神创伤、强烈的精神刺激常可促发甲亢，有报道 365 例甲亢患者的发病因素中，80% 均有精神刺激。国外有人对新诊的 208 例甲亢患者与 320 例的对照组进行了比较，结果显示，甲亢患者在发作前 12 个月内经历了较多的紧张性事件。

总之，甲亢的病因和发病机制至今尚未完全阐明，其发病与遗传、社会环境、精神心理、饮食及地理环境等多种因素有关，随着社会的高速发展，工作、生活压力的增加，饮食结构的变化等，甲状腺功能亢进的患病率逐年增高，应引起我们医务工作者的高度重视。

一、病因、病理

现代医学对于甲状腺的科学认识始于 19 世纪，早在 1850 年，法国植物学家查廷已发现甲状腺肿大与缺碘有关，并指出碘可以预防这种病，当时人们从海草灰中分离出了能治疗甲状腺肿的碘，并逐步对甲状腺的解剖和生理功能有了较清晰的认识。King 在他的手术切除动物甲状腺的实验后观察到，失去甲状腺的实验动物出现了人类黏液水肿的一些表现，提出了甲状腺是能分泌某种物质的腺体，推翻了之前认为甲状腺是头部血流缓冲站、分泌喉头润滑剂的理论推测。于 1825 年，Parry 最早提出了"甲亢"这个名字，并进行了报道，10 年后 Robert Graves 描述了伴突眼的甲亢，并首次描述了甲亢合并肌肉病变，1840 年 vonBasedow 对伴有突眼、甲状腺肿大和心动过速的弥漫性甲亢首次做了经典性描述，后人以他们的名字作为该病的命名。依据民间用海绵、海草灰治疗甲状腺肿的经验，1910 年 Kocher 研究了碘和甲亢的关系，第一次称这种甲亢为碘甲亢。尤其是 Kocher 有关甲状腺外科手术的创造性成就奠定了甲状腺外科的基础，为甲状腺疾病的研究作出了极大的贡献，由此他获得了诺贝尔奖。

随着现代科学技术的发展，出现了许多新的检测技术，使甲亢的临床诊断手段为之一新。20 世纪 40 年代初，同位素示踪技术开始应用，到 60 年代亚洛和伯森把同位素检测的灵敏性和免疫反应的高度特异性巧妙地结合起来，并成功地创造了放射免疫测定法，使生物体内微量物质的测定更加灵敏和准确。由此，甲状腺功能亢进症的临床诊断上了一个新的台阶。并且继确定甲状腺素 3，5，3，5- 四碘甲状腺原氨酸 (T4) 为甲状腺功能激素后，于 1952 年 Graves 和 Parry 发现了另一种甲状腺激素，即甲状腺 3，5，3- 三碘甲状腺原氨酸，从而结束了人们 40 年来一直认为只有一种甲状腺激素的认识。游离 T3 和游离 T4 检测技术的发展，使甲状腺功能检测的精确性和疾病之间的鉴别性有了很大的提高，超敏促甲状腺激素 (TSH) 检测的开展，为甲亢治疗效果的判断和亚临床甲状腺病的诊断提供了有效的手段。

1912 年日本九州大学桥本策先生首先报道了以自身甲状腺组织为抗原的慢性淋巴细胞性甲状腺炎，提示甲状腺病为自身免疫性疾病。1956 年 Adams 等在弥漫性甲状腺肿合并甲亢患者的血清中发现了长效甲状腺刺激物 (LATS) 和长效甲状腺刺激物保护物 (LATS-P)，这两种物质都是免疫球蛋白，具有刺激甲状腺分泌和增生的作用，从而证明该病是一种自身免疫性疾病，使人们对甲亢的认识有了很大的突破。20 世纪 70 年代，随着核医学和免疫学的发展，竞争免疫分析法的出现，血清中甲状腺相关抗原和抗体的检测得以实现，如甲状腺球蛋白、甲状腺球蛋白抗体、甲状腺微粒体抗体、促甲状腺激素受体抗体等，为甲状腺疾病的鉴别诊断提供了检测依据。

二、分类

甲状腺功能亢进症临床常见类型有以下三种。

(一) 甲状腺性甲亢

(1) Graves 病。

(2) 自主性高功能甲状腺结节或腺瘤 (Plummer 病)。

(3) 多结节性甲状腺肿伴甲亢。

(4) 滤泡性甲状腺癌伴甲亢。

(5) 碘甲亢。

(6) 新生儿甲亢。

（二）异源性 TSH 综合征

绒毛膜上皮癌伴甲亢；葡萄胎伴甲亢；肺癌和胃肠道癌伴甲亢。

（三）甲状腺炎伴甲亢

亚急性甲状腺炎；慢性淋巴细胞性甲状腺炎（桥本甲状腺炎）；放射性甲状腺炎。

三、临床表现

甲状腺功能亢进症多见于女性，男女之比为 1:4 ～ 6。起病一般较缓慢，不易确定发病日期，多在起病后 6 ～ 12 个月内就诊，也有起病后数年才就诊者。少数可在精神刺激（如恐惧、悲哀和盛怒）和感染等应激后急性起病，或因妊娠而诱发本病。甲亢的临床表现与患者发病时的年龄、病程和 TH 分泌过多的程度等有关，不同患者的临床表现、病情轻重之间有较大差异。全身许多系统和器官都会受到影响，典型患者高代谢症状、甲状腺肿、内分泌突眼三方面均较明显，主要临床表现如下。

（一）甲状腺激素分泌过多综合征

1. 高代谢综合征

由于甲状腺激素分泌过多和交感神经兴奋性增高，促进物质代谢，加速氧化，使产热、散热明显增多，患者常有怕热多汗、皮肤温暖湿润、面部皮肤红润、发热、消瘦及疲乏无力等症状。怕热是甲亢最突出的症状，患者的全身皮肤尤其是手掌、面颈部及腋下表现出红润多汗，不少患者伴有低热（常在 38℃ 左右），发生甲亢危象时可出现高热（可达 40℃ 以上）；患者食欲亢进，食量大增，而体重却减轻。并且随年龄增长而更明显；由于体内脂肪减少，又常有肌肉大量的耗损，使患者常诉衰弱无力。

2. 精神、神经系统症状

甲亢发生精神障碍的机会较多，发病率占甲亢患者的 50% ～ 90%，严重者可出现甲亢性精神病 (TP)。其发生有人认为是由于甲状腺激素直接作用于脑组织的结果或因脑细胞代谢亢进引起脑组织营养不足，亦有人提出，精神障碍的发生是甲状腺功能亢进、精神因素、病前性格特征三者共同作用的结果。患者表现出神经过敏、兴奋、紧张易激动、多言好动、失眠、烦躁多虑、思想不集中等，重者可出现多疑、幻觉甚至发生躁狂症，有类似精神病表现。有人归纳为"情绪不稳、紧张、过敏三征群"。但老年患者可有寡言少语、抑郁、表情淡漠等，称为"淡漠型甲亢"。神经症状还表现有舌伸出和双手平举时有细颤，眼睑亦可颤动，腱反射活跃，时间缩短等。

3. 心血管系统症状

心血管系统的表现是甲亢的主要症状之一，且往往与甲亢的严重程度呈正相关。患者主诉心悸、气促，稍活动即明显加剧，病情严重者常伴有心律失常、心脏扩大及心力衰竭等表现。

(1) 心动过速是心血管系统最早、最突出的表现，常系窦性，心率一般在 90 ～ 120/min，静息和睡眠时心率仍快是其特点，并与代谢率呈正相关。这一指标在甲亢的诊断和治疗中是一个重要参数，在一定程度上反映甲亢严重程度和治疗的效果。甲亢时，静息状态下的窦性心动过速主要与 T3 兴奋窦房结肌细胞 f- 通道蛋白质基因的转录，细胞间 f 通道的电导性增加有关。

(2) 心律失常以房性期前收缩为最常见，室性或交界性期前收缩、房室传导阻滞等也可发生。有些患者可仅表现为原因不明的阵发性或持久性心房颤动，尤以老年人多见。

(3) 心音和杂音，由于心肌收缩力加强，可出现心尖区第一心音亢进，并常可闻及 I ～ II 级收缩期杂音，应注意与风湿性心脏病二尖瓣关闭不全时的杂音鉴别。

(4) 心脏肥大、扩大和充血性心力衰竭，多见于中老年患者或病史较长的男性患者。当心脏负荷增加时，如合并感染，或应用 β 受体阻滞药容易诱发充血性心力衰竭。持久的房颤也可诱发慢性充血性心力衰竭。出现心脏扩大和心脏杂音，可能是由于长期高排出量使左心室流出道扩张所致，心脏并无明显解剖学异常。

(5) 收缩压增高、舒张压下降和脉压增大为甲亢的特征性表现，是由于心肌收缩力加强、心输出量增加和外周血管扩张、血管阻力降低所致。可出现毛细血管搏动、水冲脉、枪击音等周围血管征。

4. 消化系统症状

食欲亢进是甲亢的突出表现之一，食量可比平时增加 1 倍甚至更多，且食后很快又有饥饿感。多数患者消瘦，体重下降，少数甲亢患者可出现顽固性恶心、呕吐，以致体重在短期内迅速下降。少数老年患者因厌食可致恶病质，厌食的原因可能与年老、肝功能异常和焦虑症状有关，而与高钙血症无关。甲状腺激素过多可刺激肠管使肠蠕动增强，表现为大便次数增多或便溏，严重时呈顽固性腹泻，有时因脂肪吸收不良而出现脂肪泻。部分患者有肝功能异常，表现为血清转氨酶、碱性磷酸酶及总胆红素的升高，严重患者可有黄疸表现，须引起重视的是，肝功能异常可以是甲亢对高代谢的影响，但有时也与所用治疗药物对肝的损害有关。

5. 运动系统症状

主要表现为肌肉软弱无力、肌萎缩，严重者可发生各种不同的甲亢性肌病。

(1) 浸润性突眼伴眼肌麻痹：发病率占甲亢的 6% ～ 10%，多见于 40 岁以上的男性患者。本病起病可急可缓，有时出现于手术或放射性核素治疗后，呈进行性对称或不对称突眼，突眼度多在 19 ～ 20mm。可有眼球胀痛、畏光、流泪、视力减退、复视、眼肌麻痹及斜视。眼外肌无力或麻痹可致眼球活动受限，同时有眼睑肿胀、球结膜充血和水肿等。严重者球结膜可膨出，眼球半脱位，甚至并发角膜溃疡、穿孔、失明。其突眼程度可与甲亢高代谢症状不成比例。本病系甲亢并发眼外肌麻痹和突眼，瞳孔括约肌及睫状肌通常不受损。突眼程度不一，患者眼部症状可较甲亢症状出现早，或出现于甲亢得到有效治疗后，常伴眼眶疼痛。突眼偶为单侧性，尤其起病时。Graves 病可导致充血性眼眶病，表现为结膜水肿、内直肌和外直肌附着处血管充血，于眼球极度外展位可发现。眼眶超声和 MRI 检查可发现眼外肌肿胀。所有的眼外肌均可受累，通常某一眼外肌病变较重，导致斜视和复视，下直肌和内直肌最常受累，眼球上视常受限，眼睑挛缩使患者呈瞪眼外观。

(2) 急性甲亢性肌病或急性延髓麻痹：急性肌病很罕见，起病急，严重肌无力，迅速发生松弛性瘫痪；可发生急性呼吸肌麻痹而危及生命。

(3) 慢性甲亢性肌病：患者有消瘦表现，肌肉不同程度萎缩，部分患者可呈进行性加重，多见于中年男性，女性少见，以手部大、小鱼际，肩肌，骨盆肌及臀肌较为明显，严重者日常生活受影响。

(4) 甲亢性周期性麻痹：4% 的患者可发生四肢或下肢麻痹。男性甲亢患者多见，血钾降低，疲劳和精神紧张为诱发因素。多在夜间发作，发作率不一致，长者 1 年，短者 1d 内数次发作，发作持续时间长者数天，短者数十分钟，为可逆性病变，甲亢控制，肢体麻痹不再发作。

(5) 甲亢伴重症肌无力：主要表现受累肌肉易疲劳，活动后加重，休息后减轻或恢复，最常累及眼外肌、呼吸肌、颈肌、肩胛肌等。甲亢控制后重症肌无力可减轻甚至完全缓解。

另外，甲状腺激素可引起骨与矿物质代谢异常 (如尿钙磷排泄增加)，临床上部分患者合并出现腰腿痛或全身疼痛症状，甚至发生骨质疏松或骨密度 (BMD) 降低 (多发生在负重部位，如腰椎、骨盆)，纤维囊性骨炎，骨折的危险性增加或病理性骨折等，称为甲状腺功能亢进性骨病。Vestergaard 等调查一组 864 例甲亢 (包括 Graves 病和毒性多结节性甲状腺肿) 患者，骨折危险性由病前的 1.2 倍上升到 1.7 倍；单独用 RAI 治疗者，其骨折危险性更高，为 2.7 倍；用 ATD 或 RAI 与甲巯咪唑联合治疗者其骨折危险性无明显增加，为 1.5 倍，发生机制尚不明确。

6. 血液和造血系统症状

本病末梢血液中白细胞总数常可偏低，一般减少至 $(3.0 \sim 4.0) \times 10^9/L$，但淋巴细胞及单核细胞比例相对增加。甲亢的高代谢状态能使红细胞数增多，反映出机体氧耗量的增加，有时血浆容量也增加，可引起血液稀释而呈现假性贫血。20% 的患者因消耗增多，营养不良和铁利用障碍，发生真性贫血，但多为轻度贫血，恶性贫血较少见。一般认为是自身免疫性疾病的两种表现。血小板寿命缩短，偶可见有紫癜症。

7. 生殖系统症状

女性患者有 50% ～ 60% 发生月经紊乱，早期月经量减少，周期延长，久病可引起闭经，甚至影响生育 (不少调查资料证明，甲亢患者生育能力下降，甲亢病情越重，生育能力越差，甲亢治愈后，生育能力可能完全恢复正常)。但有作者观察报道，78.5% 的女性甲亢患者月经正常，只有 21.5% 出现月经紊乱，且在甲亢有效控制 3 个月内，月经即可恢复正常。

有作者认为吸烟可加重甲亢患者的月经紊乱。

男性患者有半数性欲下降，约 25% 有阳痿，10% ～ 15% 出现乳房异常发育，但泌乳较罕见。上述变化一般为功能性，这些变化在甲亢控制后，可以完全恢复正常。

有研究发现，甲亢患者的 LH 和 FSH 分泌增多 (男性仅 FSH 增多)，LH 和 FSH 的脉冲式分泌不受影响，催乳素分泌增多 (女性患者可出现泌乳)。男性促性腺类固醇类激素及性激素结合球蛋白 (SHBG) 明显增高，而游离睾酮指数下降。

8. 其他内分泌腺异常

甲状腺激素分泌过多，除影响性腺功能外，还可引起其他内分泌腺体功能不平衡。本病早期肾上腺皮质可增生肥大，功能偏高；而病程长及病情较重时，功能则相对减退，甚至功能不全，此时垂体分泌的 ACTH 增多。由于肾上腺皮质反应减弱，血浆皮质醇浓度降低，对垂体的反馈抑制作用减弱，垂体分泌黑素细胞刺激素等增多，面部及颈部皮肤呈现弥漫性斑状色素加深征象。

9. 皮肤与毛发

甲亢患者皮肤光滑细腻，缺乏皱纹，触之温暖潮湿。年轻患者可有颜面潮红，部分患者面部和颈部可呈红斑样改变，触之褪色，尤以男性多见。少数患者可出现色素加深，以暴露部位为明显，但口腔和乳晕无色素加深。也有部分患者色素减退，并发白癜风。部分患者可出现毛发稀疏脱落，少数患者可出现斑秃，甲亢控制后斑秃可痊愈。

（二）甲状腺肿大

甲状腺只有在病理情况 (甲状腺疾病) 和某些生理情况下 (如青春期和妊娠期)，才可在颈部触摸到。Graves 病患者甲状腺呈不同程度弥漫性肿大，质软，两叶一般对称肿大，随吞咽上下移动，也有少数病例两叶不对称或呈分叶状肿大，或有些肿大不明显。由于甲状腺血管扩张，血流量增多，血流速度加快，可在腺体上下极外侧闻及血管杂音，有时还能扪及震颤 (触到震颤往往可听到杂音，但杂音较弱时触不到震颤)，但杂音需与静脉音和动脉音相区别。甲状腺弥漫性肿大伴有局部血管杂音和震颤对 Graves 病的诊断有重要意义。有些患者的甲状腺呈单个或多发的结节性肿大，质地可以中等硬度，也可以坚硬，表面不平，此种情况可能为 "Graves 病的结节性变性"。

甲状腺肿大的程度有轻有重，但其肿大程度与 Graves 病的严重性不成正比。临床上甲状腺肿大分度方法有以下 3 种。

1. 一般分度法

(1) Ⅰ度肿大：患者头部保持正常位置时，望诊甲状腺不大，但触诊可摸到甲状腺，其两侧边缘不超出胸锁乳突肌内缘。

(2) Ⅱ度肿大：颈部可以看到肿大的甲状腺，而且触诊可摸到肿大的轮廓，甲状腺两侧边缘不超过胸锁乳突肌的后缘。

(3) Ⅲ度肿大：望诊和触诊都可以发现肿大的甲状腺，甲状腺超出了胸锁乳突肌后缘，有些使颈部失去正常形态。

2. WHO 分度法

(1) OA：甲状腺看不到，但可触及甲状腺为正常大小，质地正常。

(2) OB：触诊时甲状腺轻微肿大，但颈部后仰时不能看到。

(3) Ⅰ度：可触及甲状腺肿大，颈部后仰时也能看到。

(4) Ⅱ度：颈部保持正常位置，甲状腺也能看到。

(5) Ⅲ度：巨大的甲状腺肿，在远距离也能看到。

3. 1980 年全国"地方性甲状腺肿防治工作标准"会议拟定的分度标准

(1) 正常：甲状腺看不到，摸不到；生理增大，头部保持正常位置时，甲状腺容易摸到，相当于本人拇指末节大小，特别是"摸得着"。

(2) Ⅰ度：头部保持正常位置时，甲状腺容易看到，由超过本人拇指末节到相当于 1/3 拳头大小，特别是"看得见"。

(3) Ⅱ度：由于甲状腺肿大，脖根明显变粗，大于本人 1/3 拳头至相当于 2/3 拳头，特别是"脖根粗"。

(4) Ⅲ度：颈部失去正常形状，甲状腺肿大，大于本人 2/3 拳头至 1 个拳头，特别是"颈变形"。

(5) Ⅳ度：甲状腺肿大，大于本人 1 个拳头，多可触及结节。

临床上一般以第 1 种分度方法为主，并以"摸得着""看得见""颈变形" 3 种不同形态来概括。

（三）眼部表现

甲亢时出现的眼部改变大致分为两种类型：一类由甲亢本身引起，由于交感神经兴奋性增高所致；另一类为 Graves 病所特有，由眶内和球后组织的特殊病理改变所致。依据病理改变，临床上将眼部病变又分为非浸润性突眼和浸润性突眼。

1. 非浸润性突眼（又称良性突眼或单纯性突眼）

Graves 病大多数为良性突眼，女性较男性多见。眼部主观症状不多，预后良好。一般为双侧对称性突出，有时一侧突眼先于另一侧，主要因交感神经兴奋眼外肌群和上眼睑提肌，使上眼睑肌挛缩而致上眼睑收缩，球后组织改变不大，主要表现为如下。

(1) 瞬目减少和凝视或呈惊恐眼神 (Slellwag 征)。

(2) 上眼睑退缩，致眼睑裂隙增宽 (Galrymple 征)。

(3) 双眼球向内侧聚合欠佳或不能 (Mobius 征)。

(4) 眼向下看时，上眼睑不能及时随眼球向下移动，角膜上方露出白色巩膜 (vonCraefe 征)。

(5) 眼向上看时，前额皮肤不能皱起 (Joffrog 征)。

(6) 可有眼球突出，但突眼度 < 18mm(正常人不超过 16mm)。

眼部体征还有很多，可根据需要尽量做多项试验，因为有些试验可为阴性，而另一些试验可为阳性。

2.浸润性突眼（又称恶性突眼）

浸润性突眼占甲状腺相关眼病的 5%～10%，严重者占 3%～5%，男性多于女性，眼部症状较重，多数预后较差。可伴有或不伴有甲状腺肿大及高代谢综合征，其发生主要和自身免疫功能有关，由于眼外肌和球后组织体积增加、淋巴细胞浸润和水肿所致。

主要临床表现有畏光、流泪、复视、视力减退、眼部肿痛或异物感等。检查可发现视野缩小、斜视、眼球活动减少甚至固定。眼球明显突出，突出度一般超过 19mm 以上，两侧多不对称。往往眼睛不能完全闭合，结膜、角膜外露而引起充血、水肿和角膜溃疡等。重者可出现全眼球炎，甚至失明。

（四）局限性黏液性水肿

2%～5% 的 Graves 患者可有局限性黏液水肿，常与浸润性突眼同时或之后发生，有时不伴甲亢而单独存在。多位于小腿胫前下 1/3 段，称胫前黏液水肿，是本病的特异性表现之一，严重病变可延伸至膝部和足背部使下肢肿大如象皮腿，个别病例亦可在手足背面、踝关节处见到，偶可见于面部。起病初期呈紫红色皮损，继之增厚变韧，最后出现树皮样改变。部分患者还可出现色素减退，表现为白癜风。系葡胺聚糖沉积引起，可能与局部成纤维细胞受淋巴因子的刺激有关。皮肤损害多为双侧对称性，甲亢治愈后，皮损多不能完全消退而长期存在。

（五）Graves 肢端病（增生性骨膜下骨炎）与 Plummer 指甲

Graves 肢端病（增生性骨膜下骨炎）多发生在甲亢病情明显时，比较少见。可表现为患者手指、足趾肥大粗厚，外形似杵状指，称为甲状腺性杵状指，或甲状腺指端粗厚指，或肥大性骨关节病，但循环血量并不增加。甲状腺性杵状指可能与局部成纤维细胞受淋巴因子的刺激有关。甲状腺性杵状指为 Graves 病的特征性表现，但也需与可致杵状指的其他疾病相鉴别。

X 线检查在病变区可发现广泛性、对称性骨膜下新骨形成，形状不规则，有多发性肥皂泡样粗糙突起，呈圆形或梭状（"气泡样"花边现象），分布于指骨或掌骨，受到累及的骨表面软组织肿胀。与肥大性肺性骨关节病的区别在于后者的新生骨多呈线样分布。

Graves 病另一较常见的特征性表现为指（趾）甲软，指（趾）甲的邻近游离边缘部分与甲床分离，称 Plummer 指甲。

四、诊断

（一）有诊断意义的临床表现

表现为甲状腺激素分泌过多综合征。

1.神经系统

怕热，多汗，皮肤温湿，易激动，焦虑，多动失眠，两手和舌细颤等。

2.心血管系统

心悸，胸闷，心动过速，心音增强，甚至心律不齐（以期前收缩和房颤为主），脉压增大，严重者可见心衰的表现。

3. 消化系统

纳亢易饥，大便次数增多，大便质地松散，体重下降，消瘦。

4. 其他

女性患者可伴有月经减少，甚至闭经；男性患者可出现阳痿。

5. 主要体征

大多数患者甲状腺呈对称弥漫性肿大，一般无压痛和结节，局部触诊有震颤感，听诊可闻及血管杂音。部分患者有非浸润性或浸润性突眼，少数患者伴胫前局部黏液性水肿。

（二）实验室检查

Graves 病早期及治疗后复发时，往往是血清 T3 水平升高显著，随着病情进展，T3、T4 水平均升高，甲状腺摄 ^{131}I 率增高，血清 TSH 浓度低于正常。

甲亢的实验室检查应首选 T3、T4、TSH，其诊断价值为 TSH(高灵敏检测法) > FT3 > FT4 > TT3 > TT4。在一些基层单位因无条件做上述项目测定，可采用基础代谢率来做初步拟诊，也可根据患者的症状、体征等情况采用计分法来判断甲亢的诊断是否成立。如果一般实验室检查仍不能明确诊断，可在吸 ^{131}I 试验的基础上加做甲状腺激素抑制试验、TRH 兴奋试验等特殊检查，抑制试验表现为不受抑制或 TRH 兴奋试验表现无反应，都有助于 Graves 病的诊断。特别是对妊娠妇女及有心脏病症状的老人当血清 T3、T4 水平增高不明显时，TRH 兴奋试验对诊断有很重要价值。抗甲状腺抗体多为阳性，TGAb、TMAb 滴度增高，但不及桥本甲状腺炎高，如滴度极高 (> 1:2500)，应考虑桥本甲状腺炎或 Graves 病合并甲状腺炎。

五、鉴别诊断

依据甲亢的临床表现及实验室检测指标，诊断多不困难，但当临床表现不典型时，诊断常较困难，易造成漏诊或误诊。据报道漏诊、误诊率为 14% ~ 30%，有的高达 39%。由于某些患者症状及体征不明显或某一方面表现较突出时，易与其他疾病混淆，因此，对不典型的病例，要仔细询问病史，结合出现的症状、体征以及实验室有关方面检查力争明确诊断。若实在难以确诊而临床又高度怀疑甲亢者，可采用抗甲状腺药物试验治疗，若经治疗病情有明显好转，有助于诊断。本病的鉴别诊断分为甲状腺病和非甲状腺病两大类。

（一）与其他甲状腺病的鉴别诊断

1. 自主性高功能甲状腺结节或腺瘤

多发生在 40 岁以上的患者，有多年的甲状腺结节的病史，近期内结节增大。血清 T3 升高明显，T4 仅边缘性升高。甲状腺扫描为单个吸碘亢进的热结节，周围的甲状腺组织受抑制，不吸收。

2. 碘致甲状腺功能亢进症

发生于缺碘地区结节性甲状腺肿患者，50 岁以上者较多见。在非缺碘地区，原有甲状腺结节者，用碘治疗后也易诱发甲亢，且无性别差异。多数甲亢症状较轻，甲状腺轻度肿大，无血管杂音和手颤，也无突眼，可有凝视。血清 T3、T4 均增高，但以 T4 增高明显，TRH 兴奋实验低或无反应，吸收功能明显降低。

3. 滤泡性甲状腺癌

滤泡性甲状腺癌包括转移病灶也能分泌激素，使血中甲状腺激素水平增高。

4. 单纯性甲状腺肿

无甲亢症状。甲状腺摄 ^{131}I 率可增高，但高峰不前移。T3 抑制试验可被抑制。T4 正常或偏低，T3 正常或偏高，TSH(sTSH 或 uTSH) 正常或偏高。TRH 兴奋试验正常。血 TSAb、TGAb 和 TPOAb 阴性。

5. 甲状腺腺瘤

可伴有甲亢，多见于女性，体检或 B 超可见单个肿块，光滑，活动度好，边界清，无弥漫性甲状腺肿大。

6. 甲状腺癌

甲状腺癌多发于 20～60 岁女性，为甲状腺局部肿块，但无甲状腺弥漫性肿大，肿块短时间内增大明显，虽可能有血清甲状腺激素水平增高，但甲状腺扫描为冷结节。

7. 甲状腺炎

由于甲状腺滤泡细胞被破坏，腺体内激素漏出而引起高代谢表现，但甲状腺激素合成功能是受损的。

(1) 亚急性甲状腺炎：多见于青壮年，40 岁左右最为常见，女性多于男性，本病发病前常有上呼吸道感染病史。以甲状腺及周围疼痛为主要症状，早期可出现高代谢综合征，血清 T3、T4 可增高，但多为一过性的。体征检查甲状腺有肿大，质地较硬，有明显的触痛。实验室检查血沉明显增快，吸 ^{131}I 率下降，穿刺细胞学检查可见大量的炎性细胞及巨噬细胞。

(2) 桥本甲状腺炎：该病多发于 30～50 岁的中年女性，15～20 倍多于男性，其突出的表现是甲状腺肿大，但质地坚韧，多可触及结节样改变，早期可出现代谢亢进的系列临床表现，与 Graves 病的表现很相似，但随着病情的发展，高代谢综合征能逐渐缓解，多数最终发展为甲状腺功能减退。实验室检查吸 ^{131}I 率减低，TGA、TMA 呈高滴度阳性，且不易转阴，细胞穿刺见大量淋巴细胞浸润，为本病特征性的表象。

(3) 无痛性甲状腺炎：临床上与亚急性甲状腺炎相似，但无甲状腺部位疼痛，也可出现一过性血中甲状腺激素水平增高。

（二）非甲状腺病的鉴别诊断

1. 糖尿病

糖尿病的"三多一少"症状与甲亢的多食易饥等症状相似，特别是少数甲亢患者糖耐量低，出现尿糖或血糖轻度增高。糖尿病患者亦可出现高代谢症状，但患者无心慌、怕热、烦躁等症，甲状腺一般不肿大，甲状腺部位听不到血管杂音。实验室检查血清T3、T4 水平无明显升高，有助于鉴别。

2. 神经官能症

由于神经官能症患者的自主神经功能调节紊乱，故临床表现易激动、失眠、心慌、气短、阵发性出汗，与甲亢不同的是怕热、多汗不是持久性的而是有时怕热，有时怕冷。神经官能症食欲变化与情绪有关，心率变化与甲亢有明显区别，即白天心率加快，夜晚睡眠时降至正常。如神经官能症患者同时患单纯性甲状腺肿时，甲状腺无血管杂音，无突眼，实验室检查血清 T3、T4 水平正常，甲状腺吸 ^{131}I 率多在正常范围。

3. 心血管系统疾病

甲亢对心血管系统的影响较显著，如心动过速，脉压增大。老年甲亢有些症状不典型者，常以心脏症状为主，如充血性心力衰竭或顽固性心房纤颤，易被误诊为心脏疾病。但甲亢引起的心力衰竭、房颤对地高辛治疗不敏感。有的患者易被误诊为高血压病，尤其是老年甲亢易与收缩期高血压混淆。临床若采用降压药治疗欠佳者，要考虑有否甲亢存在，应做有关实验室检查以资鉴别。

4. 精神抑郁症

老年甲亢多为隐匿型，表现体虚乏力精神忧郁、表情淡漠、原因不明的消瘦、食欲缺乏、恶心、呕吐等，类似于精神抑郁症，血清 T3、T4、TSH 测定值可资鉴别。

5. 消化系统疾病

甲亢可致肠蠕动加快，消化吸收不良，大便次数增多，临床常被误诊为慢性肠炎。但甲亢极少有腹痛、里急后重的肠炎症状，镜检无白细胞、红细胞。有些患者消化道症状明显，患者出现恶病质，对此在进一步排除消化道器质性病变的同时，应进行甲亢的有关实验室检查。

6. 妇科疾病

妇女患有反复早产、流产、死胎等妊娠史者，应做有关检查以鉴别是否患有甲亢。绝经期妇女易患甲亢，应注意与更年期综合征相鉴别，更年期妇女有情绪不稳定、烦躁失眠、出汗等症状。但更年期综合征为阵发潮热、出汗，发作过后怕冷，甲状腺不大，甲状腺功能化验基本正常。

7. 原发性肌症

有些患者表现为严重的肌萎缩应注意与原发性肌症鉴别。对不典型的病例，若能仔细询问病史，结合出现的症状、体征以及实验室有关方面检查多能明确诊断。若实在难以确诊而临床又高度怀疑甲亢病者，可采用抗甲状腺药物试验治疗，若经治疗病情有明显好转，有助于诊断。

8. 嗜铬细胞瘤

本病的高代谢综合征、心动过速、神经精神症状、眼睑挛缩、手抖、多汗、多食消瘦和糖尿等均酷似 Graves 病，但嗜铬细胞瘤患者无甲状腺肿、甲状腺功能正常，而常有高血压(尤其是舒张压)。血和尿儿茶酚胺及其代谢物升高,肾上腺影像检查异常等,均有助于鉴别。

9. 单侧突眼

需注意与眶内肿瘤、炎性假瘤、慢性肺心病等鉴别,眼球后超声检查或 CT 即可明确诊断。

六、西医治疗

(一)一般治疗

甲状腺功能亢进使患者机体处于高代谢状态,因此,患者需要注意适当的休息,包括避免重体力活动和过度的精神紧张或刺激。有眼病的患者应注意保护眼睛,包括强光的刺激和长时间观看电视以及使用电脑。注意补充足够热量和营养,包括糖、蛋白质和 B 族维生素等。男性每天供给热量 10041kJ(2400kcal),女性每天供给热量 8368kJ(2000kcal),以维持高代谢的需要。避免进食含碘的药物及食物,避免进食辛辣食物,避免饮酒。另外,心理支持治疗亦非常重要,特别是在甲亢缓解以后。

(二)局部治疗

现代研究已经证明,甲亢是一种自身免疫性疾病,甲状腺是发生自身免疫反应的靶器官,局部注射治疗能直达病所,不失为一种新的治疗理念。临床上报道和使用较多的是激素或免疫抑制药的局部注射的应用,其作用机制可能为:①调节免疫功能,使失衡的免疫稳定性得以恢复;②减少甲状腺激素的分泌;③抑制甲状腺对碘的摄取,从而减少甲状腺相关激素的合成;④减低血中甲状腺激素的效能。

1. 抗甲状腺药物口服加局部激素注射法

该方法为临床上应用较多的一种治疗方法,是在常规剂量抗甲状腺药物治疗的基础上,配合局部激素注射的方法。可选用地塞米松 2.5mg,分别于两侧甲状腺中心部位注射,每周 1 次,6 次为 1 个疗程;或选用泼尼松 20mg,分别于两侧甲状腺内注射,每周 1 次,6 次为 1 个疗程。

2. 激素合用或激素加免疫抑制药局部注射法

地塞米松 5 ～ 10mg 和曲安奈德 10 ～ 20mg 分别于甲状腺两侧注射,每月 1 次,6 次为 1 个疗程;或用地塞米松 10mg、甲氨蝶呤 10mg 加 2mL 生理盐水混匀,分别于甲状腺两侧核心部位注射,7d1 次,6 次为 1 个疗程。该方法临床上多配合使用小剂量的抗甲状腺药物。

3. 甲巯咪唑 (MM) 和氢化可的松 (HC) 软膏局部涂敷

甲亢患者甲状腺肿大,表面积增大,局部血液淋巴循环增多、加速,故皮肤局部对药物吸收增加。有学者在口服抗甲状腺药物(甲巯咪唑、丙硫氧嘧啶)基础上,涂敷 0.3g 的 5% 甲巯咪唑 (MM) 和 0.5% 氢化可的松 (HC) 于甲状腺表面皮肤局部治疗,甲亢取得较好疗效。

（三）甲状腺介入栓塞治疗

近年国内外少数学者开展了介入栓塞治疗 Graves 病的临床研究，短期疗效满意，为 Graves 病治疗开辟了一条新途径。

甲状腺的血流量极为丰富，其中 70% 以上的血供由甲状腺上动脉供应。介入栓塞治疗选择性插管至双侧颈总动脉，行甲状腺上动脉造影术，明确甲状腺上动脉位置后，向双侧甲状腺上动脉及其分支内注入栓塞剂，有部分栓塞剂会通过甲状腺上下动脉交通支而使甲状腺下动脉供应的部分末梢血管亦得以栓塞。因此，该疗法的甲状腺栓塞体积为 80%～90%，可达到手术切除的甲状腺体积量。综合国内外初步的应用经验，栓塞治疗后患者甲亢症状明显缓解，T3、T4 逐渐恢复正常，甲状腺也逐渐缩小，部分患者甚至可缩小至不可触及。但对介入栓塞疗法的远期疗效（如甲亢复发率、甲减的发生率等）、栓塞剂种类及应用剂量等问题，均有待临床观察研究解决。

1. 适应证

(1) 巨大甲状腺肿，栓塞后体积缩小，便于控制甲亢症状及手术，以减少术中出血量及手术并发症。

(2) 药物治疗效果不佳或停药后复发，而患者因年龄、生育状态、甲状腺无明显肿大等不适于手术或 ^{131}I 治疗者。

2. 治疗前准备

除常规检查准备外，需做甲状腺 ^{131}I 摄碘率检查、甲状腺 ECT、甲状腺 B 超、甲状腺血管多普勒及甲状腺动脉造影等，目的是选择占主要供血的血管，剔除血管畸形的患者，一般选择双侧甲状腺上动脉，此动脉为颈外动脉第一分支，占甲状腺血液供应的 60% 以上，甲状腺最下动脉开口于锁骨下动脉、头臂干、无名动脉，占甲状腺血液供应的 50%，栓塞可以选择上述主要供血的血管，一次可同时栓塞占甲状腺血管 70%～95% 的动脉血管，因甲状腺侧支循环丰富，一般不会造成甲状腺功能减退。

3. 治疗方法

目前临床上多采用 Seldinger 技术，即经股动脉插管，在数字减影 X 线监控下，选择性分别插入双侧颈总动脉，在明确甲状腺动脉的位置、大小、走行的基础上，根据血液供应情况，将导管末端导入，选择甲状腺上动脉或下动脉供血量最大一支内注入暂时性（明胶海绵）或永久性（白及粉或聚乙烯醇）栓塞剂栓塞治疗，遵循先造影后栓塞，边造影边栓塞，栓塞后再造影的原则。大多数 Graves 病患者只做甲状腺上动脉栓塞即能达到治疗目的，少数患者为甲状腺下动脉供血为主的，可做上下动脉同时栓塞或下动脉栓塞，绝大多数经一次栓塞即可，极少数第 1 次栓塞后效果不佳的可行第 2 次、第 3 次栓塞。

4. 手术后不良反应和并发症

常见并发症有穿刺点出血，局部及甲状腺疼痛、皮疹、应激性发热、局部水肿等，但多在 1 周后消失。可见栓塞剂过敏、白细胞减少、肝功异常等，可进行对症处理，一般是可逆的，不会造成永久性的影响。少数可因局部药物刺激发生喉头水肿、窒息，引起异位栓塞等，报道曾有视网膜动脉异位栓塞，一般 2 周左右恢复，但非常罕见。防止血管痉挛性血栓异位栓塞，可术后静脉滴注硝酸甘油或低分子右旋糖酐降低血液黏滞度。理论上有引起甲亢危象的可能，目前尚无报道，但要有思想准备。

（四）手术治疗

外科手术是治疗甲状腺功能亢进症的主要手段之一，经验丰富的外科医师手术后治愈率可达 60% ～ 70%，但有 50% 以上的患者最终会出现甲状腺功能减退，手术并发症主要包括颈部出血、喉返神经损伤和甲状旁腺功能减退症等。但在医疗条件好、技术水平高的医院，这些并发症极为少见（< 1%）。

1. 适应证

(1) 中度以上的 Graves 甲亢。

(2) 合并有多发结节或毒性结节性甲状腺肿。

(3) 腺体肿大有压迫症状或胸骨后甲状腺肿并甲亢。

(4) 不适宜药物治疗或药物治疗后复发者，包括严重甲亢、应用抗甲状腺药治疗 4 ～ 5 个月没有疗效或长期用药不能满意控制症状者。

(5) 由于抗甲状腺药物之毒性反应，不能继续用药而又不适合放射性 [131]I 治疗者（如妊娠）。

(6) 怀疑有恶变者，如腺体内出现结节或迅速长大、颈部有淋巴结肿大、声音嘶哑及腺体疼痛等。

2. 禁忌证

(1) 儿童及青少年患者，儿童时期是生长发育的重要阶段，甲亢的治疗要尽量采用保守态度，否则将会造成全身性内分泌代谢紊乱，甚至影响小儿的生长与发育。

(2) 合并其他疾病不能耐受手术者。

(3) 60 岁以上老年甲亢患者，尤其是有心脏并发症者。

(4) 甲亢手术后复发者，再手术时因粘连较重，发生并发症的机会较多，易造成喉返神经及甲状旁腺损伤，应慎重。

(5) 甲状腺球蛋白抗体 (TGAb) 和甲状腺过氧化物酶抗体 (TPOAb) 呈中高滴度改变，或穿刺细胞学检查有较明显淋巴细胞浸润的甲亢患者，术后甲减的发生率较高，应慎重。除非有肯定的手术治疗指征，一般宜首选抗甲状腺药物治疗。

(6) 妊娠早期（前 3 个月）和晚期（后 3 个月）。

（五）腔镜手术治疗

手术是治疗甲亢的常用手段之一，然而，手术在治越疾病的同时，在颈部留下较大的手术瘢痕，影响外观，常使患者不满意，尤其是年轻女性患者。因此，如何缩小手术切口或把切口转移到隐蔽部位，是甲状腺外科学者们要解决的问题。1996 年，Gagner 等成功进行了首例腔镜甲状旁腺部分切除术；1997 年，Huscher 等报道了腔镜甲状腺腺叶切除术。两者手术的成功和所取得满意的美容效果，为腔镜甲状腺手术的开发和推广奠定了基础。从此以后，腔镜甲状腺手术在国内外迅速开展，且未出现手术死亡病例或严重并发症报道。

1. 手术适应证

(1) 甲状腺腺瘤。

(2) 甲状腺囊肿。

(3) 结节性甲状腺肿 (单个或多个，最好直径＜ 5cm)。

(4) 孤立性的毒性甲状腺结节。

(5) 低度恶性的甲状腺癌。

(6) 甲状腺Ⅱ度肿大以下的甲亢。

2. 手术禁忌证

(1) 以往颈部有手术史。

(2) 巨大的甲状腺肿块 (直径＞ 5cm)。

(3) 恶性肿瘤发展快、有广泛淋巴结转移。

3. 常见术后并发症

(1) 皮下气肿。

(2) 局部出血。

(3) 喉返神经损伤。

(4) 甲状腺功能减退症。

4. 腔镜甲状腺手术的方法

手术空间的建立和维持，腔镜甲状腺手术的第一步是在颈部浅筋膜与甲状腺之间建立一个手术空间，并通过悬吊法 (经胸骨上窝小切口分离至颈阔肌下间隙后，在颈中部前方皮下层水平置入 2 根直径 1.2mm 的 Kirschner 钢丝，将其固定在一 "L" 形的支架上) 或充气法 (向颈部的人工腔隙注入 CO_2，并维持压力在 6 ～ 8mmHg) 来维持这个空间以便于手术操作。

（六）放射性核素治疗

自 1942 年 Hertz 及 Hamilton 等介绍了 [131]I 治疗甲亢并获得成功后，经过 60 多年的发展，该方法不断得到改进，国内外大量临床应用说明该方法简便安全、疗效确切、复发率低、并发症少和费用低廉等特点，已经成为核素治疗学最成熟、应用最广泛的典范性治疗方法。[131]I 治疗甲亢现已是美国及北欧其他国家治疗成年人甲亢的首选疗法。我国自 1958 年以来运用 [131]I 治疗甲亢至今已达数十万例，在用 [131]I 治疗甲亢方面积累了较丰富的经验，但其使用频率明显低于欧美国家。

1. 适应证

(1) 年龄在 20 岁以上的甲亢伴甲状腺肿大Ⅱ度以上患者。

(2) 抗甲状腺药物治疗疗效差或无效、过敏或治疗后复发的甲亢患者。

(3) 有甲亢的手术禁忌证，不愿手术或术后复发者。

(4) 甲亢合并白细胞和 (或) 血小板减少或全血细胞减少者。

(5) 甲亢性心脏病或甲亢伴其他病因的心脏病 (排除近期发生心肌梗死的) 甲亢患者。

(6) 老年甲亢患者。

(7) 甲亢合并糖尿病者。

(8) 毒性多结节性甲状腺肿患者。

(9) 自主功能性甲状腺结节合并甲亢者。

(10) 甲状腺 ^{131}I 有效半衰期＞ 3d 的患者。

2. 相对适应证

(1) 经抗甲状腺药物治疗失败、拒绝手术或有手术禁忌证的青少年和儿童甲亢患者。

(2) 甲亢合并肝、肾 (轻、中度) 功能损害者。

(3) 甲亢伴突眼患者。

(4) 甲状腺 ^{131}I 有效半衰期＜ 3d 的患者。

3. 禁忌证

(1) 妊娠或哺乳期患者。

(2) 近期发生心肌梗死的甲亢患者。

(3) 甲亢伴严重肾功能损害者。

4. ^{131}I 治疗甲亢的病例在选择时应注意以下几个问题

(1) 年龄选择。多年来一直争论的问题主要是育龄妇女、青少年和儿童的治疗问题。限制年龄的理由最重要的一点是，是否存在致癌和白血病的潜在危险以及后代先天性异常和甲低的危险。但 60 年的经验和资料表明，^{131}I 治疗甲亢未发现致癌和白血病有关的危险。国内外长期随访资料表明，生育力和后代发育不因时间延长而受影响，自然流产率未增加，胎儿畸形不超过自然发生率。我国使用 ^{131}I 治疗甲亢已超过 20 万例，迄今只报道 2 例甲状腺癌和 5 例白血病，分别低于普通人群的发病率 3.9/10 万和 2.98 ～ 3.90/10 万。Rivkees 对 1968 ～ 1992 年的 7 篇文献共 370 例儿童及青春期 Graves 病患者用 ^{131}I 治疗的研究进行跟踪，随访了他们的 500 个后代，发现先天性异常率与普通人群完全相同。因此，一律将年轻患者拒之于 ^{131}I 治疗之外是没有理由的。除妊娠期和哺乳期妇女外，^{131}I 对妇女、年轻人和儿童是安全的治疗方法，但在青少年患者中应用时应特别慎重。目前，国内多数学者认为，青少年甲亢患者若药物治疗效果差或复发的，可考虑采用 ^{131}I 治疗。在美国，20 岁以上的甲亢患者用 ^{131}I 治疗较普遍；在英国，对 10 岁以上儿童特别是甲状腺肿大及对抗甲亢药物依从性差者也采用 ^{131}I 治疗。

(2) 巨大甲状腺肿。过去认为，甲状腺明显肿大的患者服用 ^{131}I 后可加重甲状腺肿大，从而发生压迫症状，特别是对气管的压迫可造成呼吸困难。但近年来，大量临床实践说明，用 ^{131}I 治疗巨大甲状腺肿 (伴有或不伴有甲亢) 未见由于甲状腺肿大而导致压迫和阻塞症状加重。^{131}I 治疗后甲状腺明显缩小，既起到治疗作用，又达到美容目的。所以，现在认

为 ^{131}I 治疗巨大甲状腺肿是安全有效的方法，不再是 ^{131}I 治疗的禁忌证。

(3) 甲亢伴浸润性突眼。过去是 ^{131}I 治疗的禁忌证之一。主要争议是部分学者认为，^{131}I 治疗后会加重原有甲亢突眼。研究显示，Graves 眼病的诱因主要是甲亢，^{131}I 治疗后甲亢能迅速控制，同时又可较好地改善 Graves 眼病的症状和体征。虽然有一些报道提出，^{131}I 治疗甲亢后可能会加重原有甲亢眼病或者新生甲亢眼病。但治疗后是否使突眼加重与选择的治疗方法无关，因为 ^{131}I 与手术、抗甲状腺药物治疗甲亢后使原有眼病恶化的概率大致相当，均为 5% ～ 7%。况且 ^{131}I 治疗甲亢后产生的眼病加重是暂时的，可以用激素来治疗和预防。所以，现在多数学者认为，甲亢伴浸润性突眼不是 ^{131}I 治疗的禁忌证。如何有效地预防和治疗 Graves 眼病则是一个值得探讨和研究的课题。

(4) 桥本病合并甲亢。出于甲低的顾虑，这类患者传统上不主张 ^{131}I 治疗。但由于桥本病和甲亢可能是同一疾病的不同阶段，此类患者可能延续数年，且临床鉴别困难，而其他疗法效果亦差，加之部分学者认为，甲低并非严重消极后果。而 ^{131}I 治疗可很好地治越甲亢，避免了甲亢对身体的损害。近年来 ^{131}I 治疗逐渐增多，但在剂量上力求谨慎。

(5) 有合并症的甲亢。甲亢患者白细胞或血小板降低，不能继续用抗甲状腺药物治疗，也不宜手术治疗。甲亢患者合并肝功能障碍，抗甲状腺药物可能更进一步地加重肝损害。甲亢所致机体代谢障碍是导致肝功能障碍的原因之一，及时控制甲亢才能防止肝功能进一步恶化和促进肝功能恢复正常。^{131}I 治疗甲亢时，绝大部分药物浓聚在甲状腺部位，对其他脏器辐射很小，不会引起骨髓抑制和肝功能损害，因此，对甲亢合并白细胞或血小板降低、肝功能障碍者，首选 ^{131}I 治疗。甲亢合并甲状腺毒性心脏病往往是甲亢反复复发、未能控制的结果，在治疗上 ^{131}I 治疗更具优势。对于肾病要慎重，因为 ^{131}I 除在甲状腺摄取外，90% 由肾排出。甲亢伴严重肾功能损害者，由于其肾对 ^{131}I 排泄功能障碍，^{131}I 治疗有可能加重肾功能损害，应避免用 ^{131}I 治疗，肾排泄功能正常，才可用 ^{131}I 治疗。

(6) 甲亢近期内有心肌梗死患者。此类患者应用 ^{131}I 治疗，有可能由于甲状腺滤泡的破坏，大量甲状腺激素进入血液，加重心脏的负担，从而引起严重的心脏事件。因此，应先用抗甲状腺药物控制症状，等病情稳定后再考虑行 ^{131}I 治疗。

5. ^{131}I 治疗前的准备

(1) 检测血中甲状腺激素、TSH 水平和抗体水平，明确诊断，对育龄妇女要注意排除妊娠和哺乳。

(2) 停止服用影响甲状腺摄取 ^{131}I 功能的药物和忌食含碘食物。

(3) 常规体格检查和血、尿常规检查，必要时可进行肝功能、肾功能和心电图检查。

(4) 测定甲状腺摄 ^{131}I 率和有效半衰期。

(5) 通过甲状腺显像或超声检查，结合扪诊估算甲状腺重量。

(6) 对重症甲亢患者，应先用抗甲状腺药物准备，根据情况做对症综合治疗，如抗心力衰竭、抗感染、升白细胞、给予 β 受体阻滞药或镇静药辅助治疗、补充维生素和钾等。

(7) 向患者说明 ^{131}I 治疗的效果、注意事项及可能发生的近、远期并发症等。

6. 给药剂量与给药方法

放射性 ^{131}I 治疗甲亢虽然有效，但其困难是准确地计算服用的剂量，以使甲状腺功能恢复到恰到好处的程度。所给的放射剂量取决于若干的因素：所给 ^{131}I 的放射强度；甲状腺摄取 ^{131}I 的强度和剂量；放射性 ^{131}I 在腺体内停留时间的长短；甲状腺大小的估计是否准确；甲状腺对放射性碘的敏感度，该点因人而异，且无法测定。

(1) ^{131}I 治疗剂量的确定。确定 ^{131}I 治疗剂量的方案较多，主要有固定剂量方案和个性化剂量方案两大类。治疗甲亢患者的理想的 ^{131}I 剂量是尽快控制甲亢，同时尽量降低甲低的发生率。目前国内一般不主张固定剂量方案，而主张采用计算剂量法给予个体化的剂量方案。计算剂量法常用公式如下：^{131}I 剂量 (MBq 或 μCi)= 计划用量 (MBq 或 μCi/g)× 甲状腺重量 (g)/ 甲状腺最高 (或 24h) 吸率 (%)，一般每克甲状腺组织的推荐计划用量为 2.6 ～ 3.7MBq(70 ～ 10μCi)，此公式是基于有效半衰期为 5d 设计的，若有效半衰期明显长于 5d 或短于 5d，可将上述公式计算结果乘以 (5/ 有效半衰期)，作为调整 ^{131}I 剂量的依据。

(2) ^{131}I 剂量的修正。从公式可看出 ^{131}I 剂量大小，主要取决于甲状腺的重量和吸收 ^{131}I 率，正确估算甲状腺的重量尤其重要。一般甲状腺越重，每克计划用量就越大。此外，很多因素可能影响 ^{131}I 治疗甲亢的疗效，所以在计算出 ^{131}I 剂量后，应根据患者的具体情况对计算的剂量进行适当的修正。甲状腺较大或质地较硬，结节性甲肿伴甲亢者，可适当增加 ^{131}I 剂量；而对于甲状腺较小和较软，可考虑适当减少 ^{131}I 剂量。年老、病程较长、长期服用抗甲状腺药物治疗效果差者，可适当增加 ^{131}I 剂量；对年龄小、病程短、未经抗甲状腺药物治疗、术后复发者，应适当减少 ^{131}I 剂量。有效半衰期较短者可增加 ^{131}I 剂量，有效半衰期较长者可减少 ^{131}I 剂量。第 1 次 ^{131}I 治疗后疗效不明显者，再行 ^{131}I 治疗时可适当增加 ^{131}I 剂量；第 1 次治疗后明显改善但未痊愈者，应适当减少 ^{131}I 剂量。

(3) 给药方法。目前国内外均一致主张空腹 1 次口服法。因为在分次给药的情况下，首次服 ^{131}I 可能产生甲状腺"击晕"效应，影响甲状腺第 2 次对 ^{131}I 的摄取。当 ^{131}I 剂量 > 555MBq(15μCi) 或合并症明显的患者，可采用分次给药法，首次给予总量的 1/2 ～ 2/3，剩余剂量间隔 3 ～ 7d 再给予。

7. 重复治疗时剂量的确定

对 ^{131}I 治疗半年后无明显疗效或病情加重的患者、有好转但未痊越的患者，均可进行再次 ^{131}I 治疗。再次治疗时，对无明显疗效或病情加重的患者，^{131}I 治疗剂量要适当地增加；对有好转但未痊愈的患者，应在计算的剂量基础上适当减少，再次治疗的基本程序、计算公式同第 1 次，但第 2 次特别强调的是正确分析加减药量。一般以公式计算的量为基础，在此基础上加或减 30% ～ 50%。少数无效或加重的病例，在第一次 ^{131}I 治疗后 3 个月即可行第 2 次治疗，且剂量应适当增加。

正确地用药，临床效果很好，少数患者由于敏感性较差，需经多次 ^{131}I 治疗后才能获得缓解。一般经 3 个疗程 ^{131}I 治疗无效者，应放弃 ^{131}I 治疗。

8. 服药后的处理与注意事项

(1) 空腹服 ^{131}I，为达到充分吸收的目的，应于服药后 2h 以后进食。

(2) 嘱患者注意休息，防止感染，避免劳累和精神刺激，不要揉压甲状腺，以免病情加重或诱发甲亢危象。

(3) 服 ^{131}I 后 2 周内不宜服用含碘药物或食物。对病情严重的甲亢患者，应先用抗甲状腺药物准备，待症状得到部分控制后再行 ^{131}I 治疗，也可于口服 ^{131}I 后 2 ～ 3d 给予抗甲状腺药物减轻症状或住院综合治疗。

(4) 在 ^{131}I 治疗前后，根据病情应用普萘洛尔、氯化钾、B 族维生素等辅助药物，预防危险病症发生或增强疗效。

(5) 在治疗前有明显突眼的患者，为防止突眼加重，应同时应用糖皮质激素类药物。一旦患者血甲状腺激素降至正常水平，就可给予甲状腺片或 L-T4。

(6) 注意与家人尤其儿童、孕妇间的放射防护，女患者半年内不宜妊娠。

(7) 应告知患者 ^{131}I 治疗发生疗效的时间，可能出现的不良反应及出现的时间，嘱患者按时复查。

(8) 万一误服过量的 ^{131}I，可导致甲状腺危象及甲低，应紧急采取以下对策。

①阻断放射性碘在甲状腺内的积蓄，催吐或胃管吸出；立即口服过氯酸钾 200 ～ 300mg，每日 3 次，或碘化钾 40mg，每日 1 次。

②阻止放射性碘在甲状腺内的有机化，口服甲巯咪唑 20mg，每日 3 次，连服 3 ～ 5d。

③加速放射性碘经肾清除，减少体内对放射性碘的重吸收，输液或多饮水，必要时口服利尿药氢氯噻嗪 50mg，每日 1 次；多排空小便；同时补钾，10% 氯化钾 10mL，每日 3 次。

第三节　甲状腺功能减退症

甲状腺功能减退症，简称甲减，是由于甲状腺激素 (TH) 合成与分泌不足或甲状腺激素生理效应不足、生物效应不足而致机体代谢降低的全身性疾病。

一、病因、病理

(一) 原发性甲减

由甲状腺本身疾病所致，患者血清 TSH 均升高，主要见于。

(1) 先天性甲状腺缺如。

(2) 甲状腺萎缩。

(3) 弥漫性淋巴细胞性甲状腺炎。

(4) 亚急性甲状腺炎。

(5) 甲状腺破坏性治疗 (放射性碘、手术) 后。

(6) 甲状腺激素合成障碍 (先天性酶缺陷、缺碘或碘过量)。

(7) 药物抑制。

(8) 浸润性损害 (淋巴性癌、淀粉样变性等)。

(二) 继发性甲减

患者血清 TSH 降低，主要见于垂体病、垂体瘤、孤立性 TSH 缺乏；下丘脑综合征、下丘脑肿瘤、孤立性 TRH 缺乏、炎症或产后垂体缺血性坏死等原因。

(三) 周围性甲减

少见，为家庭遗传性疾病，外周靶组织摄取激素的功能良好，但细胞核内受体功能障碍或缺乏，故对甲状腺激素的生理效应弱。

(四) 促甲状腺激素或甲状腺激素不敏感综合征

促甲状腺激素或甲状腺激素不敏感综合征是由于甲状腺对 TSH 有抵抗而引起的一种甲状腺功能减退症。

二、分类

按其病因可分为原发性甲减、继发性甲减及周围性甲减 3 类。

临床上可分为呆小病、幼年甲低、成人甲低；若功能减退始于胎儿或新生儿期称为克汀病；始于性发育前儿童称为幼年型甲减；始于成年人称为成年型甲减。

三、临床表现

(一) 成年型甲减

多见于中年女性，男女之比均为 1:5，起病隐匿，病情发展缓慢，典型症状如下。

1. 一般表现

怕冷，皮肤干燥少汗、粗厚、泛黄、发凉，毛发稀疏、干枯，指甲脆、有裂纹，疲劳、嗜睡，记忆力差、智力减退、反应迟钝，轻度贫血，体重增加。

2. 特殊面容

颜面苍白而蜡，面部浮肿，目光呆滞，眼睑松肿，表情淡漠，少言寡语，言则声嘶，吐词含混。

3. 心血管系统

心率缓慢，心音低弱，心脏呈普遍性扩大，常伴有心包积液，也有久病后心肌纤维肿胀，黏液性糖蛋白 (PAS 染色阳性) 沉积以及间质纤维化，称为甲减性心肌病变。患者可出现明显脂代谢紊乱，呈现高胆固醇血症、高三酰甘油血症以及高 P- 脂蛋白血症，常伴有动脉粥样硬化症。冠心病发病率高于一般人群，但因周围组织的低代谢率，心排血量减低，心肌氧耗减少，故很少发生心绞痛与心力衰竭。有时血压偏高，但多见于舒张压，心电图呈低电压，T 波倒置，QRS 波增宽 P-R 间期延长。

4. 消化系统

患者食欲减退，便秘，腹胀，甚至出现麻痹性肠梗阻，半数左右的患者有完全性胃酸缺乏。

5. 肌肉与关节系统

肌肉收缩与松弛均缓慢延迟，常感肌肉疼痛、僵硬，骨质代谢缓慢、骨形成与吸收均减少，关节疼痛、活动不灵，有强直感，受冷后加重，有如慢性关节炎，偶见关节腔积液。

6. 内分泌系统

男性阳痿，女性出现溢乳、月经过多，久病不治者亦可闭经，肾上腺皮质功能偏低，血和尿皮质醇降低。原发性甲减有时可同时伴有自身免疫性肾上腺皮质功能减退和（或）1 型糖尿病，称 Schmidt 综合征。

7. 精神神经系统

记忆力减退、智力低下，反应迟钝，多嗜睡，精神抑郁，有时多虑，有精神质表现，严重者发展为猜疑性精神分裂症；后期多痴呆，呈幻觉木僵或昏睡，重病者可发生惊厥，因黏蛋白沉积可致小脑功能障碍，呈共济失调，眼球震颤等。

（二）呆小病

呆小病又称克汀病，有地方性和散发性两种。

1. 地方性克汀病

多见于地方性甲减流行区，因母体缺碘致胎儿甲状腺发育不全和激素合成不足，此型甲减对胎儿的神经系统特别是大脑皮质发育危害性极大，可造成不可逆性的神经系统损害。

2. 散发性呆小病

见于各地，病因不明，母亲一般既不缺碘又无甲状腺肿，推测其原因有：甲状腺发育不全或缺如（甲状腺本身生长发育缺陷，或母亲患自身免疫性甲状腺疾病的抗体通过胎盘破坏胎儿甲状腺的发育及激素合成）；甲状腺激素合成障碍（甲状腺聚碘功能障碍；碘有机化障碍，碘化酪氨酸偶联障碍，碘化酪氨酸脱碘缺陷，甲状腺球蛋白合成与分解异常）。

患儿出生后不活泼，一般不主动吸奶，哭声低哑，颜面苍白，眼距增宽，鼻梁扁平，舌大流涎，四肢粗短，行走晚，性器官发育延迟；患儿痴呆，食欲差，喂食困难，无吸吮力，安静，少哭闹，嗜睡，自发动作少，肌肉松弛，面色苍白，皮肤干燥，发凉，粗厚，声音嘶哑，腱反射弱，发育延迟。

（三）幼年型甲减

幼年患者表现似克汀病，症状表现取决于发病年龄，较大儿童则状如成人型甲减，且生长发育受影响，青春期发育延迟，智力与学习成绩差。

四、辅助检查

（一）实验室检查

1. 一般检查

血常规常有轻、中度贫血，属正细胞正色素性、小细胞低色素性或大细胞型；血糖正常或偏低，葡萄糖耐量曲线低平；血胆固醇、三酰甘油和 β- 脂蛋白增高。

2. 甲状腺功能检查

(1) 基础代谢率降低，常在 -30% ～ -45% 以下。

(2) 甲状腺摄碘率低于正常，呈扁平曲线。

(3) 血清 T4 降低常在 38.6nmol/L 以下，FT4 常 < 9.11pmol/L。

(4) 血清 T3 与 FT3 亦可有不同程度降低，但轻中度患者有时可正常，血清 rT3 可低于 0.3nmol/L。

3. 下丘脑 - 垂体 - 甲状腺轴功能检查

(1) 血清 TSH 测定：正常人多 < 10mU/L(10μU/mL)，在原发性甲减中，TSH > 20mU/L；继发性甲减则显著降低，可 < 0.5mU/L(0.5μU/mL)。

(2) TSH 兴奋试验：皮下注射 TSH10U 后，如甲状腺摄碘率明显升高，提示为继发性甲减；如不升高，提示为原发性甲减。

(3) TRH 兴奋试验：静脉注射 TRH 200 ～ 500μg 后，如血清 TSH 呈延迟增高反应，提示病变可能在下丘脑水平；如无增高反应，病变可能在垂体；如 TSH 基础值较高，TRH 注射后更高，则提示病变在甲状腺。

4. 甲状腺自身抗体检查

病因与甲状腺自身免疫有关者，患者血中抗甲状腺微粒体抗体 (TMA) 和抗甲状腺球蛋白抗体 (TGA) 可增高。

（二）影像学检查

做头颅平片、CT、磁共振或脑室造影，以除外垂体肿瘤、下丘脑或其他引起甲减症的颅内肿瘤，原发性甲减，垂体与蝶鞍可继发性增大。

五、诊断要点

除临床表现外，主要依靠检测 TT3、FT3、TT4、FT4、TSH 以及 TRH 兴奋试验等确立诊断。

六、西医治疗

（一）一般治疗

补充铁剂、维生素 B、叶酸等，食欲缺乏，适当补充稀盐酸。

（二）替代治疗

TH 替代治疗，左甲状腺素 (L-T4 优甲乐)，25 ～ 50μg/d，顿服；2 ～ 3 周后根据甲状腺功能测定调整用量以长期维持。甲状腺片 15 ～ 30mg/d，顿服；2 周后根据甲功测定调整用量以长期维持。

黏液水肿性昏迷时，静脉注射 L-T3，40 ～ 120μg/d，以后每 6h 5 ～ 15μg，患者清醒后改为口服；或首次静脉注射 L-T4 300μg，以后每日注射 50μg，患者清醒后改口服。无注射剂者给予 T3 片每次 20 ～ 30μg，每 4 ～ 6h1 次或 T4 片剂首次 100 ～ 200μg，以后每日 50μg，经胃管给药，清醒后改为口服，并适当补充体液及病因治疗。

导致精神障碍时，躯体和精神症状经甲状腺素替代治疗可以缓解。甲状腺素剂量应逐渐增加，严重抑郁者需服抗抑郁药，有严重精神症状的患者应给予抗精神药物。但应注意，吩噻嗪类可使甲状腺功能减退的患者出现低体温性昏迷，长期不治疗认知功能损害会持久存在。

第四节　亚急性甲状腺炎

亚急性甲状腺炎 (SAT) 又称 De Quervain 甲状腺炎、肉芽肿性甲状腺炎、巨细胞性甲状腺炎，是目前临床上常见的甲状腺疾病。系创始人 De Quervain 于 1904 年首先描述，常见于 20 ～ 50 岁成年人，女性 3 ～ 4 倍于男性。典型症状以甲状腺肿大、疼痛为主要特征，严重者可以引起全身症状如发热、头痛、全身乏力、大便干燥、口干舌燥、心烦等。

亚急性甲状腺炎急性发作时可以出现高热及全身疼痛，患者如有发热，短期内甲状腺肿大伴单个或多个结节，触之坚硬而显著压痛，临床上可初步拟诊为本病。实验室检查早期红细胞沉降率增高，白细胞正常或减少。血 T3、T4 增高，而血 TSH 降低，测摄碘率可降至 5% ～ 10% 以下，这一特征对诊断本病具有重要意义。血甲状腺免疫球蛋白初期也升高，其恢复正常也比甲状腺激素为晚。超声波检查在诊断和判断其活动期时是一个较好的检查方法，超声波显像压痛部位常呈低密度病灶；细胞穿刺或组织活检可证明巨核细胞的存在。

一、病因、病理

亚急性甲状腺炎的发病机制尚未完全阐明，一般认为与病毒感染有关，证据有以下两点。

(1) 发病前患者常有上呼吸道感染史，发病常随季节变动，且具有一定的流行性。

(2) 患者血中有病毒抗体存在 (抗体的效价高度和病期相一致)，最常见的是柯萨奇病毒抗体，其次是腺病毒抗体、流感病毒抗体、腮腺炎病毒抗体等。当腮腺炎流行时，亦可造成流行性甲状腺炎。虽然已有报道，从亚急性甲状腺炎患者受累的甲状腺组织中分离出腮腺炎病毒，但亚急性甲状腺炎的原因是病毒的确实证据尚未找到。

另外，中国人、日本人的亚急性甲状腺炎与 HLA-Bw35 有关联，提示对病毒的易感染性具有遗传因素，但也有患者与 HLA-Bw35 无关。

二、临床表现

多见于中年妇女，发病有季节性，夏季是其发病的高峰。起病时患者常伴有上呼吸道感染。本病病程长短不一，可自数周至数月，甚至反复复发和迁延至 1 ～ 2 年。典型者整个病期可分为早期伴甲状腺功能亢进症，中期伴甲状腺功能减退症以及极少数变成永久性甲状腺功能减退症患者。

(一) 症状

1. 早期

起病多急骤，呈发热，伴以怕冷、寒战、疲乏无力和食欲缺乏。最为特征性的表现为甲状腺部位的疼痛和压痛，常向颌下、耳后或颈部等处放射，咀嚼和吞咽时疼痛加重，甲状腺病变范围不一，可先从一叶开始，以后扩大或转移到另一叶，或始终限于一叶。病变腺体肿大，坚硬，压痛显著。病变广泛时，泡内甲状腺激素以及非激素碘化蛋白质一时性大量释放入血，因而除感染的一般表现外，尚可伴有甲状腺功能亢进的常见表现。

2. 中期

当甲状腺腺泡内甲状腺激素由于感染破坏而发生耗竭，甲状腺实质细胞尚未修复前，血清甲状腺激素浓度可降至甲状腺功能减退水平，临床上也可转变为甲减表现。

3. 恢复期

症状渐好转，甲状腺肿或(及)结节渐消失，也有不少病例，遗留小结节以后缓慢吸收。如果治疗及时，患者大多可得以完全恢复，变成永久性甲状腺功能减退症患者为极少数。

在轻症或不典型病例中，甲状腺仅略增大，疼痛和压痛轻微，不发热，全身症状轻微，临床上也未必有甲亢或甲减表现。本病病程长短不一，可自数星期至半年以上，一般为 2 ～ 3 个月，故称亚急性甲状腺炎。病情缓解后，尚可能复发。

(二) 体征

体格检查可见甲状腺肿大多呈双侧性，少数为单侧。甲状腺轻度肿大，常出现结节，质地中等，有明显压痛，可位于一侧，经过一段时间可消失，以后又可在另一侧出现，甲状腺区压痛，表面光滑，质地韧实，可随吞咽运动与周围组织无明显粘连及固定。压迫随甲状腺肿大的情况而定，一般不明显。

三、辅助检查

(一) 实验室检查

早期红细胞沉降率常明显增快，甲状腺摄 ^{131}I 率明显降低，而血清T3、T4等可一过性增高，呈所谓"分离现象"。

（二）病理改变

甲状腺肿大，质地较实，切面仍可见透明的胶质，其中有散在的灰色病灶。显微镜下见病变甲状腺腺泡为肉芽肿组织替代，其中有大量慢性炎症细胞、组织细胞和吞有胶性颗粒的巨细胞形成，病变与结核结节相似，故有肉芽肿性或巨细胞性甲状腺炎之称。

四、诊断标准

(1) 甲状腺肿大、疼痛、质硬、触痛，常伴上呼吸道感染的症状和体征，发热、乏力、食欲缺乏、颈部淋巴结肿大等。

(2) 红细胞沉降率加快。

(3) 一过性甲状腺功能亢进。

(4) ^{131}I 摄取率受抑制。

(5) 甲状腺自身抗体甲状腺微粒体抗体、甲状腺球蛋白抗体阴性或低滴度。

(6) 甲状腺穿刺或活检，有多核巨细胞或肉芽肿改变。

符合上述 6 条中的 4 条即可以诊断为 SAT。

五、鉴别诊断

(1) 桥本病出现甲状腺疼痛和压痛时需与本病鉴别。前者病程早期甲状腺吸碘率正常或升高或轻度降低，甲状腺自体抗体滴度常常增高，而本病则不然。SAT 绝大多数最终完全康复，而前者常进展至甲低期。偶需活检鉴别。

(2) 急性化脓性甲状腺炎的早期，甲状腺疼痛、压痛、体温升高等类似本病。前者甚为少见，病情更加严重，病变局限时穿刺可见脓液，甲状腺摄碘率并不降低，红细胞沉降率轻度增快，而本病则不然。

(3) 甲状腺结节或囊肿伴出血时，出现甲状腺疼痛和压痛而类似本病。前者无明显红细胞沉降率增快，未出血部位的甲状腺摄碘功能正常，局部疼痛、压痛可于几天后减轻或消失，既往在疼痛部位有结节，通常无全身症状，而本病则不然。

(4) 甲状腺癌迅速长大而出现局部疼痛和压痛时需与本病鉴别。青年男性患者出现单个甲状腺结节时应高度疑及甲状腺癌。甲癌的甲状腺更硬，常与邻近组织粘连，可有局部淋巴结转移，有特征性病程，甲功检查很少见到血清 T4 和 T3 增高而摄碘率减低的矛盾结果，而本病则不然。必要时甲状腺活检鉴别。

(5) 慢性淋巴细胞性甲状腺炎有时其病较急，可有局部压痛，可与 SAT 相混淆，但前者常呈弥漫性甲状腺肿大，红细胞沉降率不明显增快，而甲状腺球蛋白与微粒休抗体常明显增高。此病预后良好，极少 (2%) 复发，晚期时甲状腺炎症反应减轻至消失，可有淋巴细胞浸润、滤泡再生及纤维化，可有轻度甲亢、甲功减退或正常，约 10% 的患者出现临床甲减，需甲状腺激素替代治疗。

六、西医治疗

治疗原则如下。

(1) 肾上腺糖类皮质激素。激素对本病有显著效果，用药 1 ～ 2d 内发热和甲状腺疼痛往往迅速缓解，1 周后甲状腺常显著缩小。开始时可给泼尼松，每日 3 ～ 4 次，每次 10mg，连用 1 ～ 2 周，病情好转后，可根据红细胞沉降率逐步减少激素用量，每周递减 5mg/d，全程 1 ～ 2 个月，停药后，如有复发，可以泼尼松再治，并可加用甲状腺片剂，尤其有甲减者，每天可用 40 ～ 120mg，几个月后，渐而停用。适用于持续发热，疲乏无力，全身症状较重，甲状腺明显肿大或疼痛显著者。

(2) 镇痛退热，如吲哚美辛 (消炎痛) 等药物，对本病也有效。吲哚美辛 (消炎痛)、阿司匹林均可酌情应用，疗程一般在 2 周以上。

(3) 少数患者出现一过性甲状腺功能减退，如症状明显，可适当补充甲状腺制剂。

(4) 有甲状腺毒症者可给普萘洛尔控制症状。

第五节　慢性淋巴细胞性甲状腺炎

慢性淋巴细胞性甲状腺炎 (CLT) 亦即淋巴性甲状腺肿。由日本桥本策于 1912 年首先报道，因此又称桥本病或桥本甲状腺炎 (HT)。因其发病与自身免疫机制密切相关，也称自身免疫性甲状腺炎，为自身免疫性甲状腺疾病中的一种。

据日本厚生省桥本病研究室统计，HT 约占甲状腺疾病的 20.5%，仅次于甲亢，总人口发病率达到 40.7/10 万人，95% 为 30 ～ 50 岁的中年妇女，且呈不断上升的趋势。

早在 1911 年，Papazolu 便报道甲状腺功能亢进患者的血清可与毒性甲状腺的浸出液发生阳性补体结合反应。1912 年桥本策根据组织学的特征，在德意志文献上发表了 4 例甲状腺淋巴肉芽肿报道。1942 年 Lerman 用人体甲状腺球蛋白进行家兔免疫后，兔血清中的抗体可与人或兔的甲状腺球蛋白发生反应。1956 年 Roitt 和 Doniach 在患者血清中检出了抗甲状腺抗体，即甲状腺球蛋白抗体 (TGA) 和甲状腺微粒体抗体 (TMA)。也是 1956 年 Witebsky 和 Rose 采用甲状腺匀浆制作了在组织学上类似于桥本病的实验性甲状腺炎。Witebsky 和 Roitt 分别在 1957 年和 1958 年用实验证明，甲状腺自身抗体有器官特异性和种族特异性。1959 年 Wodner 提出本病有 4 个基本组织学特征：淋巴细胞浸润；淋巴滤泡形成；甲状腺上皮细胞变性、破坏；间质有纤维组织增生。1963 年 MacKay 将桥本病列为 6 种特发性甲状腺炎中的第 1 种。

Doniach 依组织学表现，将其分为青少年型、嗜酸细胞型与纤维化型。Wooler 则将甲状腺的病变呈弥散性的称为弥散性甲状腺炎，呈局灶性的称为散在性甲状腺炎；以及滤泡上皮增殖特别显著的称为伴有上皮增殖的甲状腺炎。1975 年 Fisher 提出本病的诊断标准。

一、病因、病理

目前认为，本病是典型的器官特异性自身免疫性疾病。主要依据是大部分患者的血清中含有多种抗甲状腺抗体，尤其是 TGA 与 TMA 滴度较高；甲状腺组织中有大量淋巴细胞与浆细胞浸润或有淋巴滤泡形成以及纤维组织增生，淋巴细胞还对甲状腺上皮细胞具有毒性作用，在体外与甲状腺抗原组织接触后，可产生白细胞移动抑制因子；患者常合并其他自身免疫性疾病，如糖尿病、干燥综合征、系统性红斑狼疮等。所谓自身免疫性疾病就是机体对自身组织的识别功能或耐受性发生改变，形成针对自身抗原的特殊抗体及致敏的淋巴细胞，而形成的免疫反应性疾病。

HT 的发病原因还不十分明确，但大量的研究已经表明，下列因素与其发生关系密切。

(一) 遗传因素

在 HT 患者的家族成员中，自身免疫性疾病患者较多，甲状腺疾病和甲状腺抗体阳性率都高于普通人群，说明可能由于遗传缺陷，机体免疫功能先天不足，不能有效支持保护自身组织，而致自身免疫过程。

(二) 感染因素

对具备 HT 遗传基因的患者，一旦感染病毒，可以间接诱发甲状腺细胞出现 HLA-DR，从而引发一系列的抗原产生、抗体形成和细胞破坏。此外，某些革兰阴性球菌感染也会伴有甲状腺自身抗体产生。

(三) 环境因素

环境因素对 HT 的形成也有作用。物理 (冷、热、电离辐射)、化学 (试剂、药品)、生物因素接触可改变组织的抗原性；而煤等有机物污染 (包括酚、硫氰酸盐、间苯二酚)，接触这些污染物的人群常出现甲状腺自身抗体明显升高。而在工业区和碘缺乏国家，则表现为对碘敏感而发生临床 HT 流行性上升。

(四) 精神因素

许多患者就诊时常有因情绪刺激而使甲状腺肿大加重的叙述。每逢季节交替烦躁之时，HT 的发病率均高于平常，病情程度也较重。因此，各种精神刺激和创伤都可成为本病的诱发因素。

本病的发病机制，可能是因免疫检测系统的遗传性缺陷，T 淋巴细胞"控制器"功能普遍丧失，不能正常使 B 淋巴细胞形成自身抗体。形成甲状腺自身抗体后，抗原-抗体复合物沉着于细胞基底膜上，激活 K 细胞的毒性作用，破坏甲状腺上皮细胞，形成自身免疫性甲状腺炎。

在本病的发病过程中，许多研究工作提示遗传因素起着重要作用，而且主要与HLA-Ⅱ类抗原相关。动物实验证实，抗 MHC-Ⅱ类分子的抗体能阻断好几种自发性自身免疫病的发生。HT 的发生与 HLA-DR3 和 HLA-DR5 有关，但其具体的分子作用机制有待研究。MHC-Ⅱ类分子参与CD4+T细胞的选择和激活，在调节机体对蛋白抗原（包括自身抗原）的免疫应答中起关键作用。此外MHC-Ⅲ类基因C2、C4和TNF也与自身免疫疾病有相关性。还有TCR基因、免疫球蛋白基因或者病毒受体的基因也可影响机体对自身免疫疾病的易感性。

环境因素对HT的形成作用在于改变组织的抗原性，是机体的免疫系统将之视为"非己"物质而予以排斥。正常时甲状腺球蛋白极微量存在于血浆中，引起机体对之发生低带耐受，不能辅助B细胞产生自身抗体。若甲状腺受到刺激使甲状腺球蛋白的入血量增多，其浓度超过了"低剂量耐受"的限度，相应Th细胞耐受消失，就能辅助相应B细胞产生抗甲状腺球蛋白抗体而引起自身免疫性甲状腺炎。

相关免疫细胞活性变化在HT患者也是常见的。自身免疫反应都为胸腺依赖性，因此HT患者的胸腺多增大。Ts细胞是维持免疫耐受的重要因素之一。无论是抗原特异性或非特异性Ts细胞的缺陷（如量的减少、完全缺如或功能受抑制），均可导致耐受终止，引起自身免疫。

有实验表明，细胞因子产生失调导致的局部炎症反应可引起自身免疫反应。可能机制是MHC-Ⅱ类抗原异常表达或表达增加，或通过增加黏附分子而增强抗原提呈细胞对T细胞的亲和力，使以前不反应的细胞对抗原发生反应。如在γ-干扰素的诱导下，细胞中编码MHC-Ⅱ类抗原的基因发生阻遏时，可异常表达MHC-Ⅲ类抗原，并进而将自身抗原提呈给Th细胞而导致自身免疫反应。甲状腺免疫反应通过抗原单独与B细胞结合，抗原与HLA-I型CD8+（抑制性）细胞以及抗原与HLA-HCD4+细胞（辅助性）结合而开始，经过细胞内的加工后，抗原与巨噬细胞表面的HLA分子结合，激活T细胞、B细胞或甲状腺细胞，再通过细胞活素（干扰素等），诱发HLA表达的甲状腺细胞，细胞表面的抗原-HLA复合物与CD8+或CD4+细胞上的受体依次结合，启动B细胞抗体产生TGA与TMA，与细胞毒素一起共同介导CD8+细胞对非淋巴组织的细胞毒或抑制作用，并激活NK与K细胞的毒性作用。TMA还可抑制酶的活性。Davisis等发现，HT患者甲状腺组织分离的T细胞，其抗原受体α链的易变区基因表达受极大限制，比从外周血分离的T细胞明显。因此，甲状腺内的T细胞比外周血的T细胞变化少，所以在与加工处理过的细胞或甲状腺细胞的抗原-HLA复合物反应好。

此外，感染源可以复制出甲状腺组织的某些结构成分，这些成分通过某种方式改变了甲状腺抗原，使之更具免疫性；或激活非依赖抗原的T细胞而引起HT。情绪等应激刺激，从理论上讲可以导致细胞激肽产物对神经内分泌的刺激，从而引起甲状腺细胞上的HLA表达及非依赖抗原的T细胞活化。

自身免疫病的病理损伤是由自身免疫应答的产物，包括自身抗体和（或）自身致敏淋巴细胞引起的，其造成病理损伤的机制与各型超敏反应相同。在HT中，自身免疫应答产物是抗甲状腺滤泡上皮细胞的致敏T淋巴细胞，攻击甲状腺组织，造成局部炎症。Tc及Th细胞都可造成组织损伤，Tc细胞可直接攻击靶组织，而Th细胞则通过辅助Tc细胞及释放细胞毒性淋巴因子 (如 TNF-β)，或释放促进其他炎性细胞 (如 Mφ) 聚集和激活的淋巴因子，直接或间接造成组织损伤。

NK 细胞与 K 细胞在自身免疫反应中，ADCC 等作用造成靶组织损伤。HT 患者在甲状腺内含有大量甲状腺球蛋白抗体，与甲状腺球蛋白形成抗原 - 抗体复合物，并沉积于甲状腺上皮细胞上。抗体的 Fc 段与邻近 K 细胞的 Fc 受体结合，K 细胞被激活而损伤甲状腺组织。

病理情况下，甲状腺呈轻度或中度弥漫性肿大，少数亦可呈局限性、结节性肿大，质地韧硬，边缘清晰无粘连，包膜完整，色淡黄或呈灰白色。显微镜下观察可见间质内有不同程度的淋巴细胞和浆细胞浸润以及纤维化，大多数病例可形成具有生发中心的淋巴样滤泡。而在疾病不同时期，甲状腺滤泡上皮细胞破坏程度不一致。起病初期，少数甲状腺滤泡上皮细胞增生呈柱状，内含胶质，周边可见吸收空泡，此时病变为轻度；随着病情发展，滤泡开始萎缩，数目逐渐减少，腔内胶质及空泡渐趋消失，上皮细胞嗜酸变，体积肿胀变大，胞质增多，称 Askenazy 细胞，病情属中度。发展到后期，甲状腺可萎缩变性，有广泛纤维化与淋巴细胞浸润，约 3/4 滤泡结构破坏，甲状腺细胞变形，胞质内含空泡，核深染，微嗜酸性，边界不清，此时患者病情较重，临床多出现甲状腺功能减退症状。

电镜下 HT 的典型表现为甲状腺滤泡上皮顶部微绒毛脱落，核膜碎裂，可见较多的张力原纤维，胞质中线粒体增大呈圆形、卵圆形或形状不规则。线粒体间有残余的粗面内质网，管腔闭锁，其他细胞器稀少，未见高尔基体。而淋巴细胞胞膜有突起，核圆居中，染色质凝集呈块状，无核仁。胞质少，细胞器少，仅见散在的小杆状线粒体及松散的核糖体。可见到其胞质突起与上皮细胞胞质相接触，接触区的胞膜模糊或消失。

二、分类

本病组织学的特征是淋巴细胞和浆细胞浸润、淋巴滤泡形成和上皮细胞变性。Wooler 据此将甲状腺的病变呈弥散性的称为弥漫性甲状腺炎；呈局灶性的称为散在性甲状腺炎；以及把滤泡上皮增殖特别显著的，称为伴有上皮增殖的甲状腺炎。并观察散在性甲状腺炎最多见于 20 ～ 30 岁的年龄组，弥漫性甲状腺炎青年也占相当数量。通常散在性甲状腺炎的甲状腺多数较弥漫性甲状腺炎的甲状腺为软。

Doniach 等依本病的组织学表现又将其分为以下三种类型。

(一) 青少年淋巴细胞型

本型多发于 11 ～ 13 岁的青少年。甲状腺轻度肿大，质稍韧，光滑无结节，不疼痛。甲状腺抗体含量低。组织学检查见中度淋巴细胞浸润，有局灶性甲状腺细胞增生，未见 Askanazy 细胞。可自行缓解，或进一步发展，用甲状腺素治疗效果好。临床常见的儿童慢性淋巴细胞性甲状腺炎多见此种变化。

(二) 嗜酸细胞型

本型主要见于 30 ～ 50 岁的妇女，且男女性别比近 1:20。患者甲状腺中等肿大，质韧硬，呈不规则马蹄形，边界清楚，无明显结节，偶有疼痛及压迫症状。甲状腺功能正常。TMA 呈高效价，TGA 大部分为阳性。镜下见有大量淋巴细胞浸润，有生发中心形成，嗜酸细胞化生，少量纤维化，有一些巨细胞。用 T4 治疗少部分无反应，约一半以上患者甲状腺功能减退。

（三）纤维化型

患病者多已为中老年，甲状腺中等肿大或稍小，质偏硬，可为马蹄形，也可不对称。多可触及结节或颗粒状，无局部疼痛。甲状腺功能往往减低。TGA 与 TMA 均呈强阳性，TMA 效价很高。病检时浆细胞浸润为主，可见 Askanazy 细胞，显著纤维化，甲状腺小叶结构消失。少数患者乃治疗无反应，大部分患者甲状腺功能丧失。

根据病理学及形态计量学研究，以上三种类型又分为 CLT 的早期（或称淋巴细胞浸润期）、中期（或称甲状腺滤泡萎缩期）、后期即纤维化期。

三、临床表现

本病常见于中年女性，15 ~ 20 倍多于男性。起病隐匿，发展过程缓慢。其突出的临床表现是甲状腺肿大，呈对称性弥漫性，往往峡部更为明显，状如马蹄。轮廓清楚，不与周围组织粘连，可随吞咽动作活动。表面光滑，质地坚韧如橡皮。亦有两侧不对称，少数病例为单侧叶肿大，偶可扪及结节。锥体叶也常肿大。腺体如有多量纤维化则可坚硬如石，呈结节状。偶可出现压迫症状，如呼吸或吞咽困难等。甲状腺局部一般无疼痛，少数可发生局部疼痛并向下颌部放射。部分患者甲状腺肿大较快。

早期患者的甲状腺功能尚在正常范围，但也可出现一过性代谢亢进的症状，随着病情的发展，甲状腺储备功能逐渐降低，甲状腺破坏到一定程度，逐渐出现甲状腺功能减退的表现，如容易疲劳、记忆力减退、感觉迟钝、水肿等。约 15% 的患者会有黏液性水肿。也有部分患者甲状腺不肿大反而缩小，主要表现为甲状腺功能减退，少数患者可伴有突眼，但一般程度较轻。

四、合并症

（一）合并甲亢

合并甲亢亦称桥本甲亢，可出现高代谢综合征，如体重减轻、神经过敏、大便增多、月经减少或闭经，或轻度突眼和胫前黏液性水肿等，可一过性出现也可反复出现。

（二）合并甲状腺肿瘤

如甲状腺腺瘤或甲状腺癌等，即表现为孤立的甲状腺结节，其余部分腺体较韧，甲状腺抗体滴度较高。病理检查见结节部位为甲状腺瘤或甲状腺癌的病理改变，其余部分为慢性淋巴细胞性甲状腺炎表现。

（三）合并地方性甲状腺肿

这种情况的发生率较高，尤以合并结节性甲状腺肿者为多，但炎性病变往往分布不均匀，多分布在结节部分周围的甲状腺组织中。

（四）合并亚急性甲状腺炎

亚急性甲状腺炎发病早期多见发热疼痛，甲状腺肿块不固定，查甲状腺功能可有一过性升高，红细胞沉降率增快，需要糖皮质激素类药物治疗。

（五）合并甲状腺恶性淋巴瘤

研究表明，CLT 患者的甲状腺淋巴瘤发病危险增加了 67 倍。鉴于 CLT 流行性的日益增加，对经过适当治疗甲状腺仍持续肿大的病例应警惕淋巴瘤的可能。其诊断是通过甲状腺针刺抽吸细胞学检查而确定，必要时更需切开取活组织检查，并应用免疫组织化学检查。Coombs 试验阳性则表明患淋巴瘤时存在红细胞抗体，可发生自身免疫性溶血性贫血。治疗宜采用放疗和化疗。

（六）合并干燥综合征 (SS)

在 CLT 中，SS 的发病率远高于正常人群，尽管它们是两种不同靶器官的器官特异性自身免疫性疾病，但二者在组织学、血清学与遗传学上有共同的特征，由于遗传的缺陷和免疫的不稳定性，以致机体免疫功能紊乱，而发生免疫之间的重叠现象。因此，甲状腺抗体阳性的 SS 患者，应追踪观察甲状腺的功能状态，以便预防与早期治疗。治疗多用皮质激素类药物，可通过抑制抗体形成与减轻甲状腺淋巴浸润两方面起作用。

CLT 患者血清中常可检出 RF、ANA、SMA、抗 DNA、抗 RNP 及抗 SS-A 等多种自身抗体，且表现为器官非特异性的免疫异常。甚或本病还可与其他一些自身免疫性疾病合并出现，如恶性贫血、慢性活动性肝炎、系统性红斑狼疮、原发性肾上腺皮质功能减退、类风湿关节炎等。患者当此之时，除出现以上各种合并症的临床表现外，血清中不但有较高滴度的甲状腺抗体，还常检测出针对其他相应组织的自身抗体。

五、特殊临床类型

（一）儿童 CLT

患儿年龄以 9～12 岁为多见，女性为主，临床以无症状甲状腺肿大与 TGA、TMA 阳性为最主要特征，可存在不同甲状腺功能状态。诊断不明确者可做有关甲状腺功能试验或显像以助之。大部分儿童 CLT 预后良好，甲状腺炎所致甲状腺功能损害并非均为永久性，部分患儿甲状腺功能可恢复正常。除甲状腺肿大明显者外，甲状腺功能正常患儿一般无须治疗。CLT 伴甲减或代甲减是甲状腺激素补充治疗的应用指征，在甲状腺功能恢复正常后可停药。伴甲亢的 CLT 称"桥本毒症"，与炎症导致贮存于甲状腺滤泡内激素释放入血循环有关，故呈一过性出现，无须用抗甲状腺药物治疗。

（二）孕产期 CLT

CLT 是女性青春期甲状腺肿的常见原因之一，且在孕期和产后的变化有一定的规律。孕前无甲状腺肿大或甲低者，孕时也无任何症状。孕前有甲状腺肿大或伴甲低者，孕期未经治疗肿大的甲状腺逐渐缩小至未扪及，甲低也自行缓解。妊娠后期抗甲状腺抗体滴度降至正常水平。无论孕前有无甲状腺肿大，产后 1 ～ 5 个月甲状腺均呈弥漫性非对称性肿大，且较孕前明显，质地中等或硬，表面不平，个别有压痛。而后甲状腺逐渐缩小，以孕前无甲状腺肿大产后又无甲低者缩小较满意，但都未恢复到正常大小和正常质地。

CLT 患者有体液免疫与细胞免疫的异常，孕期外周血淋巴细胞总数和 K 细胞绝对计数降低，从而减轻对甲状腺细胞的破坏。也可能是孕妇血清中有源于胎儿胎盘单位的免疫抑制因子，以及胎儿供给的抑制 T 淋巴细胞，可抑制母体淋巴细胞表面受体，降低母体淋巴细胞的增殖和活性，而尤其 T 和 B 淋巴细胞的功能，致使细胞免疫降低，母体淋巴细胞产生抗体减少，孕期抗体滴度降至正常，病情缓解。

产后免疫抑制消失，免疫反应一过性增强，类似停止免疫抑制药糖皮质激素治疗后的反跳现象，外周血 B 和 K 淋巴细胞增加。由于甲状腺组织破坏，甲状腺激素释放而表现出一过性甲亢。继之为低甲状腺激素水平、高血清 TSH 值的产后甲低。

孕前无甲状腺肿或甲低者，产后才出现者不必急于治疗。孕前甲状腺肿大时间长或伴甲低者，产后甲低多需治疗。采用短期或是终身替代治疗，须视甲低纠正情况而定。总之，CLT 患者的孕期应选择在纠正甲低后为宜，并且在早孕期和产后仍需以适当剂量维持一段时间，以防胎儿畸形或产后严重甲低。

六、辅助检查

（一）实验室检查

1. 抗体测定

患者的血清中存在某些特殊的抗体，特别是甲状腺微粒体（过氧化物酶）抗体 (TMA) 与甲状腺球蛋白抗体 (TGA)，可据情况运用血凝法、补体结合法、酶联免疫法、放射免疫法测定，可呈一过性升高，但绝大多数都持续升高较长时间。通常情况下 TMA 较 TGA 升高明显，二者联合测定对本病的诊断有较高价值。

2. 激素水平

疾病发展中 T3、T4 多正常。早期合并甲亢者，T3、T4 可升高，TSH 降低；轻度甲低者，T3 值多属正常偏低，T4 低于正常，TSH 是升高的；明显甲低患者 T3、T4 降低，而 TSH 升高。FT3、FT4 也随病情的发展越重降低程度越大，FT4 降低较 FT3 更明显。

3. 血浆蛋白结合碘 (PBI)

往往降低，但有些患者甲状腺可以产生一种异常的碘化蛋白质，可以使血 PBI 升高。

4. 基础代谢率 (BMR)

早期患者多正常，少数合并甲亢的患者可表现升高，有些病例开始即降低，疾病发展至后期，患者的代谢率多数降低。

5. 过氯酸盐释放实验

由于患者甲状腺摄取的碘化物与酪氨酸结合障碍，导致游离碘增多，服用过氯酸盐后抑制甲状腺主动摄取碘化物，使碘离子释放增加，释放率会超过10%，用静脉注射法其阳性率更高。

（二）甲状腺吸^{131}I率

早期多在正常范围或一过性升高，且易受外源性T3抑制，这一点不同于Graves病。疾病后期甲状腺储备功能明显下降，吸碘率降低，即使甲状腺兴奋试验也不能使其升高。

（三）影像学检查

1. 甲状腺扫描

HT患者甲状腺扫描其形态呈均匀分布，有不规则的外形，显示"冷结节"或因甲状腺局部破坏，淋巴与纤维组织增生而致密度不均，有片状稀疏区。

2. 超声检查

B超除可反映甲状腺肿的大小，在某种程度上还可估计该病时的甲状腺功能。甲状腺回声减低是一项提示甲状腺功能减退和严重的甲状腺滤泡蜕变的征象。

（四）甲状腺细针抽吸活检（FNAB）

许多研究表明，FNAB与血清学的诊断一致，总能见到大量淋巴细胞和淋巴母细胞样细胞的浸润，这是具有特征性的现象。此外，还能见到相当于Askanazy细胞的上皮细胞。甲状腺滤泡变小，滤泡内胶质减少甚至消失。如见到成堆的淋巴细胞即可诊断为桥本病，并排除甲状腺癌或甲状腺腺瘤。

（五）组织活检

对于FNAB有疑问者，可做手术活检。形态特点为正常甲状腺组织结构破坏，腺泡萎缩或脱落。或有嗜酸性变；弥漫性淋巴细胞、浆细胞浸润；甲状腺间质小血管丰富，内皮细胞增生使管腔变小。

（六）其他

麝香草酚浊度试验、锌浊度试验、脑磷脂胆固醇絮状反应呈阳性。血清蛋白电泳丙种球蛋白增高，红细胞沉降率可加快。

七、诊断要点

根据临床表现与实验室检查，本病的诊断不难确定。凡中年妇女出现弥漫性甲状腺肿或结节性甲状腺肿，质地坚韧，排除其他甲状腺肿大的因素，不论其甲状腺功能如何均应考虑本病的可能性，由于血清甲状腺抗体，尤其是TMA与HT的诊断符合率较高。如TGA与TMA明显增高，已基本可确诊。需进一步明确诊断者，可行穿刺细胞学检查（FNAB）。个别不典型病例可做活体组织检查，以证实诊断。过氯酸盐释放试验呈阳性也有助于本病的诊断。若实验室条件不足者，可利用甲状腺激素试验治疗帮助确诊，即试验性服用甲状腺片1～2周后，甲状腺肿明显缩小，症状缓解者，基本可确诊HT。

此外也可参考1975年Fisher提出诊断本病的5项指标。

(1) 甲状腺弥漫性肿大、质韧或有结节而表面不平。

(2) 甲状腺球蛋白抗体和微粒体抗体阳性，两种抗体滴度在 1:32 以上。

(3) 血清 TSH 升高，超过每毫升 20μU。

(4) 甲状腺扫描有不规则点状浓集或稀疏区。

(5) 过氯酸盐释放试验阳性。

Fisher 认为，上述指标中有两项符合者即可拟诊，具备 4 项或 5 项者即可确诊。有人认为，这一标准误诊率高，提出诊断本病除了体检时发现有弥漫性橡皮样甲状腺肿外，确诊本病最主要的指标是血清 TGA 与 TMA 检测；FNAB；过氯酸盐释放试验检查。其他实验室检查可作为次要或辅助指标。

八、鉴别诊断

（一）Graves 病

本病患者多有不同程度的甲状腺肿，常伴有甲状腺功能亢进的表现，如神经过敏、体重减轻、明显乏力、肌肉萎缩等。突眼症是本病的典型体征。胫前黏液性水肿也是本病的特征之一，但较少见。实验室检查总 T4 与游离 T4 均增高；甲状腺摄 ^{131}I 功能不能被抑制。而甲状腺微粒体抗体、甲状腺球蛋白抗体检测很少为阳性，即使检测到了，滴度也是相当低的。

（二）地方性甲状腺肿

患者除呈弥漫性肿大外，往往无自觉症状。病程越长，甲状腺肿大越显著，并可出现多个结节，其诊断主要依靠流行病学资料。患者甲状腺功能多在正常范围，甲状腺摄 ^{131}I 率增高，但可被 T3 抑制，尿碘减少。HT 患者的甲状腺也呈弥漫性肿大，但血清 TGA、TMA 效价增高，红细胞沉降率加速，血丙种球蛋白增高，都可资鉴别。必要时还可做甲状腺活体组织检查帮助确诊。

（三）甲状腺癌

慢性甲状腺炎患者的甲状腺可出现多个结节，质地较硬，应与甲状腺癌鉴别。后者结节较硬，在短期内明显增大，可转移至附近淋巴结，常与周围组织固定，并可压迫喉返神经引起声音嘶哑，甲状腺扫描常显示"冷结节"，但血清甲状腺抗体多为阴性。必要时做甲状腺针刺活组织检查即可鉴别。

（四）甲状腺腺瘤

甲状腺腺瘤也是一种常见病，多见于青年及中老年女性，单发结节居多，边缘清楚，生长缓慢，有时突然增大疼痛，见于囊内出血。

（五）亚急性甲状腺炎

慢性淋巴细胞性甲状腺炎有时起病较急，偶可见甲状腺局部疼痛与压痛，与亚急性甲状腺炎不同之处在于甲状腺常呈弥漫性肿大，甲状腺摄碘率无明显降低，一般无发热等全身症状。但亚急性甲状腺炎常出现一侧甲状腺结节性肿大，后又转移至另一侧，呈交替发作。甲状腺摄碘率常明显降低，但多自行缓解，而甲状腺功能一般不受影响，也无自身抗体出现。

九、西医治疗

（一）一般治疗

早期患者症状不显著时，治疗常被忽视，一般未特殊用药。

（二）手术治疗

慢性淋巴细胞性甲状腺炎患者的甲状腺肿不宜做外科手术治疗，因为它可以导致甲状腺功能减退。但如有下列情况时仍可考虑手术治疗。

(1) 有明显压迫症状，如气管压迫、呼吸吞咽困难等。

(2) 用甲状腺激素或对症药物治疗后，甲状腺肿不缩小，甲状腺疼痛无明显减轻，或甲状腺肿持续增大者。

(3) 怀疑有甲状腺癌变的患者，可做手术探查。

手术方法多采用部分或大部分甲状腺切除术。包括一叶或双叶部分切除和次全切除术、一侧腺叶切除术或另一侧腺叶连同峡部切除术等，而较少用甲状腺全切除术。如能恰当地行腺体病灶切除（每侧保留 5 ～ 6g），对 CLT 的治疗也是安全有效的。患者手术后应长期坚持甲状腺制剂替代治疗。^{131}I 和 X 线疗法均可导致甲状腺功能减退，故不采用。

第六节　甲状腺结节

甲状腺结节是临床上最常见的一种甲状腺病症。碘充足地区男性 1% 和女性 5% 在触诊中发现甲状腺结节。应用高清晰度 B 超，在随机选择的人群中，甲状腺结节的检出率高达 19% ～ 67%，女性和老年人群更为多见。检查甲状腺结节的目的是排除或发现甲状腺癌，多种甲状腺疾病都可以表现为甲状腺结节，依病因不同，结节可分为增生性甲状腺肿、毒性结节性甲状腺肿、肿瘤性结节、囊性结节和炎症性结节。流行病学调查显示，甲状腺癌在甲状腺结节中的发现率是 5% ～ 10%，根据年龄、性别、放射接触史、家族史和其他因素发现率各异。所有甲状腺结节中最常见的为结节性甲状腺肿，甲状腺良性肿瘤中最常见的为滤泡型腺瘤，而甲状腺恶性肿瘤中则以乳头状癌最为多见，据美国 1985 ～ 1995 年 53856 例甲状腺恶性肿瘤的统计，乳头状癌在前 5 年占 77.9%，后 5 年占 80.2%。亚洲人乳头状癌的发病率也在 78% ～ 80%。结节可单发也可多发，女性多于男性，随年龄增长，结节发生率逐步增加。近年来证明，成年人甲状腺肿半数以上伴有结节，尸体解剖亦发现，组织学上非浸润性微小恶性肿瘤的发生率高达 17%，而临床上甲状腺癌的发病数远远小于这个数字。

一、病因、病理

良性甲状腺结节的病因包括良性腺瘤，局灶性甲状腺炎，多结节性甲状腺肿的突出部分，甲状腺、甲状旁腺和甲状腺舌管囊肿，单叶甲状腺发育不全导致对侧叶增生，手术后或 ^{131}I 治疗后甲状腺残余组织的瘢痕和增生等。除甲状腺组织增生和少数滤泡状腺瘤外，以上原因的结节在核素扫描时都表现为"冷结节"。大多数的甲状腺结节是无症状的。研究显示，尸检和超声对无症状的甲状腺结节的检出率分别为 50% 和 67%。甲状腺超声对甲状腺结节的检出率是触诊的 5 倍；当结节直径 > 2cm 时，其检出率是触诊的 2 倍。甲状腺结节的患病率受检查方式、被检人群的性别、年龄、碘摄入量、放射线照射等环境因素的影响。

（一）性别

研究表明，男性的甲状腺体积大于女性，而女性甲状腺肿和甲状腺结节的患病率显著高于男性，也就是说，当暴露于碘缺乏等危险因素时女性更易于发生甲状腺肿和甲状腺结节。研究显示，在 70 ~ 74 岁的人群中女性和男性甲状腺结节的患病率分别为 52% 和 29%。

（二）年龄

甲状腺结节的患病率随年龄增长而不断增高，其中单发结节的患病率在不同年龄组间无显著差异，而多发结节的患病率随年龄增长不断增高。甲状腺结节在儿童中的患病率虽然很低，为 1% ~ 1.5%。但是需要注意的是其发展为恶性的危险性是成年人的 4 倍，在儿童中占继发性恶性肿瘤的首位。

（三）遗传因素

甲状腺结节和各类甲状腺癌的发生可能与某些癌基因、抑癌基因的突变、激活、抑制、缺失等有关。目前，已知多种候选基因参与了甲状腺结节尤其是甲状腺肿瘤的发病，如促甲状腺激素 (TSH) 受体 (TSHR)、gsp、ras、ret、营养神经的酪氨酸激酶受体 (NTRK)、met 等。

（四）碘摄入量

碘摄入量对甲状腺结节的患病率存在非常明显的影响。中国医科大学 IITD 研究组对 MUL 分别为 103.1μg/L、374.8μg/L 和 614.6μg/L 的 3 个不同碘摄入量地区人群的研究发现，随碘摄入量增加，3 个地区的甲状腺结节患病率无明显差异，但构成比有所不同，轻度碘缺乏区和适碘区多数为单发结节，而高碘区多数为多发结节。另外，碘摄入量与甲状腺癌的发生关系密切。近年来的研究结果显示，随着普遍食盐碘化的普及，甲状腺癌的发病率逐渐增高。研究显示，美国甲状腺癌的发病率在 1973 年为 3.6/100000，2002 年已增长为 8.7/100000。碘摄入量与甲状腺结节生长和癌变之间的关系还不甚清楚。土耳其学者 Erdogan 等在中度碘缺乏地区对良性甲状腺结节进行了长达 40 个月的随访观察，发现 33.1% 和 20.7% 的患者甲状腺结节的大小分别下降超过 15% 或 30%，32% 和 24.1% 的患者结节大小增加超过 15% 或 30%，LogLstic 回归分析显示年龄、性别、TSH 和随访的时间长短不能预测结节的生长，只有低回声可以作为预测结节生长的一个指标。

（五）放射性接触史

电离辐射是甲状腺结节形成和肿瘤发生的重要危险因素，接受过放射暴露的人群在随后的 40 年间也可能是持续终身都存在发生分化型甲状腺癌的危险，医学放射治疗特别是儿科群体对放射产生的不良反应极为敏感。过去，引起甲状腺接受放射暴露最多的是应用外源性的照射治疗良性疾病。而目前，诊断性的医疗照射特别是 CT 的使用是最主要的原因。流行病学研究显示，CT 的使用，使癌症的患病率发生小幅度的但是明显的增加，乳头状甲状腺癌的发生也有所增加。幸运的是，我们可以通过减少使用诊断性医疗照射的剂量从而减少癌症的发生。

（六）其他自身免疫

在甲状腺结节的发生中也有一定的作用，在回顾性的研究中，Azizi 等发现，TgAb 是甲状腺结节患者发生甲状腺癌的独立危险因素。另外，吸烟对于甲状腺结节的发生也存在一定的影响，可以使甲状腺结节的患病率增高。实验研究已证明，硫氰酸盐可能是烟草中对甲状腺影响最大的成分，硫氰酸盐是氰化物的降解产物，可以竞争性地抑制碘的吸收和有机化，使机体内碘的浓度下降，导致甲状腺结节的患病率升高。饮酒可以使甲状腺结节的患病率下降，Knudsen 等研究发现，中等量及大量饮酒者的甲状腺肿和甲状腺单发结节的患病率较少量饮酒者明显下降，甲状腺多发结节的患病率也呈现下降趋势。体重似乎也与甲状腺肿和甲状腺结节的发生有关。Karger 等研究发现，体重指数 (BMI) 与多发性甲状腺结节的发生呈正相关。

甲状腺疾病许多都可以表现为甲状腺结节，依病因不同，结节可分为增生性甲状腺肿、毒性结节性甲状腺肿、肿瘤性结节、囊性结节和炎症性结节；甲状腺结节还可以分为良性和恶性。甲状腺肿瘤的分类，可以分为甲状腺良性肿瘤和甲状腺恶性肿瘤，依据 1988 年 WHO 关于甲状腺肿瘤的分类，甲状腺良性肿瘤可以分为滤泡型腺瘤、涎腺型腺瘤、腺脂肪瘤和玻璃样变小梁状细胞瘤，甲状腺恶性肿瘤的组织学分型分为乳头状癌、滤泡癌、髓样癌、未分化癌、甲状腺恶性淋巴瘤、间变细胞癌和恶性纤维组织细胞瘤等。其中乳头状癌是甲状腺恶性肿瘤中最常见的癌种。甲状腺结节在人群中的发病率高达 19% ～ 67%，甲状腺癌占甲状腺疾病的 9.1% ～ 16.59%，占甲状腺全部肿瘤的 2.7% ～ 17%，在癌症病死病例中约占 0.5%。据国际癌症学会资料统计，各国甲状腺癌的发病例数逐年增加，且甲状腺癌的发病率在不同国家和不同地区也有所不同。报道资料显示，我国甲状腺癌占人体全部恶性肿瘤的 0.86%，而美国约占 1.5%。富碘地区及地方性甲状腺肿流行地区甲状腺癌的发病率较高，在白人中甲状腺癌的发生率高于黑人。

甲状腺结节中以良性病变多见，其中结节性甲状腺肿最常见，而恶性结节亦不少见，恶性肿瘤中又以乳头状癌最多见，而乳头状癌分化好，恶性程度低，预后较好。

二、分类

甲状腺结节大致可分为良性结节和甲状腺癌两类。良性结节包括局灶性甲状腺炎、多结节性甲状腺肿的显著部分、术后残留甲状腺的增生或瘢痕形成及甲状腺囊性病变和甲状腺腺瘤等。甲状腺肿瘤的病理类型与确定治疗方案及预后关系极为密切。甲状腺腺瘤的病理类型主要有胚胎型、胎儿型、单纯型、胶样型、嗜酸细胞型。值得注意的是，一般临床病理所诊断的甲状腺腺瘤中有少部分可能为甲状腺癌，在胎儿型、嗜酸细胞和胚胎型中所占的比率分别为 5%、5% 和 25%。大部分甲状腺癌为乳头状甲状腺癌，约占75%；其次为滤泡性癌，约占 16%；其他包括髓样癌 (5%)、未分化癌 (3%) 及淋巴瘤和转移癌等 (约为 1%)。乳头状和滤泡性甲状腺癌也称分化性甲状腺癌，恶性程度低，预后良好。如能早期诊断、治疗方法适当，可获良好效果。髓样癌预后较差，未分化癌最差。

甲状腺结节临床诊断的首要目的为确定结节是良性还是恶性，恶性病变需即刻采取包括手术在内的综合治疗；而良性病变可以保守治疗或择期手术，某些病变可能仅需定期随访。细针抽吸细胞学检查是甲状腺结节诊断过程中的首选检查方法。有人称之为诊断甲状腺结节的"金标准"。经国际多中心、数以千例的前瞻性研究证明，该方法简便、安全、结果可靠，对甲状腺结节的诊断、鉴别诊断及指导治疗等具有十分重要的价值。有经验的穿刺细胞学检查其诊断准确率可达 95% 左右。细胞学诊断结果通常分为癌性、不确定性 (可疑癌性) 和良性 3 种。甲状腺核素扫描对甲状腺结节的诊断和鉴别诊断有一定价值。由于甲状腺高功能 (或自主功能) 性腺瘤绝大部分为良性，所以扫描呈"热"结节者基本可除外恶性。扫描呈"冷"结节者可能为恶性，但甲状腺囊性病变及出血、钙化等皆可呈冷结节，因此，冷结节并不是癌的同义语。20 世纪 80 年代末期出现了亲肿瘤药物甲状腺显像，主要应用锝 99m- 甲氧基异丁基异腈 (99mTc-MIBI)，它可浓集于包括甲状腺癌在内的某些恶性肿瘤中，但这种浓集也不是肿瘤特异性的，所有代谢活跃的组织或富含线粒体的组织均可浓集 99mTc-MIBI，故 99mTc-MIBI 扫描阳性者仍需结合其他资料综合判断。超声波检查对确定甲状腺和甲状腺结节的大小体积及判断是否存在囊性病变有较大价值，而且可以提供甲状腺及结节大小的客观数据，因此，对甲状腺结节的随访观察很有意义。此外对触诊不到的小结节可以在超声波引导下行细针穿刺，有助于准确取材。常规实验室检查对甲状腺结节的诊断价值较小，如果 TSH 降低提示可能为自主功能性腺瘤，自身抗体阳性及 TSH 升高提示存在桥本甲状腺炎。如怀疑甲状腺髓样癌应测定血清降钙素。

三、临床表现

绝大多数甲状腺结节发病隐匿，较少有明显的症状和体征，常常是通过体格检查或自身触摸或影像学检查而发现的。临床上，发现甲状腺结节后必须对甲状腺及其周围的淋巴结仔细检查和评估，并收集完整的病史资料。提示甲状腺恶性结节的临床证据包括以下几点。

(1) 颈部接受大剂量放射线辐射或射线治疗史。

(2) 有甲状腺髓样癌或多发性内分泌腺瘤综合征 (MEN) 或乳头状甲状腺癌家族史。

(3) 年龄＜ 20 岁或＞ 70 岁。

(4) 男性患者甲状腺结节更可能是恶性病变。

(5) 结节增长迅速，且直径超过 2cm。

(6) 伴持续性声音嘶哑、发音困难、吞咽困难和呼吸困难。

(7) 结节质地硬、形状不规则、固定。

(8) 伴颈部淋巴结肿大。

越来越多的研究发现，有 4 种情况甲状腺结节恶性变的可能性相同：孤立性甲状腺结节、多结节性甲状腺肿、临床上可触及的结节、意外甲状腺结节 (偶然瘤)。另外，现有资料提示，甲状腺小结节和甲状腺大结节具有一样的侵犯性，能侵犯甲状腺包膜、周围淋巴结，故认为结节大小不是判断其是否有侵犯性的指标。

四、辅助检查

(一) 实验室检查

1. 血清 TSH

如果 TSH 减低，提示结节可能分泌甲状腺激素。进一步做甲状腺核素扫描，检查结节是否具有自主功能。有功能的结节恶性的可能性极小，不必再做细胞学的检查。如果血清 TSH 增高，提示存在桥本甲状腺炎伴甲状腺功能减退，需要进一步测定甲状腺自身抗体和甲状腺细针抽吸细胞学检查。

2. 血清甲状腺球蛋白 (Tg)

Tg 在许多甲状腺疾病时升高，诊断甲状腺癌缺乏特异性和敏感性。

3. 血清降钙素

该指标可以在疾病早期诊断甲状腺癌细胞增生和甲状腺髓样癌。

(二) 甲状腺 B 超

甲状腺 B 超是确诊甲状腺结节的必要检查。它可以确定结节的体积，有否囊样变和癌性征象。癌性征象包括结节微钙化，实体结节的低回声和结节内血管增生。一般认为无回声病灶和均质性高回声病灶癌变危险低。

(三) 甲状腺核素扫描

经典使用的核素有 ^{131}I、^{123}I、$^{99}mTCO_4$。根据甲状腺结节摄取核素的多寡，划分为"热结节""温结节"和"冷结节"。因为大多数良性结节和甲状腺癌一样吸收核素较少，成为所谓的"冷结节"和"凉结节"，所以诊断价值不大。仅对甲状腺自主高功能腺瘤

(热结节)有诊断价值。后者表现为结节区浓聚核素，结节外周和对侧甲状腺无显像。这种肿瘤是良性的。

（四）甲状腺细针抽吸细胞学检查 (FNAC)

甲状腺细针抽吸细胞学检查是诊断甲状腺结节最准确、最经济的方法。FNAC 结果与手术病理结果有 90% 的符合率。仅有 5% 的假阴性率和 5% 的假阳性率。当然符合率取决于操作者的成功率，差异较大。

FNAC 有 4 个结果，具体如下。

(1) 恶性结节。

(2) 疑似恶性结节，主要是滤泡状甲状腺肿瘤，这类结节中 15% 是恶性的，85% 是良性的，依靠细胞学检查区分它们是不可能的。

(3) 良性结节。

(4) 标本取材不满意。后一种情况需要在 B 超引导下重复穿刺。多结节甲状腺肿与单发结节具有相同恶变的危险性。如果仅对大的结节行 FNAC，往往容易使甲状腺癌漏诊。这时 B 超的检查显得尤为重要，FNAC 要选择具有癌性征象的结节穿刺。

五、诊断要点

甲状腺结节可分良性与恶性结节。左甲状腺素 (L–T4) 抑制试验对鉴别结节的性质有帮助。L–T4 抑制血清 TSH 的水平以后，良性结节可以缩小，恶性结节则无变化。另外，结节直径超过 2cm、结节坚硬和年轻病例都提示是癌性结节。

甲状腺结节需要随访。结节增大是恶性的提示，也是重复 FNAC 检查的指征。B 超的准确性优于触诊，所以主张应用 B 超随访结节的增长情况。对于"增长"尚无明确的定义。但是体积增加 20% 或者径线增加 2mm，都是再行 FNAC 检查的指征。

六、鉴别诊断

（一）Graves 病

本病患者多有不同程度的甲状腺肿，常伴有甲状腺功能亢进的表现，如神经过敏、体重减轻、明显乏力、肌肉萎缩等。突眼症是本病的典型体征。胫前黏液性水肿也是本病的特征之一，但较少见。实验室检查总甲状腺素（总 T4）与游离甲状腺素（游离 T4）均增高；甲状腺摄 [131]I 功能不能被抑制。而甲状腺微粒体抗体 (TMA)、甲状腺球蛋白抗体 (TGA) 检测很少为阳性，即使检测到了，滴度也是相当低的。

（二）地方性甲状腺肿

患者除颈呈弥漫性肿大外，往往无自觉症状。病程越长，甲状腺肿大越显著，并可出现多个结节，其诊断主要依靠流行病学资料。患者甲状腺功能多在正常范围，甲状腺摄碘率增高，但可被三碘甲状腺原氨酸 (T3) 抑制，尿碘减少。慢性淋巴细胞性甲状腺炎患者的甲状腺也呈弥漫性肿大，但血清甲状腺球蛋白抗体 (TGA)、甲状腺微粒体抗体

(TMA) 效价增高，红细胞沉降率加速，血丙种球蛋白增高，都可资鉴别。必要时还可做甲状腺活体组织检查帮助确诊。

（三）甲状腺癌

慢性甲状腺炎患者的甲状腺可出现多个结节，质地较硬，应与甲状腺癌鉴别。后者结节较硬，在短期内明显增大，可转移至附近淋巴结，常与周围组织固定，并可压迫喉返神经引起声音嘶哑，甲状腺扫描常显示"冷结节"，但血清甲状腺抗体多为阴性。必要时做甲状腺针刺活组织检查即可鉴别。

（四）甲状腺腺瘤

甲状腺瘤也是一种常见病，多见于青年及中老年女性，单发结节居多，边缘清楚，生长缓慢，有时突然增大疼痛，见于囊内出血。

（五）亚急性甲状腺炎

慢性淋巴细胞性甲状腺炎有时起病较急，偶可见甲状腺局部疼痛与压痛，与亚甲炎不同之处在于甲状腺常呈弥漫性肿大，甲状腺摄碘率无明显降低，一般无发热等全身症状。但亚甲炎常出现一侧甲状腺结节性肿大，后又转移至另一侧，呈交替发作。甲状腺摄碘率常明显降低，但多可自行缓解，而甲状腺功能一般不受影响，也无自身抗体出现。

（六）瘰疬

多发生于颈项、颌下及锁骨下部位。肿块一般较小，每个约胡豆大，个数多少不等，多者可成串珠状，相互粘连，活动度小，失于治疗可酿脓、溃破，排出干酪样坏死物，久不越合，伴消瘦、潮热、盗汗、阴虚火旺等全身症状。本病肿块恰在颈部正前方，肿块较大，为影袋及囊状，且随吞咽而上下移动。一般全身症状不明显，重症者可见畏寒、手足欠温、浮肿等脾肾阳虚等证。二者是可以区分的。

（七）慢性淋巴细胞性甲状腺炎

根据临床表现与实验室检查，本病的诊断不难确定。凡中年妇女出现弥漫性甲状腺肿或结节性甲状腺肿，质地坚韧，排除其他甲状腺肿大的因素，不论其甲状腺功能如何均应考虑本病的可能性，由于血清甲状腺抗体，尤其是甲状腺微粒体抗体 (TMA) 与慢性淋巴细胞性甲状腺炎的诊断符合率较高。如甲状腺球蛋白抗体 (TGA) 与甲状腺微粒体抗体 (TMA) 明显增高，已基本可确诊。需进一步明确诊断者，可行穿刺细胞学检查 (FNAB)。个别不典型病例可做活体组织检查，以证实诊断。过氯酸盐释放试验呈阳性也有助于本病的诊断。若实验室条件不足者，可利用甲状腺激素试验治疗帮助确诊，即试验性服用甲状腺片 1～2 周后，甲状腺肿明显缩小，症状缓解者，基本可确诊。

七、西医治疗

甲状腺结节的治疗通常以甲状腺细针抽吸细胞学检查结果为指导的，结节稍小者随访，恶性者需手术切除。

左甲状腺素 (L-T4) 抑制试验对鉴别结节的性质有帮助。L-T4 抑制血清 TSH 低水平以后，良性结节可以缩小，恶性结节则无变化。另外，结节直径超过 2cm、结节坚硬和年轻病例都提示是癌性结节。

甲状腺结节需要随访。结节增大是恶性的提示，也是重复 FNAC 检查的指征。B 超的准确性优于触诊，所以主张应用 B 超随访结节的增长情况。对于"增长"尚无明确的定义，但是体积增加 20% 或者径线增加 2mm，都是再行 FNAC 检查的指征。

FNAC 提示手术的指征如下所列。

(1) 恶性结节。

(2) 实体结节，FNAC 多次取材不满意。

(3) 疑似恶性结节。

(4) 某些结节，特别是有囊样变者，标本取材总是不满意，手术往往证实是恶性。

分化性甲状腺癌的生物学行为相对良好，经适当治疗大部分患者可获良好结果。年龄 40 岁以下，直径 < 15mm 的乳头状癌及轻度包膜浸润的滤泡性癌，预后较好。

第四章 甲状旁腺及钙磷代谢疾病

第一节 骨质疏松症

骨质疏松症 (OP) 已被公认为严重的社会公共健康问题，目前全世界约有 2 亿人患骨质疏松症，其发病率已跃居世界各种常见病的第 7 位，也有报道显示其居常见疾病的第 6 位。

1885 年，欧洲病理学家 Pommer 首先提出"骨质疏松"一词，意指骨质减少、组织学上可见布满孔隙的骨髓；1948 年，Albright 指出本病是由骨小梁形成减少、蛋白质代谢异常的一种疾病；1955 年，Sissions 则明确骨质疏松是骨支持组织含量减少，而矿物质成分仍保持较高水平的一种骨内结构改变；自 20 世纪 60 年代骨密度测量仪发明后，人们对骨质疏松的病因、易发因素、临床诊断和防治等进行了深入研究，直至 1990 年在第三届丹麦哥本哈根国际骨质疏松大会上才明确提出其定义，并在 1993 年第四届国际骨质疏松大会上得到完善，并为世界各国所公认；2000 年，美国国立卫生研究院 (NIH) 进一步对其进行了修订并提出了诊断标准。

目前认为，骨质疏松症是一组全身性的骨骼疾病，其特征是骨量减少、骨组织显微结构退化，致骨脆性增加，极易发生骨折。骨强度主要由骨密度和骨质量两方面所决定。从疾病的整个历程来看，骨质疏松至少包括骨量减少、骨质疏松症和骨质疏松性骨折 3 个阶段。目前尚无精确定量检测骨强度的方法，骨矿密度检测技术仍是骨质疏松诊断的主要手段，因此临床上主要依据骨量来诊断骨质疏松症。随着骨生物力学基础和骨强度检测技术研究的发展，可以预见骨质疏松的定义和诊断标准会得到进一步的充实和完善。

骨质疏松症分为原发性和继发性两类。前者又分为绝经后骨质疏松 (I 型)、老年性骨质疏松 (II 型) 两种。多种内分泌疾病如甲状旁腺功能亢进、Cushing 综合征、性腺功能减退、甲状腺功能亢进、糖尿病及血液病、结缔组织病、肾功能不全、肾小管酸中毒、营养性疾病和药物等均可继发骨质疏松。骨质疏松症的严重后果是骨质疏松性骨折 (脆性骨折)，患者由于骨强度下降，在受到轻微创伤或日常活动中即可发生骨折。骨质疏松性骨折大大增加了老年人的病残率和病死率。常见的骨折部位依次为椎体、髋部和腕部，其中以髋部骨折的危害最大。

一、流行病学

骨质疏松症是一种多因素所致的慢性疾病，随着年龄增长，患病风险增加。随着人类寿命延长和老龄化社会的到来，骨质疏松症已成为人类的重要健康问题，其中女性多于男性，常见于绝经后妇女和老年人。据估计，全球约有 2 亿女性患有骨质疏松症。由于骨质疏松继发的骨量减少，尤其是承重骨骨量减少明显增加骨折风险，腰椎和髋部骨量减少 10%，发生相应部位骨折的风险即分别升至 2 倍和 2.5 倍。在 50 岁以上的人群中，约有 1/3 的女性和 1/5 的男性将会发生至少 1 次骨折。如发生髋部骨折后 1 年之内，死于各种并发症者达 20%，而存活者中约 50% 致残，生活不能自理，生命质量明显下降。而且骨质疏松症及骨质疏松性骨折的治疗和护理，需要投入巨大的人力和物力，费用高昂，造成沉重的家庭、社会和经济负担。统计显示，在美国，2006 年共发生髋部骨折 68.7 万次。随着人口寿命的延长和社会老龄化，这一数字还在逐步增加。骨质疏松及其所带来的骨折消耗了大量医疗资源。2007 年髋部骨折所造成的直接医疗费用平均为 3603 美元 / 人，并正以每年 6% 的速度增长。据估计，2020 年髋部骨折的平均医疗费用将高达 7600 美元 / 人。而髋部骨折患者在骨折后第 1 年内死亡率高达 20% ～ 24%；幸存者中，有 30% ～ 50% 无法恢复独立行走。

骨质疏松性骨折（脆性骨折）是骨质疏松的严重后果，但也是可防、可治的。尽早预防可以避免骨质疏松及其骨折。即使发生过骨折，只要采用适当合理的治疗仍可有效降低再次骨折的风险。因此，积极预防和治疗骨质疏松症及其所导致的骨折，对于提高患者生存率和生活质量，以及降低社会医疗成本都具有重要意义。

二、病因及发病机制

人体正常的骨代谢主要以骨重建方式进行，包括旧骨吸收和新骨形成两个方面。在骨代谢调节激素和局部细胞因子协调作用下，骨组织不断吸收旧骨，生成新骨，维持体内的骨转换水平的相对稳定。

通常，人们从峰值骨量(PBM)获得及净骨丢失率两方面，来探讨骨质疏松的发病机制。一般来说，低峰值骨量结合高骨丢失率可导致骨质疏松，而激素 [如雌激素、甲状旁腺激素 (PTH)、降钙素、甲状腺素等] 调控因素、营养因素 (如摄钙量低、微量元素缺乏、维生素缺乏等)、物理因素 (如活动与负重、日光等)、种族和遗传因素、年龄和性别因素及妊娠因素等，都与骨质疏松有关。雌激素缺乏可导致绝经后妇女骨质疏松，这已成为大家的共识。而低负荷则是产生骨质疏松的另一个重要因素。其生物力学机制是机械负荷降低，使骨的应变低于骨塑形阈值，因而骨量减少，在生物学机制方面表现为骨重建过程异常，骨吸收明显大于骨形成。

1973 年 Frost HM 首先提出了骨"基本多细胞单位 (BMU)"的概念，以描述骨重塑动态转化情况，其典型结构为：前方有破骨细胞组成切割型椎体，紧随其后为成骨细胞组成的关闭锥形体，其间的间隙充满结缔组织、血管及神经。当 BMU 穿过骨组织时，其后为新形成的骨单位。此后研究者又将其间的特殊血管结构命名为"骨重塑室 (BRC)"，其外层为骨衬细胞，表面表达骨保护素 OPG、细胞核因子 κB 受体活化因子配体 RANKL 等信号通路相关蛋白。骨转换减低时，BRC 数目增加，反之亦然；由于 BRC 结构密闭，骨代谢相关调节因子作用于局部骨组织的重建过程，又因其骨髓腔相对隔离，故而不干扰骨髓腔内血细胞分泌的生长因子的生理作用。同时，BRC 内细胞与裸露骨面直接接触，一方面，便于其整联蛋白及其他调节破骨细胞 / 成骨细胞活性的基质因子相互作用，从而利于骨重建进行；另一方面，裸露的骨面也为肿瘤细胞骨转移提供了便利。RANKL/RANK/OPG 通路参与调节破骨细胞募集，而成骨特异性转录因子如 RUNX、Osterix 等则参与调节成骨细胞分化；而这些因子都受钙调激素调节。

目前，人们对骨质疏松的研究已深入到分子生物学水平，并在其基因遗传学研究上取得了可喜的成果。如法国国家健康与医学研究院的科学家研究发现，一个负责运送磷酸盐和钠的 NTP2 基因若异常，将使磷酸盐从体内流失，从而导致骨质疏松和肾结石。日本岐阜县国际生物研究所对 1500 名年龄在 65 ～ 70 岁妇女的转化生长因子 -β(TGF-β) 基因的碱基排列和血液中雌激素的浓度及骨密度等进行了调查。结果发现，有两个碱基对闭经后骨量的减少起到了重要作用。我国医学遗传学专家在骨质疏松 - 假性神经胶质瘤综合征遗传家系研究中发现，低密度脂蛋白受体相关蛋白 5(LRP5) 基因突变是该综合征的病因，该家系中携带此突变基因，但未发病个体的骨密度，显著低于正常人。此外，维生素 D 受体基因、Ⅰ 型胶原基因和雌激素受体基因和 IL-6 基因等编码的蛋白质，都参与了调控骨代谢活动，因此对这些基因的研究现在已成为骨质疏松研究领域的热点。其中，Ⅰ 型胶原基因在不多的研究中，就极其显著地表现出与骨量的相关性；雌激素受体基因与骨转换的关系也与临床雌激素水平下降引起的高骨转换率相吻合，因此有必要对这两种基因进行系统的研究。骨转换是极其复杂的生理过程，需要许多激素、细胞因子及细胞协同完成。其中任一环节的变化，都影响骨量的获得和骨转换的平衡，而每一环节显然都受控于基因，而受控于多基因的可能性要比单基因大。

三、分类

骨质疏松症分为原发性和继发性两类。前者又分为绝经后骨质疏松（Ⅰ 型）、老年性骨质疏松（Ⅱ 型）两种。多种内分泌疾病，如甲状旁腺功能亢进、Cushing 综合征、性腺功能减退、甲状腺功能亢进、糖尿病及血液病、结缔组织病、肾功能不全、肾小管酸中毒、营养性疾病和药物等均可继发骨质疏松（见表 4-1）。

表 4-1　骨质疏松的分类

原发性骨质疏松	同型胱氨酸尿症和赖氨酸尿症
Ⅰ型（绝经后）	Menke 综合征
Ⅱ型（老年性）	坏血病
继发性骨质疏松	药物
内分泌性	糖皮质激素
甲状旁腺功能亢进	肝素
Cushing 综合征	抗惊厥药
性腺功能减退	甲氨蝶呤、环孢素
甲状腺功能亢进	LHRH 激动药、GnRH 拮抗药
泌乳素瘤	含铝抗酸药
糖尿病	制动
肢端肥大症	肾疾病
妊娠或哺乳	慢性肾衰竭
血液病	肾小管酸中毒
浆细胞病：多发性骨髓瘤、巨球蛋白血症	营养性疾病和胃肠疾病
系统性肥大细胞增多症	吸收不良综合征
白血病、淋巴瘤	肠外营养（如胃切除后）
镰状红细胞贫血、轻型地中海贫血	肝胆疾病
高雪病	慢性低磷血症
骨髓异常增生综合征	其他
结缔组织病	家族性自主神经功能障碍 (Riley-Day 综合征)
成骨不全	反射性交感性营养不良症
Marfan 综合征	

四、临床表现

（一）疼痛

轻者可无不适，较重患者常诉腰背疼痛或全身骨痛。其疼痛多为弥漫性，无固定部位，劳累或活动后加重，负荷增加时疼痛加重或活动受限，严重时翻身、起坐及行走有困难。

（二）脊柱变形

常见于椎体压缩性骨折，严重者可有身高缩短和驼背，脊柱畸形和伸展受限。胸椎压缩性骨折会导致胸廓畸形，影响心肺功能；腰椎骨折可能会改变腹部解剖结构，导致便秘、腹痛、腹胀、食欲减低和过早饱胀感等。

（三）骨折

骨折即脆性骨折，指低能量或者非暴力骨折，如从站高或者小于站高跌倒或因其他日常活动如弯腰、负重挤压等而发生的骨折。以脊柱、髋部及前臂多发，其他部位亦可发生，如肋骨、盆骨、肱骨甚至锁骨和胸骨等。脊柱压缩性骨折多见于 PMOP 患者，突发性腰痛，卧床时取被动体位。髋部骨折以老年性 OP 多见，多在股骨颈部（股骨颈骨折）。

五、危险因素及风险评估

（一）危险因素

原发性骨质疏松症具有多种危险因素，包括不可控因素和可控因素。

1. 不可控因素

(1) 人种，美国国家骨质疏松风险评估研究 (NORA) 比较了不同种族绝经后女性，发现白种人和墨西哥裔美国人骨质疏松症的患病率分别为 17% 和 14%，而黑种人女性仅有 6%，显著低于前二者。

(2) 老龄，增龄引起骨量丢失可能与性激素分泌减少、营养缺乏和户外运动的减少有关。

(3) 女性绝经，由于雌激素减少，女性骨量丢失加快。

(4) 母系家族史。

2. 可控因素

(1) 低体重，较高的体重使骨组织所承受的机械负荷相应增加，减少了骨吸收并刺激骨形成，延缓骨质疏松的发生。当 BMI 由 25 降至 20 时，髋部骨折的风险升高近 1 倍。

(2) 性激素低下，性腺功能低下或女性过早绝经均可增加骨质疏松的风险。

(3) 吸烟、过度饮酒、饮用较多咖啡及碳酸饮料等均可增加骨吸收、抑制骨形成或影响钙的吸收。

(4) 体力活动缺乏，适量的运动可提高峰值骨量，同时还可减少随年龄增长而引起的骨质丢失。

(5) 饮食中钙和（或）维生素 D 缺乏（光照少或摄入少）。

(6) 影响骨代谢的疾病和药物，如皮质醇增多症、甲状腺功能亢进、甲状旁腺功能亢进、肝病、肾病和应用苯巴比妥、卡马西平等影响肝脏细胞色素 P450 酶系统的药物均会干扰骨代谢，导致骨质疏松的风险增加。

3. 其他

如高龄、步态或平衡不稳、肌力减退、视力障碍、糖尿病、周围神经病变、直立性低血压、过度酒精摄入或使用精神类药物和环境因素等会增加跌倒的风险，从而使骨折的风险增加。

（二）风险评估及筛查方法

目前我国拥有 DXA 骨密度仪不足 500 台，加之检查费用较高，并且需要专业人员操作，尚难以应用于人群筛查。寻找简便、经济的筛查方法，用以早期发现骨折高风险人群十分必要。中国 2011 年中华医学会骨质疏松和骨矿盐疾病分会在《原发性骨质疏松症诊治指南》中推荐了两种敏感性较高又操作方便的简易评估方法作为初筛工具。

1. 国际骨质疏松症基金会 (IOF) 骨质疏松症风险 1min 测试题

(1) 您是否曾经因为轻微的碰撞或者跌倒就会伤到自己的骨骼？

(2) 您的父母有没有过轻微碰撞或跌倒就发生髋部骨折的情况？

(3) 您经常连续 3 个月以上服用"可的松、泼尼松"等激素类药品吗？

(4) 您身高是否比年轻时降低了 (超过 3cm)?

(5) 您经常大量饮酒吗？

(6) 您每天吸烟超过 20 支吗？

(7) 您经常患腹泻吗 (由于消化道疾病或者肠炎而引起)？

(8) 女士回答：您是否在 45 岁之前就绝经了？

(9) 女士回答：您是否曾经有过连续 12 个月以上没有月经 (除了妊娠期间)？

(10) 男士回答：您是否患有阳痿或者缺乏性欲这些症状？

只要其中有一题回答结果为"是"，即为阳性。

2. 亚洲骨质疏松自评工具 (OSTA)

亚洲骨质疏松自评工具通过对 11 种骨折的风险因素，包括年龄、体重、雌激素、甲状腺药物、45 岁后的骨折、45 岁后的椎骨骨折、中国人、泰国人及来自 3 个地区的临床中心 (马来西亚、中国香港、中国台湾)，进行多变量回归模型分析，发现年龄和体重是权重最大的 2 个变量。由此提出了 OSTA 指数 =(体重 − 年龄)×0.2(舍去小数点)，用以评估骨质疏松的风险。OSTA 指数＞ -1，-1 ～ -4，＜ -4 分别定义为低、中和高风险。对上海 973 例绝经后妇女应用 OSTA 指数与髋部 BMD 进行对比发现，OSTA 低、中、高风险的人群患有骨质疏松的比例分别为 1%、13% 和 42%，具有较好的敏感性。其应用简便、成本低、不需要医生参与，可有效筛查出骨折的高风险患者，减少低风险患者不必要的 BMD 检查，可作为骨质疏松症的筛查工具广泛推广。

（三）骨质疏松性骨折的风险预测

世界卫生组织推荐的骨折风险预测简易工具 (FRAX®) 由英国 Shifeld 大学和 WHO 联合开发。应用这一软件，输入患者性别、年龄、身高、体重、既往脆性骨折史、家族史、吸烟、饮酒量、糖皮质激素应用、风湿关节炎病史和其他继发因素等风险因子，即可计算出 10 年内发生髋部骨折的风险，以评估是否需要进一步行 BMD 检查或干预。FRAX 具有较高的准确性，但其收集的信息较多，并且需要在线应用，对于我国广大的基层地区可行性不高。

六、诊断与鉴别诊断

(一) 骨质疏松的诊断

临床上诊断骨质疏松症的完整内容应包括两方面：一方面确定骨质疏松和排除其他影响骨代谢疾病；另一方面诊断骨质疏松症主要依据脆性骨折和 (或) 骨密度降低。

1. 脆性骨折

脆性骨折指非外伤或轻微外伤发生的骨折，为骨强度下降的明确体现，故也是骨质疏松症的最终结果及并发症。发生了脆性骨折临床上即可诊断骨质疏松症。

2. 骨质疏松诊断标准

因目前尚缺乏较为理想的骨强度直接测量或评估方法，临床上采用骨密度 (BMD) 测量作为诊断骨质疏松、预测骨质疏松性骨折风险、监测自然病程及评价药物干预疗效的最佳定量指标；反映约 70% 的骨强度。检查方法包括 X 线摄片、单光子 (SPA) 和单能 X 线吸收法 (SXA)、双光子 (DPA) 和双能 X 线吸收法 (DXA)、定量 CT 法 (QCT)、显微 CT、定量磁共振 (QMR) 和定量超声检查法 (QUS) 等。

依据世界卫生组织 (WHO) 推荐的标准，骨质疏松症的诊断基于 DXA 测定：骨密度低于同性别、同种族年轻健康成人的骨峰值不足 1 个标准差属正常，降低 1 ~ 2.5 个标准差为骨量减少，降低程度 > 2.5 个标准差为骨质疏松，骨密度降低程度符合骨质疏松诊断标准同时伴有一处或多处骨折时为严重骨质疏松。通常用 T-Score(T 值) 表示，即 T 值 1.0 为正常，-2.5 < T 值 < -1.0 为骨量减少，T 值 ≤ -2.5 为骨质疏松。

T 值用于绝经后妇女和 50 岁以上的男性的骨密度水平。对于儿童、绝经前妇女和 50 岁以下的男性，其骨密度水平建议用 Z 值表示。Z 值 =(测定值－同龄人骨密度均值)/ 同龄人骨密度标准差。

BMD 与骨折风险具有较好的相关性。BMD 每降低 1 个标准差，脆性骨折的发生率就上升 1 倍。然而对 149524 例平均年龄 64.5 岁的绝经后白种人女性随访 12 个月发现，发生骨折的 2259 例患者中仅有 6.4% 的患者 T 值达到或低于 -2.5。尽管这一人群的骨折发生率最高 (35.7/1000 人·年)，但仅占全部骨折总数的 18% 和髋部骨折的 26%；而 T 值在 -2.0 ~ -1.5，合并 1 个或 1 个以上危险因素的女性，虽然骨折的发生率略低 (24.7/1000 人·年)，但其绝对人数却占据了全部骨折的 45% 和髋部骨折的 53%。因此，对于高危人群进行骨密度筛查，早期发现骨量减少的患者并进行干预，对于预防骨折的发生最为关键。

在下列情况时应对患者进行骨密度测定。

(1) 女性 > 65 岁和男性 > 70 岁，无骨质疏松危险因素。

(2) 女性 < 65 岁和男性 < 70 岁，有一个或多个骨质疏松危险因素。

(3) 有脆性骨折史和 (或) 脆性骨折家族史的成年人。

(4) 各种原因引起的性激素水平低下的成年人。

(5) X 线摄片已有骨质疏松改变者。

(6) 接受骨质疏松治疗进行疗效监测者。

(7) 有影响骨矿代谢的疾病和药物史。

(二) 鉴别诊断

骨质疏松可由多种病因所致。在诊断原发性骨质疏松症之前，一定要重视和排除其他影响骨代谢的疾病，以免发生漏诊或误诊。需要鉴别的疾病有：影响骨代谢的内分泌疾病 (性腺、肾上腺及甲状腺疾病等)，类风湿关节炎等免疫性疾病，影响钙和维生素 D 吸收和调节的消化道和肾疾病，多发性骨髓瘤等恶性疾病，长期服用糖皮质激素或其他影响骨代谢药物，以及各种先天和获得性骨代谢异常疾病等。

除 BMD 测定外，根据鉴别诊断需要可选择检测血、尿常规，肝、肾功能，血糖、钙、磷、碱性磷酸酶 (ALP)、性激素、维生素 D 和甲状旁腺激素 (PTH) 等指标。有条件时可测定骨代谢和骨转换的指标 (包括骨形成和骨吸收指标)，有助于骨转换的分型。骨形成指标：骨钙素 (OC)、骨源性碱性磷酸酶 (BALP)，Ⅰ型前胶原 C 端肽 (PICP)、N 端肽 (PINP)；骨吸收指标：尿钙 / 肌酐比值、血浆抗酒石酸酸性磷酸酶 (TPACP) 及 Ⅰ型胶原 C 端肽 (S-CTX)，尿吡啶啉 (Pyr) 和脱氧吡啶啉 (d-Pyr)，尿 Ⅰ型前胶原 C 端肽 (U-CTX) 和 N 端肽 (U-NTX) 等。

需要注意的是，在相关生化检查中，原发性骨质疏松症患者的钙、磷、ALP 及 PTH 等水平均在正常范围，如有异常，即需要警惕其他骨代谢疾病的可能，如原发性甲状旁腺功能亢进、骨软化症等。

2011 年修订的《原发性骨质疏松症诊治指南》中给出了骨质疏松患者或高危人群的诊断流程。

七、治疗

一旦发生骨质疏松性骨折，生活质量下降，出现各种并发症，可致残或致死，因此骨质疏松症的预防比治疗更为现实和重要。骨质疏松症初级预防指尚无骨质疏松但具有骨质疏松症危险因素者，应防止其发展为骨质疏松症并避免发生第一次骨折；骨质疏松症的二级预防指已有骨质疏松症，T 值 < −2.5 或已发生过脆性骨折，其预防和治疗的最终目的是避免发生骨折或再次骨折。

(一) 基础治疗

调整生活方式，如食用富含钙、低盐和适量蛋白质的均衡膳食。注意适当户外活动，有助于骨骼健康的体育锻炼和康复治疗。避免吸烟、酗酒，慎用影响骨代谢的药物等。采取防止跌倒的各种措施，如注意是否有增加跌倒危险的疾病和药物，加强自身和环境的保护措施 (包括各种关节保护器) 等。

基本补充剂如下。

1. 钙剂

我国营养学会制定成年人每日钙摄入推荐量为 800mg(元素钙量)，是获得理想骨峰值，维护骨骼健康的适宜剂量，如果饮食中钙供给不足可选用钙剂补充，绝经后妇女和老年人每日钙摄入推荐量为 1000mg。我国老年人平均每日从饮食中获钙约 400mg，故平均每日应补充的元素钙量为 500 ～ 600mg。充足的钙摄入可减缓骨的丢失，改善骨矿化。用于治疗骨质疏松症时，应与其他药物联合使用。目前尚无充分证据表明单纯补钙可以替代其他抗骨质疏松药物治疗。

2. 维生素 D

有利于促进钙在胃肠道的吸收。成年人推荐剂量为 200U(5μg)/d，老年人因缺乏日照及摄入和吸收障碍常有维生素 D 缺乏，故推荐剂量为 400 ～ 800U(10 ～ 20μg)/d。肝肾功能异常者可采用活性维生素 D，如 α 骨化醇或骨化三醇。维生素 D 用于治疗骨质疏松症时，应与其他药物联合使用。临床应用时应注意个体差异和安全性，定期监测血钙和尿钙水平，酌情调整剂量。

(二) 抗骨质疏松药物治疗

已有骨质疏松症 (T < -2.5) 或已发生过脆性骨折；或已有骨量减少 (-2.5 < T < -1.0) 并伴有骨质疏松症危险因素者应进行抗骨质疏松药物治疗。

1. 抗骨吸收药物

(1) 双膦酸盐类：可有效抑制破骨细胞活性、降低骨转换。此类药物口服的生物利用度只有 1% ～ 3%，但在骨骼中保留很长时间。必须告知患者早晨服药，不能进食和饮水以保证良好吸收，而且要保持立位至少 30min，以避免引起腐蚀性食管炎和胃溃疡。

目前常用于骨质疏松治疗的为第三代二磷酸盐，如阿仑膦酸钠、利塞膦酸钠和伊班膦酸钠。

①阿仑膦酸钠：该药国内可用剂型有 10mg 和 70mg。治疗剂量为 10mg，每日 1 次或 70mg，每周 1 次。骨折干预试验 (FIT) 是确立阿仑膦酸钠治疗绝经后骨质疏松有效性的里程碑研究。服用阿仑膦酸钠 3 年后，先前没有脊柱骨折的患者新发 X 线脊柱骨折减少 44%。腰椎 BMD 平均升高 6% ～ 8%，髋骨 BMD 升高 4% ～ 5%。

男性中也观察到阿仑膦酸钠的益处：为期 2 年的双盲、安慰剂对照试验研究了 241 例骨质疏松的男性患者，接受阿仑膦酸钠治疗的男性受试者腰椎 BMD 平均增加 7.1%，股骨颈增加 2.5%，全身 BMD 增加 2.0%。治疗组椎体骨折的发生率低于安慰剂组 (分别为 0.8% 和 7.1%)，安慰剂组身高降低显著大于阿仑膦酸钠组 (分别为 2.4mm 和 6mm)。

阿仑膦酸钠对于糖皮质激素诱发的骨质疏松的有效性已经得到证实。在为期 2 年共 477 例男性和女性服用糖皮质激素的受试者参加的试验，显示每天服用阿仑膦酸钠 5mg 和 10mg，腰椎 BMD 分别显著增加 1.2% 和 1.0%；股骨颈 BMD 分别显著增加 1.2% 和 1.0%。

给予阿仑膦酸钠每周 70mg，35mg 每周 2 次和 10mg/d 治疗 1 年，腰椎 BMD 增加和不良反应发生率均相似。

②利塞膦酸钠：利塞膦酸钠 5mg，每天 1 次，或 35mg，每周 1 次，用于骨质疏松的预防和治疗。两项大型随机安慰剂对照研究显示利塞膦酸钠治疗 3 年后 X 线显示椎体骨折分别下降 41% 和 49%。其中一项试验延长了 7 年。随访结果显示在随访的 7 年中 BMD 持续增加，骨折的危险持续下降。

给予利塞膦酸钠 5mg/d、每周 35mg 或每周 50mg。12 个月后，3 组腰椎和股骨颈 BMD 变化均相似。

③伊班膦酸钠：伊班膦酸钠是最近 FDA 批准用于绝经后骨质疏松预防和治疗的二膦酸盐。目前有两种剂型，口服剂型每天 2.5mg 或每月 150mg；静脉注射剂型，每季度 3mg。为期 2 年的 MOBILE 研究纳入 1609 例妇女，分为伊班膦酸钠 2.5mg/d、每月 50mg、每月 100mg 和每月 150mg4 组。患者腰椎和髋骨 BMD 均增加，每月 150mg 组腰椎 BMD 增加显著高于每天 1 次的给药方案。每月 100mg 和每月 150mg 治疗组中腰椎 BMD 增加超过基线 6% 或髋骨 BMD 增加超过基线 3% 的受试者比每天给药的受试者更多，而各组不良反应发生率相似。

其他还包括唑来膦酸等。每年输注 1 次唑来膦酸 (4mg 和 2mg)，与安慰剂相比腰椎 BMD 增加 4% ～ 5%，股骨颈 BMD 增加 3% ～ 3.5%。

(2) 降钙素类：能抑制破骨细胞的生物活性和减少破骨细胞的数量。可预防骨量丢失并增加骨量。目前应用于临床的降钙素类制剂有两种：鲑鱼降钙素和鳗鱼降钙素类似物。随机双盲对照临床试验 PROOF 研究显示每日 200U 合成鲑鱼降钙素鼻喷剂 (密盖息)，能降低骨质疏松患者的椎体骨折发生率。降钙素类药物的另一突出特点是能明显缓解骨痛，对骨质疏松性骨折或骨骼变形所致的慢性疼痛以及骨肿瘤等疾病引起的骨痛均有效，因而更适合有疼痛症状的骨质疏松症患者。

降钙素类制剂应用疗程要视病情及患者的其他条件而定。一般情况下，应用剂量为鲑鱼降钙素 50U/ 次，皮下或肌内注射，根据病情每周 2 ～ 5 次，鲑鱼降钙素鼻喷剂 200U/d；鳗鱼降钙素每周 20U，肌内注射。应用降钙素，少数患者可有面部潮红、恶心等不良反应，偶有过敏现象。

(3) 选择性雌激素受体调节药 (SERMs)：有效抑制破骨细胞活性，降低骨转换至妇女绝经前水平。大样本的随机双盲对照临床试验研究证据表明每日 1 片雷诺昔芬 (60mg)，能阻止骨丢失，增加骨密度，明显降低椎体骨折发生率，是预防和治疗绝经后骨质疏松症的有效药物。该药只用于女性患者，其特点是选择性地作用于雌激素的靶器官，但对乳房和子宫内膜无不良作用且能降低雌激素受体阳性浸润性乳腺癌的发生率，不增加子宫内膜增生及子宫内膜癌的危险。对血脂亦有调节作用。少数患者服药期间会出现潮热和下肢痉挛症状。潮热症状严重的围绝经期妇女暂时不宜使用该类药物。国外研究显示，该药有轻度增加静脉栓塞的危险性，故有静脉栓塞病史及有血栓倾向者如长期卧床和久坐期间禁用。

(4) 雌激素：此类药物只能用于女性患者。雌激素类药物能抑制骨转换，延缓骨丢失。临床研究已充分证明雌激素或雌孕激素补充疗法 (ERT 或 HRT) 能降低骨质疏松性骨折的发生危险，是防治绝经后骨质疏松的有效措施。基于对激素补充治疗利与弊的全面评估，建议激素补充治疗遵循以下原则：适应证有绝经期症状 (潮热、出汗等) 和 (或) 骨质疏松症和 (或) 骨质疏松危险因素的妇女，尤其提倡绝经早期开始使用，收益更大，风险更小。禁忌证有雌激素依赖性肿瘤 (乳腺癌、子宫内膜癌)、血栓性疾病、不明原因阴道出血、活动性肝病和结缔组织病。子宫肌瘤、子宫内膜异位症、有乳腺癌家族史、胆囊疾病和垂体泌乳素瘤者慎用。有子宫者应用雌激素时应配合适当剂量的孕激素制剂，以对抗雌激素对子宫内膜的刺激，已行子宫切除的妇女应只用雌激素，不加孕激素。激素治疗的方案、剂量、制剂选择及治疗期限等应根据患者情况个体化，应用最低有效剂量。坚持定期随访和安全性监测 (尤其是乳腺和子宫)。是否继续用药应根据每位妇女的特点每年进行利弊评估。

(5) 生物制剂：RANKL 的人源化单克隆抗体地诺单抗，通过拮抗 RANKL 受体激动药，从而抑制破骨细胞介导的骨吸收，增加骨密度。该药 2010 年 6 月上市，适用于治疗有骨质疏松高危骨折风险的绝经后妇女，但需配合钙剂 (1000mg/d) 和活性维生素 D(400U/d) 共同使用。

2. 促进骨形成药物

(1) 甲状旁腺激素 (PTH)：随机双盲对照试验证实，小剂量 rhPTH(1-34) 有促进骨形成的作用。能有效地治疗绝经后严重骨质疏松，增加骨密度，降低椎体和非椎体骨折发生的危险，因此适用于严重骨质疏松症患者。一定要在专业医师指导下应用，治疗时间不宜超过 2 年。一般剂量是 200μg/d，肌内注射，用药期间要监测血钙水平，防止高钙血症的发生。该药价格昂贵，目前在国内尚未普及应用。

(2) 锶盐：锶盐在骨重建上减少骨吸收同时增加了骨的合成，促进了骨骼在量和强度上的增加。大剂量可促进维生素 D 的合成和骨矿化，短期小剂量应用可抑制破骨细胞活性，长期治疗能刺激骨形成，增加骨密度。在脊柱骨质疏松干预治疗试验中，接受 1 ～ 3 年的治疗后，雷奈酸锶可以减少 40% ～ 50% 的椎体骨折和再次骨折的发生率，并同时伴随背痛和身体高度丢失的减少。在周围性骨质疏松治疗试验中，5091 例确诊为绝经后骨质疏松的妇女，通过 3 年的治疗比较，雷奈酸锶治疗组中患者的非椎体骨折发生率比安慰剂组下降了 16%，脆性骨折 (如髋部、腕部、骨盆、骶骨、肋骨、胸骨、锁骨及肱骨) 相对危险性减少了 19%。并且雷奈酸锶具有很好的临床耐受性，尤其在上消化道症状方面优于其他抗骨质疏松药物。

目前新型的抗骨吸收药物包括 RANKL 的单克隆抗体，新型的选择性雌激素受体调节药 (巴多昔芬) 和组织蛋白酶 K 抑制药等在初步的临床试验中显示了较好的抗骨质疏松疗效，其远期的安全性及有效性仍有待于进一步评价。

八、预防

对于普通人群尤其是高危人群加强健康宣教工作，实施有效的预防方案。对于高危人群，其预防应在其达到 PBM 之前开始，以争取获得更加理想的 PBM，其中以运动、保证充足的钙摄入为可行、有效。

成年后的预防主要包括两方面：一是尽量延缓骨丢失的速率和程度，如无禁忌证，绝经后妇女及早应用 ERT 预防；二是已罹患 OP 患者，预防骨折发生避免相关危险因素可明显降低骨折发生率。

第二节　甲状旁腺功能亢进症

甲状旁腺功能亢进症是由于甲状旁腺本身病变引起的甲状旁腺素 (PTH) 合成、分泌过多而引起的钙、磷和骨代谢紊乱的一种全身性疾病，简称甲旁亢。主要表现为骨吸收增加的骨骼病变、泌尿系统结石症、高钙血症和低磷血症等。甲旁亢分为原发性、继发性、散发性和假性四种，以原发性甲旁亢多见。本节主要介绍原发性甲旁亢 (PHPT)。

一、病理生理

PHPT 常见的病理生理变化包括：甲状旁腺腺瘤、增生肥大和癌肿；骨骼易发生病理性骨折、畸形或骨硬化等；钙盐的异位沉积。肾脏是钙盐排泄的重要器官，当尿液浓缩或酸度改变，则可能产生尿结石。此外，肾小管或间质组织、肺、胸膜、胃肠黏膜下血管内、皮肤、心肌等处常可发生钙盐沉积。

二、临床表现

PHPT 患者的病情发展一般较缓慢，约 50% 的患者无症状，仅表现血清钙、磷生化改变和 PTH 激素的升高。病变部位主要是骨骼和泌尿系统，有的老年患者可伴有精神神经症状。

(一) 高钙血症

血钙增高所引起的症状可影响多个系统。

1. 对中枢神经系统影响

可见患者神情淡漠、情绪消沉、性格改变、反应迟钝、记忆力减退、烦躁、过敏、多疑多虑、失眠、情绪不稳定和衰老加速等。偶见明显的精神症状，如幻觉、狂躁，甚至昏迷。

2. 对神经肌肉系统影响

患者易疲劳，近端肌无力，严重者发生肌肉萎缩，一般无感觉异常，可伴肌电图异常。

手术治疗后，症状可获纠正。

3. 对消化系统影响

患者可有腹部不适及胃和胰腺功能紊乱。常见食欲不振、腹胀、便秘、恶心呕吐、反酸、上腹痛、消化性溃疡、急性或慢性胰腺炎等。其中，慢性胰腺炎为甲旁亢的一个重要诊断线索，一般胰腺炎时血钙降低，而兼有甲旁亢时，患者血钙正常或增高。

4. 对心血管系统影响

患者可有心悸、气短、心律失常、心力衰竭等体征。

5. 对视神经系统影响

患者可见眼结合膜钙化颗粒、角膜钙化及带状角膜炎等。

（二）骨骼病变

PHPT 患者随病情进展伴有骨骼病变。

(1) 广泛的骨关节疼痛，伴明显压痛。多由下肢和腰部开始，逐渐发展到全身，以致活动受限，卧床不起，甚至不能翻身。绝大多数有脱钙、骨密度低，重者有骨畸形，如胸廓塌陷变窄、椎体变形、骨盆畸形、四肢弯曲和身材变矮。

(2) 约 50% 以上的患者有自发性病理性骨折和纤维性囊性骨炎，有囊样改变的骨骼常呈局限性膨隆并有压痛，好发于颌骨、肋骨、锁骨外 1/3 端及长骨。棕色瘤是甲旁亢的特异表现。

(3) 骨膜下骨质吸收：常发生于双手短管状骨，是甲旁亢的可靠征象，但轻型或早期患者可无此表现。

(4) 颅骨颗粒状改变。

(5) 牙周硬板膜消失：牙周硬板膜为高密度白线样围绕在牙根周围的结构，甲旁亢者此膜消失。

（三）泌尿系统表现

PHPT 疾病在患者泌尿系统表现如下。

(1) 长期高钙血症可影响肾小管的浓缩功能，同时尿钙和磷排量增多，因此患者常表现为烦渴、多饮和多尿。

(2) 患者可反复发生肾脏或输尿管结石，表现为肾绞痛或输尿管痉挛的症状，血尿、乳白尿或砂石尿等，也可有肾钙盐沉着症。

(3) 因结石反复发生，患者容易患泌尿系感染。

(4) 晚期 PHPT 患者，容易发展为肾功能不全和尿毒症。

（四）其他

此外，软组织钙化（肌腱、软骨等处）可引起非特异性关节痛，常先累及手指关节，有时主要在近端指间关节，皮肤钙盐沉积可引起皮肤瘙痒。软骨钙质沉着病和假痛风在原发性甲旁亢中也较常见。

三、实验室检查

(一) 血液检查

1. 钙

血清总钙值呈现持续性增高或波动性增高，少数患者血清总钙值持续正常，因此需多次测定较为可靠。

2. 磷

低磷血症为本病的特点之一，但诊断意义不如血钙高。肾衰竭时，血磷可升高或正常。

3. 碱性磷酸酶 (ALP)

排除肝胆系统疾病后，ALP 增高反映骨病变的存在，骨病变越严重，ALP 值越高。

4. 甲状旁腺素 (PTH)

原发性甲旁亢患者有 80% ～ 90% 血 PTH 水平增高，其升高程度与血钙浓度、肿瘤大小和病情严重程度相平行。继发性甲旁亢 PTH 也升高，但血钙降低或为正常低限。如仅有血钙增高而 PTH 不增高，则应考虑恶性肿瘤或其他原因所致的高钙血症。

5. 抗酒石酸酸性磷酸酶

本病累及骨时，测定值成倍增高。

6. 1，2- 二羟胆骨化醇 [1，25-$(OH)_2D_3$]

血浆测定值常增高，是诊断本病的功能性指标，有重要的辅助诊断价值。

(二) 尿液检查

1. 钙

低钙饮食 [< 3.75mmol/d(150mg/d)] 下，3 天后 24 小时尿钙大于 200mg 支持甲旁亢的诊断。

2. 磷

24 小时尿磷常增高，因容易受饮食和肾小管功能等多种因素影响，所以对诊断意义不大。

3. 环磷酸腺苷 (cAMP)

80% 患者测定值升高，有重要的辅助诊断价值。

4. 尿羟脯氨酸

测定值升高。

(三) 钙负荷 PTH 抑制试验

用于血 PTH 正常或稍高的可疑病例。给予快速滴注钙剂后，本病患者血 PTH 未见降低或尿磷降低小于 30%。

(四) 皮质醇抑制试验

用于上述检查不能确诊时，口服泼尼松，30mg/ 天，一日 2 ～ 3 次，连服 10 天。原发性甲旁亢患者血钙不下降，而由其他原因引起者血钙下降。

四、影像学检查

PHPT 疾病的 X 线检查可见。

(1) 骨膜下皮质吸收，尤以骨内侧骨膜下皮质吸收常见，还可见颅骨斑点状脱钙和牙槽骨板吸收；骨折或骨畸形；囊肿样变化；少数可见骨硬化、异位钙化。

(2) 尿路结石或肾实质钙盐沉着。

(3) 骨密度降低，尤其影响皮质骨。颈部 B 超，放射性核素扫描，颈部和纵隔 CT 扫描及颈部、纵隔磁共振等检查可用于病灶的定位诊断。

五、诊断与鉴别诊断

本病的诊断可分为两步，第一步为定性，第二步为定位诊断。凡具有骨骼病变、肾结石、消化系统和高血钙的临床表现，症状单独存在或两三个症状并存时，以及血钙和碱性磷酸酶增高、血磷降低、尿钙排量增多均支持甲旁亢的诊断。另外，利用上述颈部 B 超、放射性核素扫描、颈部和纵隔 CT 扫描、选择性静脉插管取血测 PTH 或颈部、纵隔磁共振检查等可对甲旁亢进行明确的定位。本病需与下列三类疾病相鉴别。

(一) 高钙血症

1. 多发性骨髓瘤

可有局部和全身性骨痛、骨质破坏及高钙血症。通常球蛋白及特异性免疫球蛋白增高、红细胞沉降率增快、尿中本－周蛋白阳性，骨髓可见瘤细胞。血 ALP 正常或轻度增高，血 PTH 正常或降低。

2. 恶性肿瘤

可见于肺、肝、甲状腺、肾、肾上腺、前列腺、乳腺和卵巢肿瘤溶骨性转移；假性甲状腺功能亢进 (包括异位性 PTH 综合征)。前类肿瘤所致的骨骼受损部位很少在肘和膝部位以下，血磷正常，血 PTH 正常或降低，临床上有原发肿瘤的特征性表现；假性甲状腺功能亢进肿瘤患者无溶骨性的骨转移癌，但肿瘤 (非甲状旁腺) 能分泌体液因素引起高血钙，病情进展快、症状严重、常有贫血。体液因素包括 PTH 类物质、前列腺素和破骨性细胞因子等。

3. 结节病

有高血钙、高尿钙、低血磷和 ALP 增高，与甲旁亢颇为相似，但无普遍性脱钙，血浆球蛋白升高，血 PTH 正常或降低。胸腺和类固醇抑制试验有鉴别意义。

4. 维生素 A 或维生素 D 过量

有明确的病史，有轻度碱中毒，而甲旁亢有轻度酸中毒。皮质醇抑制试验有助鉴别。

5. 甲状腺功能亢进症

由于过多的 T3 使骨吸收增加，约 20% 的患者有轻度高钙血症，尿钙亦增多，伴有骨质疏松。有甲亢的临床表现，PTH 多数降低、部分正常。如果血钙持续增高，血 PTH 亦升高，应注意甲亢合并甲旁亢的可能。

(二) 代谢性骨病

1. 骨质疏松症

血清钙、磷和 ALP 都正常，骨骼普遍性脱钙。牙硬板、头颅、手等 X 线无甲旁亢的特征性骨吸收增加的改变。

2. 骨质软化症

血钙、磷正常或降低，血 ALP 和 PTH 均可增高，尿钙和磷排量减少。骨 X 线有椎体双凹变形、假骨折等特征性表现。

3. 肾性骨营养不良

骨骼病变有纤维性囊性骨炎、骨硬化、骨软化和骨质疏松四种。血钙降低或正常，血磷增高，尿钙排量减少或正常，有明显的肾功能损害。

4. 骨纤维异常增殖症 (Albright 综合征)

骨 X 线平片似纤维性骨炎，但只有局部骨骼改变，其余骨骼相对正常，临床有性早熟及皮肤色素痣。

(三) 良性家族性高钙血症

该病较少见，为常染色体显性遗传，无症状，高血钙，低尿钙 < 2.5mmol/24h(100mg/24h)，血 PTH 正常或降低。

六、治疗

(一) 手术治疗

手术是治疗 PHPT 疾病的根本方法。无症状而仅有轻度高钙血症的原发性甲状旁腺功能亢进症病例，如有以下情况均应考虑手术治疗：X 线摄片示出现骨吸收病变；肾衰竭；活动性尿路结石；血钙 > 3mmol/L(12mg/dL) 以上；血 PTH 较正常增高 2 倍以上；严重精神障碍、消化性溃疡病、胰腺炎、高血压等。

1. 术前准备

应根据患者的病理生理情况采取适宜措施。血钙明显升高者，应先行内科治疗，将血钙控制在安全范围内，并加强支持治疗，改善营养，纠正酸中毒；高钙血症致严重心律失常者，除采用有效措施降低血钙外，还应根据病情和心律失常的性质给予相应治疗。

2. 手术过程中

应注意做好高血钙危象的抢救准备工作，包括准备各种降血钙药物，进行血钙、磷和心电图监测等；术中应做冰冻病理切片鉴定；术中尽可能检查 4 枚腺体，如属腺瘤，应做腺瘤摘除，但须保留 1 枚正常腺体；如系增生，则主张切除其中 3 枚，第 4 枚切除50% 左右；如为腺癌，应做根治手术；如属异位腺瘤，多数位于纵隔，可沿甲状腺下动脉分支追踪搜寻，常不必打开胸骨，有时异位甲状旁腺包埋在甲状腺中，应避免遗漏。

3. 术后处理

伴明显骨痛者，术后数日常出现低钙血症，表现为抽搐，需注意补充钙剂和维生素 D 数日，直至骨骼重新钙化，必要时需注意补镁。紧急情况下，可及时由静脉输入钙剂或补充活性维生素 D，如 $1\alpha\text{-}(OH)D_3$ 或 $1，25\text{-}(OH)_2D_3$。

（二）内科治疗

部分无症状性甲旁亢患者，如血钙水平低于 3mmol/L(12mg/dL)、肾功能正常、年龄在 50 岁以上者，可在定期随访下采用内科治疗。内科治疗主要包括以下内容。

(1) 足量饮水和适量运动，忌用噻嗪类利尿剂，饮食中钙摄入量以中等度为宜。

(2) 绝经后妇女可考虑用雌激素治疗。

(3) 二膦酸盐类药物：有报道氯甲双膦酸盐和静脉滴注帕米二膦酸盐对降血钙水平有效。

另外，骨病患者于术后宜进高蛋白、高钙、磷饮食，并补充钙盐，每天 3～4g。尿路结石者应积极排石，必要时做手术摘除。

第三节　甲状旁腺功能减退症

甲状旁腺功能减退症 (HPP) 是由于甲状旁腺激素 (PTH) 产生减少而引起的钙、磷代谢异常。HPP 简称甲旁减。临床表现主要以神经肌肉兴奋性增高、低血钙、高血磷和异位钙化为特征。长期口服钙剂和维生素 D 制剂可使病情得到控制。

一、病因

PTH 从合成、释放、与靶器官受体结合，到最后发生生理效应的过程中，任何一个环节的障碍都可以引起甲旁减。甲旁减的病因大致包括 PTH 生成减少、PTH 分泌受抑制和 PTH 作用障碍三类。

（一）PTH 生成减少

PTH 生成减少所致甲旁减的主要病因：特发性甲旁减，有家族性和散发性两种；继发性甲旁减，常见于甲状腺、甲状旁腺手术或颈部其他手术后；[131]I 治疗后，甲状旁腺被转移癌、淀粉样变、甲状旁腺瘤出血、结核病、结节病、血色病或含铁血黄素沉着症等病变破坏引起的甲旁减。

（二）PTH 分泌受抑制

由于 PTH 分泌受抑制所致的甲旁减的主要病因：新生儿甲旁减，出现于高钙血症孕妇的新生儿，出生后可表现为暂时性或永久性甲旁减；甲状旁腺术后，一般为暂时性的甲旁减，很少持续一周以上；原发性或症状性低镁血症，低镁血症引起的甲旁减多为暂时性PTH分泌障碍且可逆；铁或铜累积病，铁过量（如地中海贫血患者输血时）、铜累积（Wilson病）或自身免疫性腺体破坏等可引起持续性PTH分泌障碍。

（三）PTH作用障碍

PTH作用障碍所致甲旁减的主要病因：遗传性甲旁减；分泌无生物活性的PTH；VD缺乏；慢性肾衰竭；假性甲旁减；甲状旁腺切除术后纤维性骨炎。

慢性肾衰竭时，高磷酸盐血症使钙和磷酸盐易在骨外沉积，骨骼对PTH促骨吸收作用的反应减弱，使残存肾组织中$1,25-(OH)_2D_3$产生减少，使钙在肠道中形成不溶性磷酸钙复合物而影响肠钙的吸收。

典型的假性甲旁减患者除有甲旁减的症状和体征外，还有独特的骨骼缺陷和发育缺陷，周围器官对PTH无反应(PTH抵抗)，致使甲状旁腺增生，PTH分泌增多。甲状旁腺手术后PTH值急剧下降，骨对PTH促进骨吸收作用的反应性暂时降低，骨形成超过骨吸收。

二、病理生理

PTH分泌不足造成高血磷、低血钙、尿钙和磷排量降低。PTH不足，破骨作用减弱，骨钙动员和释放减少。PTH不足致$1,25-(OH)_2D_3$生成减少；同时肾排磷减少，血磷增高，也使$1,25-(OH)_2D_3$生成减少，肠钙吸收下降。肾小管对钙的重吸收减少，通过以上多条途径导致低钙血症。PTH不足使肾小管磷重吸收增多而使血磷升高、尿磷减少。由于血钙水平低，因而尿钙排出减少。

PTH分泌不足，高血磷携带钙离子向骨和软组织沉积，骨转换减慢，部分患者骨密度增加，脑血管壁及皮下可有钙盐沉着，颅内钙质沉着与神经精神症状及癫痫有一定关系。

PTH分泌不足，神经肌肉兴奋性增加，出现手足搐搦、视乳头水肿、颅内压增高、皮肤粗糙、指甲干裂、毛发稀少和心电图异常（如QT延长等）。

三、临床表现

（一）神经肌肉应激性增高

典型症状为手足搐搦。初期先有感觉异常，如口角、四肢麻木和刺痛，继而出现手足与面部肌肉痉挛和僵直，呈特征性的"鹰爪状"或"助产士手"。严重者全身随意肌收缩而有惊厥发作。也可伴有出汗、声门痉挛、气管呼吸肌痉挛及胆、肠和膀胱平滑肌痉挛等症状。体征有面神经叩击征(Chvostek征)阳性、束臂加压试验阳性。

（二）神经系统表现

部分患者以此组症状为临床主要突出表现。有癫痫发作，表现为大发作、小发作、精神运动性发作和癫痫持续状态，但无癫痫大发作所表现的意识丧失、尿失禁，抗癫痫药无效。精神症状有兴奋、焦虑、恐惧、烦躁、欣快、忧郁、记忆力减退、妄想、幻觉和谵妄等。

(三) 外胚层组织营养变性

患者皮肤粗糙、脱屑，色素沉着，角化过度；毛发稀少脱落；指（趾）甲变脆、裂纹以至脱落；眼内晶状体可发生白内障；病起于儿童期者，齿钙化不全，出牙延迟，发育不良，牙釉质发育障碍，呈黄点、横纹、小孔等病变，龋齿多甚至缺牙；口角可并发白色念珠菌感染。

(四) 心脏表现

低血钙影响心肌细胞的电生理特征，表现为心动过速、心律失常、ST段与QT间期延长、T波低平或倒置。长期低血钙者心肌收缩力严重受损，可出现甲旁减性心肌病、心脏扩大、充血性心力衰竭。严重低血钙可刺激迷走神经，导致心肌痉挛而猝死。

(五) 转移性钙化

多见于脑基底节（苍白球、壳核和尾状核），常对称性分布。病情严重者，小脑、齿状核、大脑额叶和顶叶等脑实质也可见散在钙化。其他软组织、肌腱、脊柱旁韧带等均可发生钙化。

(六) 其他

病程长、病情重者可有骨骼疼痛，以腰背和髋部多见。骨密度正常或增加。胃肠道功能紊乱，表现有恶心、呕吐、腹痛和便秘等。

四、实验室检查

(一) 血液检查

血清钙降低，常低于2.0mmol/L；血清磷增高，常大于2.0mmol/L；血清碱性磷酸酶（ALP）正常；甲状旁腺素（PTH）明显降低；$1，25-(OH)_2D_3$明显降低。

(二) 尿液检查

尿钙、磷测定值降低，环磷酸腺苷（cAMP）值明显降低。

(三) 磷清除率试验

本试验需在正常钙、磷饮食下进行。甲旁减患者磷清除率降低。

(四) PTH兴奋试验

测定注射外源性PTH后尿cAMP和尿磷变化。尿磷排泄量：正常人增至注射前的5～6倍，甲旁减增高10倍以上；正常人尿cAMP增高，但甲旁减者增高更明显。

五、影像学及心、脑电图检查

甲旁减患者X线检查示全身骨骼密度多正常，少数增加。部分特发性患者颅片基底节有钙化点。脑CT检查示以基底节为中心的双侧对称性、多发性、多形性脑钙化。

甲旁减者心电图ST段与QT间期延长、T波低平或倒置，可伴传导阻滞。脑电图检查各导联基础节律出现广泛慢波化，伴暴发性慢波以及癫痫样放电改变。随血钙纠正，脑电图异常改变可见好转或恢复正常。

六、诊断与鉴别诊断

若患者有低钙血症引起的手足搐搦病史，Chvostek 征和 (或)Trousseau 征阳性，而血钙低、血磷高，且人血白蛋白、ALP、镁、BUN 均正常，对外源性的 PTH 有显著反应，即可诊断为甲旁减。若并有甲状腺或甲状旁腺手术史，颈部有手术瘢痕，可诊断为手术后甲旁减。

（一）甲旁减手足抽搐与其他疾病引起的抽搐鉴别

1. 低钙血症性手足搐搦

VD 缺乏引起的成人骨质软化症，本病血清无机磷低或正常，X 线骨片有骨质软化特征性表现；肾性骨病者血清总钙低，但因体内酸性物质较多，故能维持钙离子接近正常水平，很少自发手足搐搦。肾衰竭患者可有低血清钙和高血清磷，同时伴有氮质血症和酸中毒；肾小管性酸中毒患者虽有血清钙低，但血清磷正常或降低，常伴低血钾、酸中毒、酸化尿能力减退；饮食含钙量低、消化道钙吸收不良、妊娠，或骨折越合期的钙质需要量增多引起的手足抽搐，药物等引起的低血钙症易于诊断。

2. 正常血钙性手足搐搦

呼吸性碱中毒、代谢性碱中毒或低镁血症引起的手足搐搦易于诊断。

3. 癫痫样发作手足搐搦

癫痫患者没有低血清钙、高血磷及缺钙体征。

（二）甲旁减引起的甲减与其他疾病鉴别

甲旁减是终身性疾病，其引起的低血钙应与 VD 缺乏、假性甲旁减、低镁血症、慢性腹泻、钙吸收不良、肾功能不全、代谢性或呼吸性碱中毒等相鉴别。

(1) 低钙血症伴血磷正常或降低时，应测定 VD，急性暂时性低钙血症多是急性重症疾病的一种并发症，而慢性低钙血症一般只见于几种有 PTH 缺乏或作用障碍性疾病；成人新近发生的低钙血症一般是由于营养缺乏、肾衰竭或肠道疾病所致。

(2) 有癫痫发作史者提示使用了抗惊厥药物治疗。

(3) 有颈部手术史者提示为迟发性术后甲旁减。

(4) 发育缺陷，尤其在儿童和青少年期出现的发育缺陷，提示为假性甲旁减。

(5) 佝偻病和各种神经肌肉综合征以及畸形提示可能为 VD 抵抗性甲旁减。

（三）多发性内分泌腺功能减退综合征

该病的特点是同时或先后发生两种或两种以上的内分泌疾病，除甲状腺可有功能亢进外，其余多属功能减退。甲旁减合并其他内分泌腺疾病时，甲旁减的临床表现、诊断方法与治疗均与特发性甲旁减相同，同时其诊断与治疗方法也应包括针对其他内分泌腺疾病。

(四) 假性特发性甲旁减综合征

本病是由于分泌的 PTH 生物活性降低而引起特发性甲状旁腺功能低下样表现，其临床表现也有低钙血症，无假性甲旁减的特殊体态。此外，诊断依据还包括：有特发性甲旁减的临床表现、高或正常血磷；血 PTH 正常或升高；对外源性 PTH 反应良好；肾功能大致正常；血清镁＞ 1.0mg/dl；一般不伴有骨形成异常或自身免疫性疾病。

(五) 假性甲旁减

本病是一种罕见的家族性甲状旁腺疾病，患者具有低血钙、高血磷、手足搐搦及尿钙磷变化、骨质软化等甲旁减的临床表现。但甲状旁腺功能不是减退，而是亢进或腺体增生，PTH 分泌增多。可有智力减退并呈特殊体态，如身材粗矮、肥胖、圆脸、颈粗短、指 (趾) 短小畸形，常见第 1、4、5 掌骨或跖骨缩短，以致握拳时在 1、4、5 掌骨头部形成凹陷。此外，常有味觉、嗅觉障碍等，可合并甲状腺功能减退、肾上腺皮质功能减退、尿崩症、糖尿病、性腺发育障碍或不发育等疾病。

七、治疗

(一) 治疗原则

本病的治疗目标是控制病情，缓解症状，纠正低血钙，使尿钙排量＜ 8.75mmol/24h (350mg/24h)。本病应争取早期诊断和及时治疗，不仅可以消除低血钙所造成的神经精神症状，而且可以缓解各种病变的进一步发展，尤其可预防低钙性白内障和基底节钙化的进展。具体原则为：暂时性甲旁减可不必治疗；可逆性的甲旁减应适当治疗 (如低镁血症者补充镁盐)；永久性 PTH 缺乏性甲旁减，未来或可选择 PTH 替代治疗；手术后甲旁减患者，部分患者可考虑甲状旁腺自体移植；不能进行移植的患者及假性甲旁减患者需终生口服 VD 治疗。

(二) 急性低钙血症的治疗

当发生低钙血症手足搐搦、喉痉挛、哮喘、惊厥或癫痫大发作时，必须静脉补充钙剂。

(1) 缓慢静脉推注 10% 葡萄糖酸钙或氯化钙 10 ～ 20mL，必要时 1 ～ 2 小时后重复给药。可能时尽量改用口服 10% 氯化钙溶液 10 ～ 15mL，每 2 ～ 6 小时一次。

(2) 搐搦严重或难以缓解者，持续静脉滴注 10% 葡萄糖酸钙 100mL(元素钙 900mg，稀释于生理盐水或葡萄糖液 500 ～ 1000mL 内，速度以每小时不超过元素钙 4mg/kg 体重为宜)，定期监测血清钙水平，避免发生高钙血症，以免出现致死性心律失常。

(三) 慢性低钙血症的治疗

本病的治疗方法主要是采用 VD 或其衍生物及钙剂，对原发病的治疗是解决低钙血症的根本措施。

1. 钙剂

慢性低钙血症以在使用 VD 或其衍生物同时给以口服钙剂为宜。应长期口服，每日元素钙 1 ~ 1.5g，分 3 ~ 4 次口服。可口服葡萄糖酸钙、乳酸钙、碳酸钙或氯化钙，其 1g 含元素钙分别为 100mg、130mg、400mg、270mg，1g 元素钙约可使血钙升高 0.12mmol/L。氯化钙对胃肠道刺激性大，宜加水稀释后服。当患者服用乳酸钙或葡萄糖酸钙疗效欠佳时，可换用氯化钙，每次剂量不宜超过 1g，需要时可酌情增加次数。

2. VD 及其衍生物

单用钙剂无效者可加用 VD，VD 及其衍生物能促进肠钙吸收。一般每日需 VD 1 万 ~ 5 万 U，有的病例需加大到 40 万 U，个别病例每日需 150 万 U。大剂量 VD 治疗时，应密切观察血清钙变化，及时调整剂量。常用 VD 及其衍生物有麦角骨化醇 (VD2)、胆骨化醇 (VD$_3$)、双氢速甾醇 (DHT)、25- 羟维生素 D$_3$[25-(OH)D$_3$]、骨化三醇 [1，25 双羟维生素 D$_3$[1，25-(OH)$_2$D$_3$]、阿法骨化醇 [1- 羟 VD$_3$，1a-(OH)D$_3$] 等。其中以骨化三醇起效最快，使用剂量最小而生物活性最高。

治疗过程中，少数严重的特发性甲旁减发生 VD "抵抗"，即治疗无反应。此时，可将治疗药物变换，例如将维生素胆骨化醇 (D$_3$) 改为双氢速甾醇 (DHT)，往往疗效又可恢复。若发生 VD 中毒性高钙血症，其治疗方法与处理甲旁亢高钙血症相同。

3. 镁剂

对病程长、低钙血症难以纠正者，补充镁可提高疗效。以口服枸橼酸镁及氯化镁混合物较好，也可口服硫酸镁，每日 3 次，每次 5g。必要时静脉或深部肌内注射硫酸镁数日。

（四）甲状旁腺移植

在人、猫、大鼠和裸鼠中，甲状旁腺已成功地被同种移植。异体移植在猫、大鼠、裸鼠中均有成功的报道。

第四节　低磷骨软化症

骨软化症是骨骼新合成的有机基质矿化障碍引起的一类疾病。在儿童称为佝偻病，不仅骨骼受累，亦可影响到儿童软骨和生长板的矿化导致畸形。在成年人则称为骨软化症。

维生素 D 是调节钙、磷吸收及骨矿代谢的重要激素，骨软化症的发生与维生素 D 的缺乏、维生素 D 在肝和肾的活化障碍及维生素 D 的受体异常相关，亦与肾脏及肠道等对磷的排出、吸收及转运障碍导致的低磷血症有关。由于各种原因导致血磷水平低下引起的骨软化症在临床上虽较少见，但其发病机制及病理生理异常各有不同，临床诊治困难。本节重点讨论低磷骨软化症。

一、低磷骨软化症的病因

导致低磷骨软化症的常见原因包括下列几种（表 4-2）。

表 4-2　低磷骨软化症的常见原因

胃肠道磷吸收减少	单纯性肾排磷过多	肾小管功能异常
维生素 D 摄入不足	X 连锁的低磷骨软化症（XLH）	Fanconi 综合征
母乳喂养	常染色体显性遗传低磷骨软化症（ADHR）	药物（如阿德福韦酯、异环磷酰胺等）
极低出生体重的婴儿	常染色体隐性遗传低磷骨软化症（ARHR）	中毒（铅和汞）
肠道吸收功能障碍	肿瘤性骨软化症	
长期使用抑酸药物	多骨性纤维性结构不良	
	遗传性低磷骨软化症合并高尿钙	

（一）营养性及胃肠道疾病

食物中摄取维生素 D 不足及胃肠道吸收不良可导致婴儿发生佝偻病和成年人的骨软化症。常见原因包括如下方面。

1. 维生素 D 缺乏

食物中维生素 D 不足；可见于单纯母乳喂养未补充维生素 D 的儿童。

2. 维生素 D 合成不足

体内维生素 D 来源除食物摄取外，皮下维生素 D 的前体，7- 脱氢胆固醇在日光紫外线的照射下可合成维生素 D。如在寒冷地区、高纬度地区人群，特别是儿童及老年人日照少，可出现维生素 D 缺乏。部分经常使用防晒剂的人群由于紫外线照射不足也可能出现维生素 D 缺乏。

3. 消化道疾病致维生素 D 吸收欠佳

各种原因的胃肠道疾病或手术导致吸收不良。

（二）维生素 D 代谢异常

维生素 D 依赖性佝偻病 I 型（VDDR I）又称假性维生素 D 缺乏，主要由于维生素 D 活化障碍如 $1\alpha-$ 羟化酶基因异常导致，是一类罕见的常染色体隐性遗传疾病，常在出生后第一年即可发病，该类患者对大剂量维生素 D 或生理剂量的活性维生素 D 如骨化三醇治疗有效。

维生素 D 的受体异常，又称维生素 D 抵抗性佝偻病（VDDR II），是一类罕见且严重的佝偻病类型，见于维生素 D 受体基因缺陷的纯合子家庭成员，秃发是其一特点，程度不一，轻者仅有毛发稀少，重者可出现全秃且无睫毛，往往全秃者表示疾病严重。

VDDR Ⅱ 患者对大剂量钙、磷及活性维生素 D 治疗部分有效。但病情严重者虽大剂量维生素 D 也难使骨病缓解。

（三）X- 连锁的低磷骨软化症 (XLH)

XLH，既往又称低血磷维生素 D 抵抗性佝偻病，属于 X- 性连锁显性遗传。其主要特点是低磷血症而无低钙血症，主要致病基因为位于 Xp22.1 的内肽酶基因，即磷酸盐调节基因 (PHEX) 突变。近年研究发现，体内有几种排磷激素，主要是成纤维细胞生长因子 (FGF)23，FGF-7，分泌型卷曲相关蛋白 4(SFRP-4) 和细胞外基质磷酸糖蛋白 (MEPE)。其共同作用机制是抑制近端肾小管的钠磷 (Na-Pi) 共转运体，有促进肾小管排磷的作用，导致血磷降低。其中以 FGF-23 研究较为充分，通常 FGF-23 在体内由内肽酶所破坏、降解。XLH 患者的 PHEX 基因的失活性突变，致内肽酶生成不足，从而使 FGF-23 降解减少、在血液循环中过多，肾排磷增加而出现低磷血症，进而引起骨矿化障碍而出现骨软化症。但目前对于哪种 PHEX 基因突变引起该病及其确切机制仍不十分明确。儿童和成年患者如未经治疗，其血中 1α，$25-(OH)_2D_3$ 和血清钙水平是正常的。此类患者通常也有 $1\alpha-$ 羟化酶缺陷，治疗上需补充磷和活性维生素 D，但对儿童的生长速度改善不大。

因为属于 X- 连锁显性遗传，男性患者的临床表现要较女性杂合子的临床表现严重。低血磷于出生后就出现，以后逐渐出现下肢畸形和生长缓慢，被诊断为佝偻病，但给予维生素 D 和钙剂却无疗效。XLH 患者牙齿的釉质并无发育不良，此点与低血钙性佝偻病者有釉质发育不良可予鉴别。血钙正常可与维生素 D 缺乏或代谢异常者鉴别，后者常常同时有低钙血症。

XLH 可呈家族性和散发性发病，儿童和成年人均可见。家族遗传病史有助于诊断。

（四）常染色体显性遗传低磷骨软化症 (ADHR)

ADHR 是一类非常罕见的佝偻病类型，其发病年龄和外显率变化较大，多数发生于儿童，亦可见于成年人。尽管儿童期发病者其临床表现与 XLH 相似，如肾磷丢失增加，骨软化及下肢畸形，但在年龄稍大的女性患者肌无力和骨痛较为突出。部分年龄较大的患者随时间推移症状可逐渐减轻。ADHR 的基因异常主要发生于 FGF-23 分子的蛋白酶裂解位点氨基酸被替换突变。目前证实的突变位点包括 R179Q、R176Q、R179W，产生与野生型自然序列不同的异常 FGF-23，导致 FGF-23 对 PHEX 的降解抵抗、半衰期延长，结果使血中 FGF-23 水平升高引起低磷血症。但近期也有报道，轻型患者血中 FGF-23 水平可正常，这取决于患者是否出现相关症状及低磷血症。

（五）常染色体隐性遗传低磷骨软化症 (ARHR)

ARHR 是另一种罕见的低磷骨软化症，近期研究发现，牙本质基质蛋白 (DMP1) 基因失活突变可引起继发性 FGF-23 水平升高，导致低磷血症，出现与 XLH 相近似的临床表现。但其多在儿童时期甚至成年时发病。PHEX、FGF-23、DMP1 在成骨细胞及骨细胞均高度表达，三者之间的相互关系目前尚不明确，由于 ARHR 患者 FGF-23 浓度升高，提示 DMP1 正常情况下可降低 FGF-23 浓度。

(六) 肿瘤相关性骨软化症

肿瘤所致骨软化症 (TIO) 是一类副肿瘤综合征，于 1947 年由 McCance 首次报道第 1 例。当肿瘤伴有骨软化症的患者其肿瘤被切除后，代谢异常和代谢性骨病均可好转。这一结果证实肿瘤与骨软化症 / 佝偻病有关。该病多由纤维或间叶组织肿瘤分泌一种或多种排磷激素如 FGF23、FGF-7 和 MEPE 等增加，导致肾小管磷丢失过多，引起低磷血症，高尿磷和骨软化。肿瘤好发于 30 ~ 40 岁的成年人，生长缓慢，比较隐蔽，大多为良性，需要仔细检查方能发现。肿瘤可分布于全身所有部位，骨组织约占 53%，肌肉组织约为 45%，皮下组织约为 3%。最常见的病理类型为血管瘤，如血管外皮细胞瘤，其他包括纤维瘤、神经母细胞瘤、胸腺类癌等。该病常于成年期起病，其临床症状如骨痛、肌无力及低血磷的程度一般较 XLH、ADHR 等更重。如找到相关肿瘤，通常手术去除病灶可以治愈。

(七) 遗传性低血磷佝偻病伴高钙尿症 (HHRH)

遗传性低血磷佝偻病伴高钙尿症是罕见的常染色体隐性遗传疾病，其基因缺陷近期得到证实。主要是 SLC34A3 等位基因突变，该基因编码肾脏近曲小管的 II 型钠磷共转运子 (NaPi-IIc)，SCL34A3 基因突变的杂合子生化异常较轻，可出现高尿钙，仅有轻度或没有低磷血症。该病与其他低磷骨软化症的鉴别在于其尿钙高 (尿钙 / 肌酐 > 0.60mmol/L) 及 1, 25(OH)$_2$D$_3$ 浓度升高。

(八) Fanconi 综合征

Fanconi 综合征是指近曲肾小管广泛性的缺陷，罹及氨基酸，葡萄糖、磷酸盐、尿酸、钠、钾、碳酸氢根与蛋白质。其发病是由于常染色体隐性遗传、常染色体显性遗传、X- 连锁遗传，亦见有原因不明的散发病例。

许多种遗传性系统性疾病可发生 Fanconi 综合征，其中包括 Wilson 病、半乳糖血症、酪氨酸血症、胱氨酸病、果糖不耐受症等。Fanconi 综合征亦可继发于多发性骨髓瘤、某些药物如阿德福韦酯、异环磷酰胺等和重金属中毒。均可导致近曲肾小管对磷酸根重吸收障碍，肾磷排出增加，导致低磷血症，进而引起佝偻病 / 骨软化症。

二、临床表现

佝偻病轻型以神经精神症状为主，中、重度患儿头、胸、四肢骨骼出现畸形，并可有全身症状显著。急性佝偻病发展迅速，常见于 6 个月以下婴儿，骨质软化明显，血钙磷明显降低，ALP 显著升高。亚急性佝偻病发生于年龄较大儿童，骨骼以增生为主，症状出现较缓慢。经恰当治疗后，佝偻病进入恢复期，症状、体征与 X 线图像所见有恢复。

在成年人，骨软化症多表现为骨痛，部位不固定，活动后加重，严重者坐位起立吃力、不能行走，或走路呈"鸭步"。部分患者可出现骨折及假性骨折。低磷骨软化症患者多伴肌痛、肌无力和肌萎缩，特别是 TIO 患者。

妊娠、多产妇、体弱多病老年人如果有日照少、营养不良的因素，并且发生骨痛、骨压痛及行动困难都应考虑骨软化症，特别是在明显有低磷血症的情况下，应做进一步的检查确诊。

三、诊断和鉴别诊断

佝偻病与骨软化症的诊断要根据病史、症状、体征、生化检查和 X 线检查做全面综合考虑。X 线检查是佝偻病的主要影像诊断方法。由于骨基质矿化的缺陷，骨骼钙化不足，不能正常地承受体重而变弯。软骨因不能及时钙化而生长过度，骨前质体积增大。临床见局部疼痛和畸形，如 "O" 形或 "X" 形腿，可出现肋骨 "串珠"、方颅、胸骨下沟。X 线平片见钙化带毛糙，干骺端增宽呈杯口畸形，骨皮质变薄。长骨变曲或有病理性骨折。

骨软化发生于成年人骨样组织钙化不足，故骨强度不足，易发生弯曲变形。X 线平片可见脊柱弯曲，呈鱼尾状，椎间盘增宽；骨盆入口呈三角形或心形；两侧髋臼、坐骨和耻骨向内凹陷；也可出现下肢似佝偻病。部分患者有假骨折 (Looser 带)，呈垂直于骨表面的骨折样透亮线，是骨软化症的重要特征。

实验室检查对诊断低磷骨软化症非常重要，生化表现与疾病的不同发病机制和不同阶段有关，变化很大，低磷骨软化症患者多有明显的低磷血症，常小于 0.6mmol/L，血钙多正常或处于正常范围低限，碱性磷酸酶水平均升高，甲状旁腺激素 (PTH) 水平可以升高或正常。$25(OH)D_3$ 水平低提示维生素 D 缺乏，$1，25(OH)_2D_3$ 低于正常的 $25(OH)D_3$ 水平提示 U- 羟化酶缺陷，维生素 D 受体缺陷导致的维生素 D 抵抗患者 $1，25(OH)_2D_3$ 水平明显升高而 $25(OH)D_3$ 正常。如有条件可测定血清 FGF-23 水平，但 XLH、ADHR、ARHR 及 TIO 患者 FGF-23 水平都可能升高，因此单纯测定 FGF-23 水平并不能区别上述几种类型，必要时可结合相关基因分析明确诊断。

因为 TIO 患者一旦诊断，通常可通过手术治愈，因此对于成年起病、有明显低磷血症的骨软化症患者，均需排查 TIO 的可能。通常细致地查体可发现表浅的肿瘤，结合 CT、MRI 及奥曲肽显像来筛查和定位肿瘤。奥曲肽全身扫描是筛查 TIO 肿瘤较好的手段，特异性较高，如发现可疑的生长抑素高表达病变，可通过 CT 或 MRI 进行精确定位，必要时可行分段取血测定 FGF-23 进行肿瘤定位。需要强调的是低磷骨软化症患者没有发现肿瘤并不能排除 TIO 的可能。

四、治疗

骨软化症患者通常给予补充钙、磷及维生素 D 治疗，如有明确诱因可治疗原发病及去除诱因。单纯维生素 D 缺乏者治疗效果较好，积极补磷，每日给予磷 (元素量)1 ～ 3g，每 4 ～ 6h 口服 1 次。同时给维生素 D 每日 2 万～ 7.5 万 U 及适量碳酸钙。定期复查以使血钙、磷达到正常范围为宜。

α- 羟化酶缺陷患者使用生理剂量的活性维生素 D 如骨化三醇治疗有效，但维生素 D

抵抗患者 (VDDR Ⅱ) 治疗较为困难，通常需要大剂量钙、磷及活性维生素 D 治疗，且仅对部分患者有效，必要时需静脉补钙治疗，但治疗后即使骨矿化异常改善，也不能改善此类患者的生长障碍和秃头症。

TIO 患者如定位明确，经过手术去除肿瘤通常可治愈。术前需补充磷及活性维生素 D，但长期补磷治疗可能引起三发性甲旁亢。术后如病灶去除彻底，通常血磷在术后 5 ～ 7d 即可逐渐升至正常范围，观察 TIO 患者手术前后平均血磷变化。术后需补充钙及维生素 D。

XLH 患者补充磷及活性维生素 D 可在一定程度上改善骨矿化，但难以使儿童患者恢复正常生长，部分患者需配合生长激素治疗以促进身高生长。

ADHR 患者治疗与 XLH 相似，部分患者程度较轻，随着病程延长有自发缓解的报道。

HHRH 患者单纯补充磷即可，因其维生素 D 水平本身是升高的，不需补充维生素 D。

上述治疗过程中密切监测钙、磷及维生素 D 水平是必需的，以免发生肾功能的损伤。

抗病患者 (VDR Ⅱ) 部分反应过度，通常需要大剂量钙，偶尔需补充维生素 D 治疗，且长
达数年甚至终身。这些患者的临床和生化表现，有的可自行缓解甚至恢复，可不需任何
此类治疗而长期维持正常。

TIO 的首选治疗是切除肿瘤，以手术方式切除病灶之后可治愈，血清磷及活性维生素 D
便可迅速恢复而可能引起低磷血症性骨软化症。术后 24 小时生化指标即改善。如果不能完全
切除肿瘤或肿瘤复发或无法定位，磷和骨化三醇补充治疗有效，治疗过程中要监测血清 1,25-
双羟维生素 D 和甲状旁腺激素水平。口服一定剂量的磷对症治疗，也要注意防止继发性或三发
性甲状旁腺功能亢进合并高钙尿症，口服一定剂量维生素 D 或骨化三醇治疗，可降低血清钙水
平，防止继发性高钙尿症。

第五章　肾上腺疾病

第一节　慢性肾上腺皮质功能减退症

　　原发性肾上腺皮质功能减退症主要是双侧肾上腺因自身免疫、结核等严重感染或肿瘤等导致皮质的绝大部分严重破坏，或双侧肾上腺大部分或全部切除而引起肾上腺皮质激素分泌不足所致，多同时有肾上腺糖皮质激素 (皮质醇) 和盐皮质激素 (醛固酮) 分泌不足的表现。而继发性者是由于下丘脑 - 垂体病变或长期使用肾上腺皮质激素治疗引起促肾上腺皮质激素 (ACTH) 不足导致肾上腺皮质激素分泌减少。这里我们主要讨论原发性肾上腺皮质功能减退症，原发性又称为艾迪生病 (Addison 病)。1855 年，Addison 首次报道了慢性肾上腺皮质功能减退症。由于早期症状缺乏特异性，加之发病率较低，临床医师关注不够，因此，早期诊断率不高，易误诊、漏诊和误治。如不及时治疗，患者生命将受到严重威胁，所以有必要对肾上腺皮质功能减退症加深认识。

　　Addison 病常见于女性患者，男性与女性的 Addison 病总体患病率之比约为 1:2.5，而在自身免疫性 Addison 病中女性与男性之比约为 3:1。西方国家报道 Addison 病发病率较低，为 (39 ～ 60)/106，成年人诊断平均年龄为 40 岁，男性与女性比为 1:2.6。在 1950 年前，引起 Addison 病的最常见原因是结核，约占 80%；在 1950 年后，西方国家报道约 80% 是伴有肾上腺萎缩的自身免疫性肾上腺炎引起的，而结核引起者为 10% ～ 20%。在结核病发病率高的国家和地区如我国，肾上腺结核仍是本病的首要原因，结核性者男多于女，而另一常见病因自身免疫所致者，则女多于男。

一、病因、病理

　　Addison 病病因复杂，包括肾上腺结核、真菌感染、出血、转移癌、肉瘤和淀粉样变、肾上腺白质萎缩症、肾上腺发育不良等。但有 75% ～ 80% 病例为自身免疫引起的肾上腺皮质破坏，主要由针对肾上腺皮质组织细胞的体液免疫反应。多数患者血循环中，存在一种或数种针对内分泌腺体的自身抗体，使器官特异性自身免疫紊乱。

　　Addison 病具有显著的遗传易感性。HLA-B8 可增加 Addison 病的患病率，这也间接说明本病属于自身免疫性疾病。另一种 HLA 标志，即 MHC Ⅰ类相关 A 基因 (MIC-A) 的多态性也与 Addison 病发生有关。MIC-A 第 5 个外显子有 5 种等位基因，分别为 A4、A5、A6、A9 及 A5.1。若为 A5.1 则 Addison 病发生率显著增加，而 A6 发生率最低。MIC-A 与 Addison 病的关系是独立于 DR 或 DQ 多态性，且 A5.1 与 DR3-DQ2 同时存在，

其发病概率显著增加。位于染色体 2q33 的细胞毒性 T 淋巴细胞抗原 -4(CTLA4) 基因编码获得性免疫系统的一个关键调节因子。CTLA4 表面分子可在激活的 T 淋巴细胞表达，并使免疫应答下调。

Addison 病早期肾上腺皮质可由淋巴细胞、浆细胞、单核细胞浸润，之后进行性皮质破坏，出现肾上腺萎缩，髓质一般不受毁坏。典型的 Addison 病双侧皮质破坏一般在90% 以上，且肾上腺被膜增厚，球状带、网状带和束状带大部分细胞消失，残存细胞散在分布，呈退行性改变，并被浸润的淋巴细胞和纤维基质包裹。

原发性肾上腺皮质功能减退症为肾上腺皮质本身的疾病，病因主要有以下两类。

（一）慢性肾上腺皮质破坏

1. 自身免疫

经文献报道，在欧美国家自身免疫已成为 Addison 病的首要致病因素，其所致特发性病例占 75%～80%。淋巴浸润导致肾上腺皮质 3 个区带的破坏，引起皮质醇、醛固酮和肾上腺性激素合成障碍。自身免疫性肾上腺皮质功能减退常伴有性功能障碍、甲状腺功能亢进、甲状腺功能减退、桥本甲状腺炎、糖尿病、白斑病、恶性贫血及甲状旁腺功能减退。40%～50% 的自身免疫性 Addison 病伴有以上一种或多种自身免疫性疾病，称为自身免疫性多内分泌腺综合征。

2. 结核、感染

结核在发展中国家是导致肾上腺皮质功能减退症的最常见原因。同时是导致我国 Addison 病的主要病因，国内文献报道显示，在我国仍以结核为 Addison 病的首要病因，占 57%～70%。患者体内多有结核病灶，肾上腺区可有钙化点阴影，可能由于陈旧性结核所致。

3. 浸润破坏

浸润破坏，是指由于各种转移性癌肿、白血病而引起严重破坏。

4. 变性

如淀粉样变等。

5. 血管病变

如脉管炎、肾上腺静脉血栓形成伴梗死、双侧皮质出血性病变等。

此外，真菌感染、结节病、血色病等亦可引起 Addison 病。

（二）皮质激素合成代谢酶缺乏

(1) 先天性缺乏 21 羟化酶、11- 羟化酶或 17- 羟化酶；先天性肾上腺皮质不应症，此属常染色体隐性遗传，其肾上腺对 ACTH 的刺激不呈对应性反应 (伴有低血糖和色素沉着)，血浆 ACTH 增高，皮质醇 (F) 降低，血醛固酮和尿 17- 羟类固醇降低；Addison-Schilder 病 (进行性脑白质营养不良和肾上腺皮质功能减退并存)，其为一种罕见的 X 连锁隐性遗传病，以脑白质进行性脱髓鞘和肾上腺皮质功能减退为临床特征。特征性的生化异常是饱和非分支极长链脂肪酸 (VLCFAs) 异常积聚。该脂肪酸的过度积累可损害生物膜的稳定性，是肾上腺脑白质不良致病的主要原因。过量的极长链脂肪酸形成的油脂与肾上腺皮质细胞膜结合后影响了 ACTH 对肾上腺细胞的刺激作用，细胞内类固醇合成受抑制，导致肾上腺皮质功能减退。单纯表现为 Addison 病的占肾上腺脑白质不良的 10%～17%。

(2) 后天性者可由于药物或化学抑制类固醇激素合成相关酶而发生，但在本症发生中无重要实际意义。

最新资料显示，近几年来慢性肾上腺皮质功能减退症的病因已经发生了变化。原发性中，结核所占比例减少，恶性肿瘤转移或治疗后，特别是放疗和化疗后，对肾上腺皮质功能破坏，导致慢性肾上腺皮质功能减退，比例逐年升高，其与肿瘤发病率不断升高有关。

二、分类

慢性肾上腺皮质功能减退症分原发性与继发性肾上腺皮质功能减退症。原发性肾上腺皮质功能减退症主要是双侧肾上腺因自身免疫、结核等严重感染或肿瘤等导致皮质的绝大部分严重破坏，或双侧肾上腺大部分或全部切除而引起肾上腺皮质激素分泌不足所致，多伴有肾上腺糖皮质激素（皮质醇）和盐皮质激素（醛固酮）分泌不足的表现。继发性肾上腺皮质功能减退症是由于下丘脑－垂体病变或长期使用肾上腺皮质激素治疗引起促肾上腺皮质激素 (ACTH) 不足导致肾上腺皮质激素分泌减少。

三、临床表现

Addison 病的临床表现与肾上腺皮质破坏的速度和程度及一些可能导致危象的肾上腺外因素有关。多数 Addison 病起病隐袭，病情逐步加重。

（一）全身症状

疲乏无力、体重下降是 Addison 病重要且早期的临床表现。疲乏无力的主要原因在于糖皮质激素减少，血糖降低，机体的能量供应得不到满足，患者易感疲乏；体重下降主要是因为醛固酮合成减少，机体水钠排出增加，加之胃肠道反应，患者摄入不足所致。疲乏无力的临床表现特异性不强，但对于无其他原因存在者，临床医师应高度怀疑 Addison 病。老年患者及慢性病患者有类似症状，应进行基础皮质醇节律性检查加以排除，以免误诊。

（二）消化系统

Addison 病患者大多数都有消化系统症状，食欲缺乏可进一步加重消瘦。糖皮质激素的作用之一是促进包括胃液、胃蛋白酶在内的各种消化液和消化酶的分泌，其降低时可出现胃肠功能紊乱。随着肾上腺皮质功能的进一步减退后，可出现恶心、呕吐、腹痛，甚至可发生消化性溃疡，大便呈糊状，亦有便秘，此时如进行放射检查之导泻与禁食，常可诱发休克与循环衰竭。常喜咸食。

(三) 心血管系统

心悸、头昏、活动后气促；心脏浊音界可能缩小，心音低钝，脉细弱，血压偏低 (如患者原有高血压，血压亦可高于正常)。

(四) 神经、精神系统

失眠、抑郁、注意力不集中、记忆力减退。

(五) 内分泌系统

性欲减退，女性月经失调，男性阳痿；阴毛及腋毛脱落、稀少，女性乳腺萎缩。

(六) 低血糖现象

饥饿时可有心慌、软弱、出冷汗、视物模糊、定向力障碍，甚至晕厥 (低血糖现象)。

(七) 色素沉着

Addison 病最显著的特征为皮肤黏膜色素沉着，大多数患者肾上腺皮质损害 > 90%，出现 ACTH 增多，引起皮肤色素沉着才就医确诊。ACTH 增多，引起皮肤色素沉着的原因在于其氨基端 1 ~ 13 个氨基酸与黑素细胞刺激素非常相似，有黑素细胞兴奋活性，可致使色素沉着于皮肤黏膜。国内文献报道为 100%。但应注意无色素沉着并不能除外 Addison 病。个别病例由于黑素细胞缺陷，可能不出现色素沉着，或患者处于疾病发生发展的早期，色素沉着不明显。该症状在糖皮质激素替代后可减轻，替代非完全时色素沉着再次加重，故可作为疗效观察指标。

由于色素沉着是 Addison 病的重要体征，当色素沉着与上述任一症状同时出现时，即应考虑到 Addison 病的可能，特别是那些起病急，又伴有难以解释的低血压患者，色素沉着可早于其他肾上腺功能不全的表现，色素沉着的分布是全身性的，但以暴露部位及易摩擦部位更明显，在面部、唇、齿龈、舌、颊黏膜、乳头、乳晕，关节伸面及屈面如肘部、膝部、踝部及腕部等处，以及掌纹、指 (趾) 甲根部、手背面皮肤、腰带部位、下腹中线、肛门周围、外生殖器、瘢痕等处尤为显著。面部色素常不均匀，呈散在分布。少数患者可能有散在白斑，见于胸、背部等处的皮肤。个别病例由于黑色素细胞缺陷，可能不出现色素沉着。合并结核或其他自身免疫性内分泌和非内分泌疾病时，则伴有相应疾病的临床表现。

(八) 结核

引起者均有不同程度的盗汗、咳嗽、低热等表现，部分患者的胸片显示肺部的结核表现。

(九) 肾上腺危象

Addison 病最常见的急性并发症为肾上腺危象，尚未确诊或未经治疗、中断治疗的患者，在遇有感染、劳累、创伤、手术等应激情况时，肾上腺皮质功能储备不足更加突出，功能减退症的症状急剧加重，出现肾上腺危象。表现为极度虚弱无力、恶心、呕吐，有时腹痛、腹泻、精神萎靡、嗜睡或狂躁，常有高热，脱水征、血压降低、心率快、脉细弱。血生化检查低血钠、低血糖或有血钾紊乱、酸中毒。如不及时抢救，可发展至休克、昏迷、死亡。

四、辅助检查

（一）实验室检查

(1) 血钠、氯常较低而血钾常较高，血钠/血钾比值通常 < 30。少数患者可有轻度或中度高血钙。脱水明显时有氮质血症。可有空腹低血糖，糖耐量曲线常为低平曲线。Addison 病患者同时有皮质醇和醛固酮缺乏，故体重减轻（包括失水）和低钠血症明显，部分出现低钾血症，原因疑为病程中纳差，恶心呕吐，导致摄入不足所致。

(2) 血常规检查示正细胞、正色素性贫血，少数患者可并发恶性贫血。白细胞分类示中性粒细胞减少，淋巴细胞相对增多。患者可出现血红蛋白下降及嗜酸性粒细胞增加。糖皮质激素可使骨髓造血功能增强而使红细胞及血小板增多，促进附壁中性粒细胞进入血液循环，使中性粒细胞增加；但其抑制淋巴细胞 DNA 的合成过程，抑制淋巴细胞分裂，导致该细胞减少，其还可促进嗜酸性粒细胞的破坏。因此，在 Addison 病患者中，糖皮质激素减少，使得红细胞数量下降，嗜酸性粒细胞增加。

(3) 肾上腺皮质功能试验。

① 24h 尿 -17 羟皮质类固醇 (17-OHCS) 测定常降低，但也可接近正常。

② 24h 尿游离皮质醇常低于正常，血皮质醇水平亦明显降低。

③ ACTH 刺激试验探测肾上腺储备功能，具有诊断价值，测定 ACTH 水平有助于判断为原发性或继发性。原发性者即使皮质醇在正常范围，ACTH 常增高。色素沉着几乎见于所有 Addison 病患者，且常为早期症状之一。个别病例由于黑色素细胞缺陷，可能不出现色素沉着。

相关试验如下：a.ACTH25U 加于 5% 葡萄糖液 500mL 中，静脉滴注，历时 8h，观察尿 17- 羟皮质类固醇和血皮质醇变化。正常人在刺激的第 1 天较对照日增加 1～2 倍，第 2 天增加 1.5～2.5 倍。本病患者反应低下。b. 近年来，采用快速法代替经典法，即在静脉推注人工合成 ACTH1-2425μg 前及 30min 后测血浆皮质醇，或在肌内注射同量的 ACTH1-24 前及 60min 后测血浆皮质醇，正常人血浆皮质醇峰值较基础值增加 1 倍以上，而本病患者无明显上升。c. 为鉴别原发性及继发性肾上腺皮质功能减退，连续静脉滴注 ACTH 3d 或用 ACTH1-24 快速法连续 3d，前者尿 17- 羟皮质类固醇及血皮质醇变化不明显，而后者逐渐增加呈延缓反应。据报道，ACTH 值测定比血清 F 测定更为稳定可靠，检测值不易受外源性肾上腺皮质激素的影响。测定 24h 尿游离皮质醇浓度并非是一项很有用的方法，因为不完全性肾上腺皮质功能减退时，血中基础皮质醇可以是正常的，故该情况下的尿游离皮质醇亦可为正常的。在使用何种刺激试验去确诊慢性肾上腺皮质功能减退症上，学术界意见并不统一，比较经典的试验是使用替可克肽（人工合成24肽促皮质素）250μg 静脉推注，注射前正常血浆 F 介于 5～25μg/dl，在注射后 30～60min 加倍。如果血浆 F 低于 20μg/dl，提示垂体－肾上腺轴有功能障碍。这一试验对诊断慢性原发性肾上腺皮质功能减退症比较好。其他如低血糖激发试验或者是小剂量 ACTH 试验并不具有优越性并且存在风险。有关肾上腺皮质储备功能的检查，可用 ACTH 兴奋试验，其分为常规 3 日法及快速法两种。ACTH 兴奋试验诊断 Addison 病准确率高，快速法省时简便，且诊断阳性率与常规法相似，有利于基层医疗单位采用。

不过皮质醇降低和血浆 ACTH 值升高虽然是诊断本病的重要的指标，但由于基层医院条件有限，检测率不高。部分性肾上腺皮质功能低下患者，仅仅表现皮肤、黏膜、甲床、关节等处色素沉着，明显倦怠无力等，但血皮质醇仍然在正常范围，所以诊断上还是以临床症状为主。

④血 ACM 及其相关肽的测定：原发性肾上腺皮质功能减退明显增高，可增高 5～20 倍。而继发性肾上腺皮质功能减退者，则明显降低。

⑤以往有关 Addison 病患者催乳素 (PRL) 的变化报道较少。Hangaard 等观察 Addison 病患者 PRL 水平及可的松对其影响，认为可的松抑制基础 PRL 分泌，低可的松状态时（使用安慰剂）平均 PRL 显著增加，氢化可的松替代治疗时 PRL 降低。糖皮质激素对 PRL 的调节作用通过抑制 PRL 基因转录，改变催乳素细胞对 TSH 的敏感性及在下丘脑水平降低 p- 内啡肽的释放，并由其介导的 TSH 的释放，降低 PRL 的分泌。了解 PRL 升高水平可反映脑内神经类固醇的作用，同时是 Addison 病诊断的一个辅助指标。

（二）影像学检查

影像学可以辅助诊断肾上腺存在何种病变，究竟是肿瘤浸润、感染或者是出血。肾上腺 CT 或 MRI 扫描检查，由结核病引起者，可显示肾上腺增大或萎缩及钙化阴影；其他感染、出血、转移性病变，在 CT 或 MRI 扫描上也可示肾上腺增大，而自身免疫性肾上腺炎所致者肾上腺不增大。肾上腺 CT 或 MRI 扫描可见钙化阴影和（或）增粗影，此为诊断 Addison 病是结核所致的有力证据。肾上腺 CT 的表现与 Addison 病的病程有关，随着病程进展，钙化灶随之增加。肾上腺结核影像学表现主要为早期增生性改变，肾上腺增大（常为双侧，外形不规则或形成肿块，中心密度不均匀，或低密度为干酪样坏死所致）。部分患者可有斑块或点状钙化。晚期呈萎缩性改变，肾上腺体积明显缩小，形态不规则，与周围有广泛的粘连和纤维化，CT 增强扫描相当于干酪坏死或严重萎缩部位不增强，而边缘呈环状增强，随抗结核治疗肾上腺体积可逐渐恢复正常，并可有钙化沉积。心脏 X 线摄片，可见心脏缩小呈垂直位。

（三）心电图

可示低电压，T 波低平或倒置，P-R 间期与 Q-T 间期可延长。

五、鉴别诊断

（一）与其他色素沉着疾病鉴别

1. 黄褐斑

本病较常见，多见于女性。患者面部呈对称性黄褐色或褐色斑，边界清楚或模糊，大小不一，不突出皮肤，多数分布于额部、两颊（可呈蝶形分布）、唇周、鼻梁等处，日晒常可使之加重，有时乳晕及外生殖器色素也可加深，但黏膜无色素沉着，患者并不伴有全身其他症状。

2. 瑞尔黑变病

本病色素位于额、面、耳后及颈部，不累及口腔黏膜，呈褐色或黑褐色，越近面部中心色素越少，为本病特点之一。色素沉着有时也可见于两前臂、手背、腋窝、脐周等处。色素斑中心可有点状或网状色素脱失。患者无其他全身症状。

3. 焦煤黑变病

本病可见于焦油专业时间较长者。色素沉着先发生于手背及前臂伸侧，而后逐渐扩至上臂、颈部、躯干及全身。色素斑点呈黑褐色，大小不一，直径 3～5mm，在黑褐色斑中常杂有散在分布的色素脱落及皮肤萎缩斑。

4. 血色病

本病系由体内铁质代谢障碍所致，皮肤色素沉着为其主要症状之一，皮肤呈灰棕色或古铜色，初期常出现于颜面、颈部、前臂等暴露部位，腋窝、乳头、脐周、外生殖器等处色素较深，晚期可遍及全身，但黏膜多不受累。此外，尚可有肝大、糖尿病及性功能减退。皮肤活检，血清铁及含铁血黄素检查有助诊断。

5. 黑色素斑－胃肠息肉病

本病特点为局限性黏膜、皮肤色素沉着和胃肠多发性息肉。色素沉着多分布于口周、上下唇与颊黏膜等处，为圆形、卵圆形或不规则的棕色至黑色斑点，直径 1～5mm 或更大。同样的色素沉着也可发生于鼻孔或眼眶周围。胃肠道息肉可做胃镜和纤维结肠镜检查以助诊断。

6. Nelson 综合征

皮肤黏膜中度色素沉着，有双侧肾上腺手术史，垂体产生嗜碱或嫌色细胞瘤，致使大量 ACTH 分泌，常伴有视野缺损。

7. 慢性肝病

本病也可出现皮肤色素沉着，但既往肝病史、肝功能异常严重者可出现肝性脑病等有助于鉴别。

（二）与其他乏力疾病鉴别

如甲亢、糖尿病、原发性醛固酮增多症等无色素沉着，且有原发病表现及相应实验室检查异常可作鉴别。

（三）与其他低血糖疾病鉴别

胰岛素分泌过多所致的低血糖与肾上腺皮质功能减退症的空腹低血糖不同，可发生于任何时候，且患者为防止发作而大量进食使身体发胖。

（四）低血钠与水肿患者鉴别

抗利尿激素综合征及失盐性肾病可引起稀释性低钠血症，但其无色素沉着，无高血钾及非蛋白氮升高等慢性肾上腺皮质功能低下的特征。

（五）增生性改变的肾上腺结核与肾上腺肿瘤鉴别

肾上腺肿瘤多伴有高功能改变，腺瘤常为单侧，密度均匀，强化不明显，很少钙化，腺体常有功能或异常高功能。嗜铬细胞瘤也可表现为边缘不规则的较大肿块影，向周围组织浸润性生长，肿瘤内部可有单发或多发的低密度区，但一般多为单侧，不伴有肾上腺功能减退表现，香草扁桃酸 (VMA) 测定高于正常。肾上腺转移性肿瘤多来自肺癌、乳腺癌，可累及双侧肾上腺，无钙化，原发肿瘤常已明确诊断。

六、西医治疗

慢性肾上腺皮质功能减退症治疗原则包括纠正本病中代谢紊乱，激素替代补充治疗，病因治疗，避免应激，预防危象。本病的最基本疗法除病因治疗外，需长期皮质激素的替代补充。激素替代治疗有基础治疗、发生应激 (包括手术、妊娠) 的治疗和发生危象时的治疗。

（一）基础治疗

补充日常状况下生理剂量的肾上腺皮质激素。一部分人需同时补充糖皮质激素和潴钠激素；另一部分患者只需补充糖皮质激素即可，但食盐摄入量要充分 (每日 $8 \sim 10g$，如有大汗、腹泻等情况尚需酌情增加)。

1. 补充糖皮质激素

醋酸可的松 (皮质素) 需在体内经肝转变为皮质醇才能发挥作用，肝功能障碍者疗效较差。口服皮质醇或皮质素的不足之处为血药浓度波动过大，口服 30min 后血药浓度很快达到高峰，随即迅速下降，以致夜间及次晨服药前血药浓度过低，不能真正模拟激素的生理作用模式。易出现乏力、恶心，对 ACTH 的负反馈抑制也不够充分。故有时色素沉着消退不够满意，极少数患者尚可出现垂体 ACTH 细胞增生，甚至形成 ACTH 瘤。此外泼尼松在人体内必须经 $C1 \sim 2$ 位加氢还原为皮质醇后才有活性，故在有肝病情况下使用时必须注意。

补充糖皮质激素以采用氢化可的松 (皮质醇) 最符合生理性，但氢化可的松可引起失眠，应避免晚间服用。一些临床医师主张持续静脉输注氢化可的松以限制糖皮质激素一次性给药可能引起的迅速清除及血药浓度峰值过高。人工合成的中长效制剂，如泼尼松、泼尼松龙及地塞米松口服后血药浓度稳定，生理作用更平稳，故近年有主张用这些中长效制剂取代短效的皮质醇或皮质素，以避免短效氢化可的松所致的药物浓度峰值过高以及部分时间段替代量不足，但其缺点是潴钠作用较弱。如果采用，则必须补充足够食盐及加用盐皮质激素。

糖皮质激素的给药方式一般模仿激素分泌周期，在上午 8 时服皮质醇 20mg(或皮质素 25mg)，下午 4 时服皮质醇 10mg(或皮质素 12.5mg)。资料显示，若采用泼尼松、泼尼松龙或地塞米松替代，则宜在睡前给药，用量为泼尼松或泼尼松龙 5 ～ 7.5mg 或地塞米松 0.25 ～ 0.75mg。这样既可抑制 ACTH 晨间的峰值分泌，又可提供患者足够的糖皮质激素清晨需要量。个别激素需求量多的患者，尚需于下午再给予 5 ～ 10mg 的皮质醇。以上所述为每日所需的大致剂量，可根据具体情况适当增减，对糖皮质激素的需要量与体重、体表面积、劳动强度、肠道激素吸收及激素和血浆蛋白结合状态等因素有关。有糖尿病、肥胖或溃疡病、活动性结核病、精神紊乱者，剂量宜稍减，不足时佐以潴钠激素。

对于原给予过或正在给予长期肾上腺激素治疗者，或单侧肾上腺腺瘤切除后而另一侧肾上腺萎缩的垂体 - 肾上腺轴受抑制的患者，替代治疗一般不应少于 9 个月。替代期间，若遇上感染等，应及时加大肾上腺皮质激素剂量，且禁止擅自停药，以免危及患者生命。

如何判断糖皮质激素替代治疗是否适当呢？相当程度上依靠患者的主观估计。体重过度增加通常提示过量；容易乏力或严重的色素沉着没有改善时是剂量不足，没有可靠的生化指标提示激素的合适剂量，血和尿的皮质醇定量测定、血 ACTH 水平测定，既无必要，也不能作为剂量合适的标志。大部分患者在服用皮质醇和充分摄盐下即可获得满意效果。有的患者仍感头晕、乏力、血压偏低或用泼尼松、泼尼松龙或地塞米松替代的患者，则需加用盐皮质激素。

如经糖皮质激素治疗后，可每日口服者，可用醋酸去氧皮质酮 (DOCA) 油剂，每日或隔日肌内注射 25 ～ 50mg。根据疗效调整剂量，如有水肿、高血压、低血钾则应减量。

2. 补充盐皮质激素

为生理性潴钠激素，补充盐皮质激素对维持血容量及正常循环有重要作用。大部分患者在服用皮质醇及充分摄盐下可获得满意效果，若有的患者仍感头晕、乏力、血压偏低，或用泼尼松、泼尼松龙或地塞米松的患者，则需加用盐皮质激素。

有关制剂有以下几种。

(1) 9α- 氟氢可的松，每天上午 8 时 1 次，口服 0.05 ～ 0.5mg，为首选药，也许是许多国家唯一使用的盐皮质激素。

(2) 醋酸去氧皮质酮 (DOCA) 油剂，每天 1 ～ 2mg 或隔天 2.5 ～ 5.0mg 肌内注射，可用于不能口服的患者。目前美国等国家已不再使用。

(3) 三甲基醋酸去氧皮质酮，每次 25 ～ 50mg 肌内注射，潴钠作用可持续 3 ～ 4 周。

(4) 甘草流浸膏，每次 3 ～ 5mL，每天 2 ～ 3 次，稀释后口服，有类似去氧皮质酮的作用，但作用较弱。为避免盐皮质的不良反应，开始时宜用较小剂量，如每日口服 9α- 氟氢可的松 0.05mg 或肌内注射醋酸去氧皮质酮 1mg，然后根据疗效调整。剂量不足时仍感乏力、低血压、高血钾和低血钠；剂量过大则出现水肿、高血压、低血钾，甚至发生心力衰竭，有肾炎、高血压、肝硬化和心功能不全者用药需格外小心。如出现过量的表现，即应停药数天，限盐、补钾，必要时用利尿药，等体内水钠过多现象消失后，再用较小剂量的潴钠激素。

3. 性激素

在调整好糖皮质激素和盐皮质激素的替代剂量后，女性患者可酌情给予一些性激素。

（二）病因治疗

有活动性结核病者，应该积极给予抗结核治疗，补充替代的肾上腺皮质激素并不影响对结核病灶的控制。如病因系其他原因所致，给予相应的治疗。

（三）发生应激（包括手术、妊娠）的治疗

在应激时，需增加激素的补充量，否则将发生危象。但也有报道认为，急性重症患者血皮质醇水平越高，则病死率越高，因为可通过下丘脑-垂体反馈抑制甲状腺激素的合成与分泌。有学者建议，每日维持量 < 5mg，则手术及慢性疾病时不需要额外加量。拔牙等一般应激状态时，就应加大剂量 2～3 倍，以免出现肾上腺危象。慢性肾上腺皮质功能减退症患者围术期、妊娠或分娩期，一定要注意调整糖皮质激素。在原有慢性肾上腺皮质功能减退症基础上发生危象诊断比较容易，否则诊断比较困难。

1. 轻度应激

如感冒、拔牙，可在基础皮质醇剂量上，每日增加 50mg 左右，视情况历时数天，应激过后，渐减至原来基础用量。发生胃肠道紊乱，伴有呕吐或腹泻时，则应将糖皮质激素改为静脉滴注，剂量较基础增加 50mg 左右（可用皮质醇 100mg）或地塞米松 5mg，并静脉补充适量水及电解质。

2. 重度应激（手术或严重感染）

正常人在发生较重应激时，每天皮质醇分泌量可达 100～300mg，因而在发生严重应激时，每日给予皮质醇总量不得少于 300mg。大手术前应使体内有皮质激素储备，可在术前 12h 及 2h 各肌内注射醋酸可的松 100mg，或在手术前 1d 每 8h 肌内注射琥珀酸氢化可的松 75mg。手术时在静脉补液中加皮质醇 100mg，如血压下降，应加快皮质醇滴速，并在 100mg 滴完后继续应用直至病情好转。手术后第 1 天每 6h 肌内注射醋酸可的松 50mg，第 2、3 天可每 8h 肌内注射 1 次，第 4、5 天每 12h 肌内注射 1 次，第 6、7 天如转佳，可改为口服，每 8h 服皮质醇 20mg 或皮质素 25mg，以后可递减至基础维持量。以上处理指手术平稳者，如发生并发症，激素剂量即不能如此递减，应在并发症过后再逐步减少。

3. 妊娠或分娩

在妊娠前 3 个月，如有呕吐等反应，不能口服激素，则应改用肌内注射制剂，需维持水及电解质平衡，并补充葡萄糖。自妊娠 2～3 个月起直至分娩前，患者对皮质激素

的需要量可同于妊娠前，或有所增减。妊娠期因血雌激素水平高，引起皮质激素结合蛋白浓度升高，有较多的皮质激素被蛋白质结合，游离的皮质醇较少，因而需增加糖皮质激素的剂量；另外，胎盘和胎儿肾上腺又能合成肾上腺皮质激素，使患者对外源性激素的需要量减少，因而激素剂量需视患者具体情况而定。在分娩时，应当按照手术时处理。

（四）发生危象时的治疗

肾上腺危象的诊断主要依靠临床表现，往往病情危重，并发症多，不要等实验室检查结果出来才进行处理，以免错过最佳治疗时机。对于有下列表现的急症患者应考虑肾上腺危象的可能：所患疾病并不严重而出现明显的循环衰竭以及不明原因的低血糖，难以解释的恶心、呕吐；体检发现皮肤、黏膜有色素沉着或皮肤颜色变浅、体毛稀少、生殖器官发育差；既往体质较差以及休克者经补充血容量和纠正酸碱平衡等常规抗休克治疗无效者。本症应与感染性休克等内科急症进行鉴别。有时二者在临床上难以区分，但治疗原则相似，鉴别困难时可不予严格区分。诊断和治疗同时进行，以期稳定病情，挽救生命。

目前，采用持续的中等剂量的人工氢化可的松替代疗法是应对危重患者肾上腺皮质功能不全的主要方式，在脓毒症患者中对休克逆转有明显促进作用，同时改善患者的生活质量和精神状况，而对 ARDS 的患者使用低中剂量长期持续疗法时，其呼吸机的使用时间和重症监护病房 (ICU) 的驻留时间明显下降。相比大剂量冲击疗法，这些持续性的中低剂量氢化可的松的不良反应较轻，对患者的精神状况和心理健康也有帮助。注射的氢化可的松进入体内后即可快速释放，并且氢化可的松的血浆半衰期较短，中低剂量的氢化可的松替代疗法通常每天分 3 次或 4 次给药，并注意根据病情发展采用长期的持续的动态疗法，停药时应当逐量减药，否则容易引起反跳现象。

另外，值得注意的是，应用氢化可的松替代疗法治疗脓毒性休克患者，生存人群中创伤后应激障碍的发病率显著下降，对患者的精神健康也有较好的改善作用。

危象时激素用法，将皮质醇 100mg 溶于 5% 葡萄糖水或生理盐水内，静脉滴注，1～4h 内滴完，以后可每 4～8h 滴入氢化可的松 100mg，第 1 个 24h 内总量约 400mg，重症患者可以加量至 600mg，常在 12h 后病情好转。病情好转后，第 2～3 天减至 300mg，病情继续好转，可继续减至 200～100mg/d。在最初的 24～48h 内，应采用静脉滴注，为了避免静脉滴注液中断后激素不能及时补充，可在静脉滴注的同时肌内注射醋酸可的松 100mg，分 2～4 次注射，以利其吸收。若激素需要量较大时，为避免潴钠过多，可改用泼尼松龙或地塞米松静脉滴注。

当患者呕吐停止、血压恢复、神志清晰后，激素可改为肌内注射或口服。病情好转后，激素可改为肌内注射或口服。可每 6h，继而每 8h 肌内注射醋酸可的松 25mg，或每 6h，继而每 8h 口服皮质醇 20mg 或皮质素 25mg。病情继续好转后，再逐渐减量至维持量。当每日激素减量至皮质醇 40mg(或皮质素 50mg) 以下时，宜增加食盐摄入量或合用盐皮质激素，可口服 9a- 氟氢可的松 0.05～0.15mg，每日 1～2 次，或肌内注射醋酸去氧皮质

酮 (DOCA)，每日 1 ～ 2 次，每次 2.5 ～ 5mg。除补充皮质激素外，尚需积极采取补液、抗感染、抗休克等相应治疗措施。

总的来说，氢化可的松替代疗法主要的不良反应是应激能力下降、电解质紊乱、引起 Cushing 综合征、高血压、心血管疾病、蛋白质分解代谢过度造成负氮平衡、骨质疏松症以及消化道溃疡加重。发生肾上腺皮质功能不全的患者，采用人工氢化可的松替代治疗的目的是提高患者的生活质量，合理控制机体的应激反应，减少长期不良反应。虽然中低剂量的氢化可的松替代疗法不易产生明显的不良反应，但是由于人体糖皮质激素生理和病理分泌的节律非常复杂，常规的氢化可的松疗法不可避免地发生替代过度或替代不足。寻找替代疗法的疗效和不良反应之间的平衡点还需要更进一步的研究。

第二节 库欣综合征

库欣综合征 (CS) 又称皮质醇增多症，过去曾译为库欣综合征，1912 年由美国神经外科医师 Harvey Cushing 首先报道，故被命名为库欣综合征。是由于多种病因引起肾上腺皮质长期分泌过量皮质醇所产生的一组综合征，也称为内源性库欣综合征；而长期应用外源性肾上腺糖皮质激素或饮用大量酒精饮料引起的类似库欣综合征的临床表现，称为外源性、药源性或类库欣综合征，本篇主要讨论内源性库欣综合征。近年来将仅有实验室检查异常而无明显临床表现的类型称为亚临床库欣综合征。

库欣综合征可发生于任何年龄，但好发于 20 ～ 45 岁年龄段，女性多于男性，男女比例为 1:3 ～ 1:8。欧洲数据显示，库欣综合征的年发病率为 2 ～ 3/100 万人，男女比例约为 1:3，国内尚缺乏大规模流行病学数据。在某些特殊人群，如 2 型糖尿病、骨质疏松和肾上腺意外瘤患者中，亚临床库欣综合征的比例较高。库欣综合征患者的病死率较正常人群高 4 倍，因其最重要和最常见的并发症为高血压、糖尿病、骨质疏松及代谢综合征，故增加了心血管疾病的危险性，导致库欣综合征患者的大多数死因为心、脑血管事件或严重感染。但当高皮质醇血症缓解后，其标准化的死亡率 (SMR) 与年龄匹配的普通人群相当，若治疗后仍存在持续性中度库欣综合征的患者，与普通人群相比，SMR 增加 3.8 ～ 5 倍。

一、病因、病理

库欣综合征可分为促肾上腺皮质激素 (ACTH) 依赖性和非依赖性两大类。ACTH 依赖性库欣综合征是因下丘脑 - 垂体或垂体外的肿瘤组织分泌过量 ACTH 或促肾上腺皮质激素释放激素 (CRH)，引起双侧肾上腺皮质增生并分泌过量的皮质醇，最常见的为垂体分泌过量 ACTH 引起的库欣病，占库欣综合征的 60% ～ 70%。异位 ACTH 分泌主要有肺癌、胰腺癌、胸腺瘤、支气管腺瘤、嗜铬细胞瘤、甲状腺癌、肝癌等，占库欣综合征的 15% ～ 20%。

ACTH 非依赖性库欣综合征，是指肾上腺皮质肿瘤或增生导致自主分泌过量皮质醇，主要为腺瘤型库欣综合征和腺癌，分别占库欣综合征的 10% ～ 20% 和 2% ～ 3%。二者自主分泌过量的皮质醇，使下丘脑 CRH 和垂体 ACTH 细胞处于抑制状态，而结节状增生占 1% 以下。50% 严重抑郁症患者和慢性酗酒可引起假性库欣综合征，应作鉴别，并除外应用皮质激素或含皮质激素的药物引起的外源性库欣综合征。

二、分类

库欣综合征临床上主要可分为促肾上腺皮质激素 (ACTH) 依赖性和 ACTH 非依赖性两大类，但还有一类称为假性库欣综合征。

(一) ACTH 依赖性库欣综合征

通常有以下 3 种原因。

(1) 下丘脑 - 垂体或垂体外的肿瘤组织分泌过量 ACTH 或促肾上腺皮质激素释放激素 (CRH)，引起双侧肾上腺皮质增生并分泌过量的皮质醇。最常见者为垂体分泌过量 ACTH 引起的库欣病，占库欣综合征的 75% ～ 85%。

(2) 垂体以外 (异位) 肿瘤分泌 ACTH，导致双侧肾上腺皮质增生并过量分泌皮质醇，大多由各种肿瘤引起。有组 100 例异位 ACTH 报道，主要有肺癌 (52%)、胰腺癌或类癌 (11%)、胸腺瘤 (11%)、支气管腺瘤 (5%)、嗜铬细胞瘤 (3%)、甲状腺癌 (2%)、肝癌 (2%)、前列腺癌 (2%)、卵巢癌 (2%)、未分化纵隔癌 (2%)，乳腺癌、腮腺癌、食管癌、副交感神经节瘤、交感神经节瘤各 1 例，另有 3 例原发部位不明。异位分泌的 ACTH 常为难以抑制的较高水平，肾上腺受到比垂体 ACTH 肿瘤更大的刺激，肾上腺细胞的肥大、核多形性变和增生更明显。

(3) 异位分泌 CRH。

(二) ACTH 非依赖性库欣综合征

ACTH 非依赖性库欣综合征是由肾上腺皮质肿瘤或增生导致自主分泌过量皮质醇引起。肾上腺皮质腺瘤和腺癌，分别占库欣综合征的 10% 和 6%。两者自主性分泌过量的皮质醇，而使下丘脑 CRH 和垂体前叶的 ACTH 细胞处于抑制状态。由于缺少 ACTH 的生理刺激，肿瘤以外的肾上腺 (包括同侧和对侧) 均呈萎缩状态。肾上腺结节增生可为肉眼可见的大结节和显微镜下可见的微结节，占库欣综合征的 1% 以下。由于是肾上腺自主分泌皮质醇，患者血中 ACTH 水平低，大剂量地塞米松抑制试验不被抑制。

(三) 假性库欣综合征

约 80% 的严重抑郁症患者和慢性酗酒者可引起假性库欣综合征，询问病史时应注意鉴别。还需注意排除由于长期应用皮质激素或含皮质激素的药物引起的外源性库欣综合征，尤其是长期应用含皮质激素的冷霜或洗液等。

三、临床表现

库欣综合征的主要表现有向心性肥胖、多血质、高血压、继发性糖耐量降低和（或）糖尿病、肌肉萎缩、多毛、月经失调或继发性闭经、性功能障碍、紫纹、满月脸、骨质疏松、病理性骨折、痤疮、色素沉着、水肿、头痛、伤口不愈等。儿童常见为体重增加和生长发育迟缓。成年人出现男性女性化或女性男性化时应怀疑有肾上腺皮质癌。典型患者的向心性肥胖可表现为满月脸、水牛背、悬垂腹和锁骨上窝脂肪垫，这是由于过量皮质醇引起脂肪代谢异常和脂肪分布异常的结果。由于皮质醇有明显的储钠排钾作用和伴有脱氧皮质酮和皮质酮等弱盐皮质激素分泌的增加，患者血容量扩大，体内总钠升高，排钾增多，使其血压升高、血钾降低、尿钾增加。除上述临床表现外，有些患者还可出现精神异常，严重者可类似于抑郁症和精神分裂症。Bertagna 和 Orth 报道，库欣综合征伴男性化是肾上腺皮质癌区别于肾上腺皮质腺瘤的主要特征。这是由于腺瘤细胞比较单一，只分泌皮质醇，雄激素的分泌低于正常。而肾上腺腺癌细胞不仅分泌大量皮质醇，还分泌较多量的雄激素。有些皮质癌患者分泌的醛固酮、脱氧皮质酮和雌二醇的量也高于正常而出现相关的症状和体征。

Daitch 等报道，在 40 例肾上腺库欣综合征患者中，女性为多，左侧为多。腺瘤和腺癌患者均存在混合性内分泌症状，有 20% ～ 30% 功能性肾上腺皮质癌表现为男性化症状。在成年人为主的研究组中，纯男性化只占 3% ～ 5%，而在小儿患者中男性化症状占72%。女性男性化表现为多毛、月经稀少、囊性痤疮、肌肉过多、声音低沉、脱发、性欲增强、阴蒂肥大等。单纯分泌睾酮的肿瘤在女性中发生率较高，肿瘤常较小（＜ 6cm）。

四、辅助检查

（一）实验室检查

1. 血和尿的皮质醇测定

正常人 ACTH 分泌后，血浆皮质醇有昼夜变化，8:00 升高达 5 ～ 25μg/dl，20:00降至＜ 10μg/dl。库欣综合征患者的血浆皮质醇含量可无昼夜变化，或虽有变化，但基础水平较高。肾上腺皮质癌表现为皮质醇增多者，90% 以上患者尿液游离皮质醇超过200μg/24h，而正常人应低于 100μg/24h。诊断库欣综合征最直接和可靠的指标是测定 24h尿皮质醇含量。为提高测定的正确性，有学者提倡做连续 2 ～ 3d 测定后取平均值。最常用的类固醇测定为 24h 尿液 17 羟 - 皮质类固醇 (17-OH) 和 17- 酮类固醇 (17-KS)、血浆去氢异雄酮 (DHEA) 和去氢异雄酮的硫酸盐衍生物 (DHEA-S)。肾上腺引起的男性化可测定血清肾上腺雄激素 (DHEA 和 DHEA-S) 和 24h 尿 17-KS 明确临床诊断。

2. 小剂量地塞米松抑制试验 (LDDST)

用作定性试验，当患者 24h 尿皮质醇含量升高，应做 LDDST。方法为每 6h 口服地塞米松 0.5mg，共 2d，可使尿 17-OH、尿游离皮质醇 (UFC) 或血浆皮质醇明显下降（＜ 5μg/dL）。如用简化的过夜的地塞米松抑制试验，则在 23:00 ～ 0:00 一次性口服地塞米松 1mg，测定次晨 8:00 血浆皮质醇的水平。目前 LDDST 主要用于 24h 皮质醇分泌均衡的患者，尤其用于鉴别假性库欣综合征。如可抑制，则为假性库欣综合征，而真性库欣综合征不被抑制。如需决定是 ACTH 依赖性的还是非依赖性的，应同时测定血浆 ACTH 和皮质醇。如血浆 ACTH > 50pg/mL，皮质醇分泌为 ACTH 依赖性，则患者有库欣病、垂体或下丘脑病变，或异位的分泌 ACTH 病变。如血浆皮质醇升高 (> 50μg/dL)，而 ACTH 呈低水平 (< 5pg/mL)，则皮质醇分泌是 ACTH 非依赖性的，很可能是腺瘤型库欣综合征或腺癌。血浆 ACTH 和皮质醇测定的最佳时间为 0:00 ～ 2:00(水平最低)。

3. 大剂量地塞米松抑制试验 (HDDST)

该试验用于库欣综合征的病因鉴别。方法为：每 6h 口服地塞米松 2mg，共 2d。如 24h 尿中 UFC 和 17-OH 含量能被抑制 50% 以上，则可诊断为垂体性库欣综合征；如不能被抑制，则诊断为肾上腺腺瘤、皮质癌或异位 ACTH 肿瘤。也有学者提倡用过夜的 HDDST，即在半夜 1 次服用 8mg 地塞米松，次日晨皮质醇降低 50% 以上为被抑制。临床上发现，血皮质醇越高者对 HDDST 反应越差，极少数患者可对地塞米松抑制试验产生矛盾反应。

4. 甲吡酮刺激试验

该试验主要用于库欣综合征的病因鉴别。甲吡酮为 11β- 羟化酶的抑制药，可阻断 11- 去氧皮质醇转化为皮质醇，而使血浆皮质醇下降，垂体分泌更多的 ACTH，尿中 17-OH 浓度升高。方法为：每 4h 口服甲吡酮 750mg，共 6 次。测定服药前 1d、服药当天和次日的 24h 尿 17-OH，服药前、后血 ACTH、皮质醇和 11- 去氧皮质醇的水平。该试验可鉴别垂体性库欣综合征和异位 ACTH 分泌病变。

5. 岩静脉窦插管

当 MRI 和 CT 检查为阴性，而临床和实验室检查高度提示功能性垂体腺瘤时，或是激素测定难以鉴别垂体性库欣和异位性 ACTH 综合征时，可行岩静脉窦取样检查，与外周血中的 ACTH 浓度比较，也可提示中心或偏侧生长，帮助外科医师手术定位。测定 ACTH 垂体肿瘤插管引流的岩下静脉标本中 ACTH 明显高于外周静脉血 ACTH 的水平，尤其是可以明确分泌 ACTH 微腺瘤在垂体内的定位，有利于手术切除。

6. CRH 兴奋试验

与 HDDST 一起应用，可提高对 ACTH 依赖性库欣综合征的鉴别能力。方法为：一次性静脉注射人工合成的羊 CRH1-41、100μg，分别测定注射前 30min、注射时、注射后 30min、60min、90min、120min 血 ACTH 和皮质醇的水平。如果注射后 ACTH 峰值比基础上升 50% 以上，血皮质醇上升 25% 为阳性反应。本试验垂体性库欣综合征者阳性，而异位 ACTH 综合征和肾上腺肿瘤者无反应。

(二) 影像学检查

1. ^{131}I 标记胆固醇肾上腺皮质扫描

肾上腺增生者碘标记胆固醇在双侧凝集，若为肿瘤，则肿瘤侧高密度浓集，另一侧不显影。有学者发现，实验室检测无功能的肿瘤，若碘标记胆固醇扫描有浓集则提示为有功能，应考虑手术切除肿瘤。[131]I 胆固醇扫描能显示腺瘤部位和功能腺瘤，对区别双侧肾上腺增生还是单侧肾上腺肿瘤有益，但图像界限不如 CT 清晰。

2. 超声检查

超声检查为目前首选的检查，具有简便、无创、价廉、可重复进行等优点。可清晰显示肿瘤大小、周围界限、有无侵犯邻近脏器、有无腔静脉瘤栓等，也可了解双侧肾上腺体积大小和有无结节。超声的诊断正确率达 87%，假阴性率 12%。虽然近年来 B 超、肾上腺 CT 已成为首选肾上腺定位检查方法，但对怀疑库欣综合征患者把 B 超作为首选并不合适。

3. CT 和 MRI

CT 和 MRI 通常用于定位诊断。CT 可以发现肾上腺肿瘤、增生或大结节样增生。腺瘤型 CS 在 CT 上表现为只见肿物不见肾上腺组织，CT 值 20 ～ 30HU，增强后强化明显。肾上腺增生的 CT 表现为肾上腺内外支的弥漫性增厚和拉长，10% ～ 20% 皮质结节增生表现为双侧肾上腺的多发性结节。肾上腺腺瘤则表现为界限清晰、质地均匀、直径＜ 2cm 的圆形实质肿块，常伴对侧肾上腺萎缩。头颅 CT 薄层切面加造影剂增强常可发现较小的垂体腺瘤，增强后肿瘤实质有中度不均匀强化，有时出现转移的迹象；典型的皮质癌，CT 表现为单侧肿块，直径＞ 7.0cm，密度或信号不均，呈不规则形、分叶形或卵圆形，内有明显的出血、坏死。肾上腺皮质癌引起的库欣综合征，男女比例无明显差异，可发生于任何年龄。CT 常显示形态不规则的肿瘤，内部有坏死或钙化，不规则增强，有的可出现转移灶。

考虑 80% ～ 90% 的垂体 ACTH 瘤为微腺瘤，使用蝶鞍 CT 可以提高垂体微腺瘤的阳性率，但 CT 分辨率仅为 60%。CT 平扫时微腺瘤多呈稍低密度或等密度，增强后正常垂体组织多先于肿瘤组织强化，而肿瘤组织增强的时间长于正常垂体组织。MRI 可提高垂体微腺瘤的发现率，优于 CT，能显示瘤灶本身的异常信号。平扫时在 T1 加权像上，垂体微腺瘤多为局灶性低信号区，T2 加权像上多为高或等信号。增强后垂体微腺瘤与正常垂体组织对比更加明显。核素显像可显示垂体瘤生化和代谢异常改变特点及其临床意义，能鉴别有生命力的瘤组织与肿瘤内的纤维化、囊肿和出血成分。但因价格昂贵、分辨率较低、特异性不高，目前临床实用价值有待研究。

4. [18]F- 氟代脱氧葡萄糖正电子发射计算机断层显像 (^{18}F-FDGPET)

应用 FDG 作示踪剂对患者行全身显像，依据原发或转移病灶对 FDG 的摄取率来判断肿瘤的性质，进行分期，并判断肿瘤来源。PET 在鉴别恶性肿瘤患者肾上腺肿块的良恶性准确率达 92.2%，阴性预测率为 100%。与穿刺活检相比具有无创、实用和准确的优点，对转移病灶的灵敏度、特异度和准确度分别为 100%、80% 和 93.9%，对恶性肾上腺肿瘤的定性判断的灵敏度、特异度和准确度分别为 100%、94% 和 96%。

5.其他

为发现异位 ACTH，均应常规拍胸片，对于可疑病例应进一步行胸部体层像或 CT 扫描。考虑胸部的异位 ACTH 分泌瘤约占异位 ACTH 综合征的 60%，故应注意其他部位如胰腺、肝、肾上腺、性腺等。并应做腰椎和肋骨等 X 线检查了解骨质疏松情况，如为恶性的肾上腺肿瘤或异位 ACTH，还应注意是否有其他脏器的转移。

五、诊断要点

一般分为两步：①确定是不是库欣综合征；②明确库欣综合征的病因。典型库欣综合征 (CS) 有向心性肥胖、紫纹、满月脸、水牛背、多血质、易出现瘀斑等症状和体征，可为本病提供重要线索，但周期性、亚临床或前临床性、假性 CS 等非典型病例的诊断并不容易。

（一）定性诊断

库欣综合征的确诊必须有高皮质醇血症的实验室依据。皮质醇分泌过多或失去正常的昼夜节律，即晨间分泌高于正常，晚上及午夜的分泌不低于正常或高于午后的分泌水平，一般午夜睡眠时血浆皮质醇的浓度＞ 50nmol/L 时，提示存在库欣综合征，敏感度为 100%，但血皮质醇代表肾上腺瞬间分泌情况，波动较大，疾病早期常在正常范围假阴性多，单次测定意义不可靠。唾液中皮质醇浓度与血浆中游离皮质醇高度相关，午夜测定时可以鉴别库欣综合征和正常患者。24h 尿游离皮质醇的测定，既可以避免血皮质醇的瞬时变化，也可以避免血中 CBG 浓度的影响，对库欣综合征的诊断有较大的价值，诊断率约为 98%。但结果可能存在尿液收集不准确和受皮质醇每天分泌量变化的因素的影响。其中血皮质醇(SC)昼夜节律消失为筛选库欣综合征敏感性最强的检测指标，其次为 24hUFC 升高，二者结合敏感性可达 100%。

小剂量地塞米松抑制试验用于鉴别轻微库欣综合征及怀疑假性库欣综合征。当早晨血浆皮质醇低于 50nmol/L 时，过夜 1mg 地塞米松抑制试验可排除库欣综合征的存在。在严格的标准下，该试验的敏感度可达到 98% ～ 100%，也有不少文献报道，用过夜作为筛选试验，但应注意排除其他干扰因素，如精神病、应激患者可出现假阳性结果。

胰岛素低血糖兴奋试验可用于上述方法无法确诊的病例，库欣综合征患者在胰岛素诱发的低血糖 (血糖＜ 2.22mmol/L) 应激状况时，均不能刺激血 ACTH 及皮质醇水平显著上升。

（二）病因诊断

8mg 地塞米松抑制试验是鉴别库欣综合征与肾上腺肿瘤最经典的方法，通常血、尿皮质醇不能被抑制者提示肾上腺腺瘤，反之为库欣综合征。血浆 ACTH 水平测定可鉴定 ACTH 依赖性和非依赖性库欣综合征，最好在 23:00 ～ 1:00 抽血，且应事先建立静脉通路，避免刺激，同时由于 ACTH 半衰期短，采血后应尽快送检，注意冰冻保存。甲吡酮试验对鉴别垂体性和肾上腺性库欣综合征有肯定价值，CRH 兴奋试验可鉴别垂体性库欣综合征和异位 ACTH 综合征。静脉插管分段取血测 ACTH 和 ACTH 相关肽，对异位 ACTH 综合征与垂体性库欣综合征的鉴别及对异位 ACTH 分泌瘤的定位有意义。

近年来，48h 小剂量地塞米松抑制试验后再行 CRH 激发试验，用来鉴别轻微库欣综合征与正常个体和假性库欣综合征。在正常个体和假性库欣综合征患者中皮质醇浓度不高于 39nmol/L，而库欣综合征患者则高于 39nmol/L。去氨加压素在垂体依赖性库欣综合征患者静脉注射后可引起 ACTII 持续升高。而在正常人中则不会引起这种反应。在最近的一份研究中发现，100% 的库欣综合征患者对去氨加压素产生反应，因此，该药非常有希望成为一线诊断用药，另外，在患者术后评估和随访中也是非常有用的。Marco Boscaro 等推荐对于门诊患者进行筛选可行尿游离皮质醇测定（至少 2 次）和（或）1mg 地塞米松抑制试验，住院患者可行午夜血浆皮质醇测定和大剂量地塞米松抑制试验，如结果正常，可排除 CS 诊断；如结果不正常，应进一步行确诊检查。意大利、英国、美国、瑞士、加拿大共同发表了可疑 CS 的诊断指南。CS 病型诊断建议结合血浆 ACTH 浓度、CRF 负荷试验、午夜 1 次法 8mg Dex 抑制试验、肾上腺 CT、MRI、垂体 MRI 等。最近，在应用分子生物学的方法对明确诊断的研究方面有了新进展，但有缺点和局限性。

（三）定位检查

1. 垂体

考虑 80%～90% 的垂体 ACTH 瘤为微腺瘤，使用蝶鞍 CT 可以提高垂体微腺瘤的阳性率，但 CT 分辨率仅为 60%。CT 平扫时微腺瘤多呈稍低密度或等密度，增强后正常垂体组织多先于肿瘤组织强化，而肿瘤组织增强的时间长于正常垂体组织。MRI 可提高垂体微腺瘤的发现率，优于 CT，能显示瘤灶本身的异常信号。平扫时在 T1 加权像上，垂体微腺瘤多为局灶性低信号区，T2 加权像上多为高或等信号。增强后垂体微腺瘤与正常垂体组织对比更加明显。核素显像可显示垂体瘤生化和代谢异常改变特点及其临床意义，能鉴别有生命力的瘤组织与肿瘤内的纤维化、囊肿和出血成分。但因价格昂贵、分辨率较低、特异性不高，目前临床实用价值有待研究。

2. 肾上腺

近年来，B 超、肾上腺 CT 已成为首选肾上腺定位检查方法，但对怀疑库欣综合征患者把 B 超作为首选并不合适，CT 可以发现肾上腺肿瘤、增生或大结节样增生。腺瘤型 CS 在 CT 上表现为只见肿物不见肾上腺组织，CT 值 20～30HU，增强后强化明显。典型的皮质癌，CT 表现为单侧肿块，直径 > 7.0cm，密度或信号不均，呈不规则形、分叶形或卵圆形，内有明显的出血、坏死。增强后肿瘤实质有中度不均匀强化，有时出现转移的迹象；[131]I 胆固醇扫描能显示腺瘤部位和功能腺瘤，对区别双侧肾上腺增生还是单侧肾上腺肿瘤有益，但图像界限不如 CT 清晰。当 MRI 和 CT 检查为阴性，而临床和实验室检查高度提示功能性垂体腺瘤时，或是激素测定难以鉴别垂体性库欣综合征和异位性 ACTH 综合征时，可行岩静脉窦取样检查，与外周血中的 ACTH 浓度比较，也可提示中心或偏侧生长，帮助外科医师手术定位。

3. 其他

为发现异位 ACTH，均应常规拍胸片，对于可疑病例，应进一步行胸部体层像或 CT 扫描。考虑胸部的异位 ACTH 分泌瘤约占异位 ACTH 综合征的 60%，故应注意其他部位如胰腺、肝、肾上腺、性腺等。并应做腰椎和肋骨等 X 线检查了解骨质疏松情况，如为恶性的肾上腺肿瘤或异位 ACTH，还应注意是否有其他脏器的转移。

六、鉴别诊断

（一）单纯性肥胖

有一部分单纯性肥胖者也可出现高血压、糖耐量降低、性功能减退、月经紊乱、皮肤痤疮、多毛以及尿 17-OH 排泄量高于正常等与库欣综合征相似的表现，但这些患者脂肪分布均匀，无皮肤菲薄和多血质改变，紫纹较细且多为白色或浅红色。血皮质醇不高，LDDST 大多能抑制，影像学检查无骨质疏松、无蝶鞍扩大、双侧肾上腺无异常发现。

（二）2 型糖尿病性肥胖

患者可出现肥胖、高血压等症状，糖耐量降低、24h 尿 17-OH 增高，易与库欣综合征混淆。但 2 型糖尿病肥胖者的脂肪分布均匀，非向心性，血皮质醇和 24h 尿 UFC 不增高，是鉴别的要点。

（三）医源性

因治疗患有的全身或局部病变而长期、大量服用或外用合成的糖皮质激素、ACTH 类似物、甘草、甜素等药物，引起皮质激素结合蛋白升高，使患者体型呈库欣综合征样。但仔细询问病史应不难鉴别，且停药后库欣综合征会逐步消失。

（四）异位 ACTH 综合征

临床上较少见，男性多于女性。有明显的高血压、低钾性碱中毒和严重水肿，肌萎缩无力，皮肤色素沉着明显。由于血 ACTH 明显增高，ACTH 的刺激使双侧肾上腺皮质产生弥漫性或结节性增生。但患者无典型的向心性肥胖、多血质、紫纹、痤疮、糖尿病倾向等。HDDST 不能抑制血和尿的皮质醇，而肾上腺皮质增生者的血和尿的皮质醇可被HDDST 抑制。

七、西医治疗

库欣综合征治疗的目标为将每天皮质醇分泌量降至正常范围；切除任何有害健康的肿瘤；不产生永久性内分泌缺陷；避免长期激素替代。

手术切除肿瘤是根本的治疗方法。CS 中的肾上腺皮质肿瘤术前、术中及术后均要补充皮质激素。目前，库欣综合征尚无有效的治疗方法。肾上腺阻断药物能够减少激素的分泌，但由于疗效不确凿，或者存在严重不良反应，所以不适合长期用药。此外，手术对于 30% ～ 50% 的患者都无效，而且即使手术后治愈也会复发。

(一) 手术治疗

1. 手术适应证

(1) 肾上腺腺瘤型和肾上腺皮质癌所致 Cushing 综合征，其诊断比较肯定。

(2) 大结节样肾上腺皮质增生 (AIMAH) 患者 CT 检查示双侧肾上腺结节样增生，结节为 0.5～7.0cm，非结节区也增大，对其定性较容易。

(3) 原发性色素性皮质结节状肾上腺皮质增生 (PP-NAD) 患者病变累及双侧肾上腺。大多数患者在影像学上鲜有特异性，CT 或 MRI 显示，肾上腺体积正常或稍大，有时可表现小结节。

(4) 对于垂体手术无效或复发以及重症的垂体的 ACTH 瘤患者，肾上腺手术仍是库欣综合征的重要治疗手段。

(5) 异位 ACTH 综合征定性诊断后，其定位有时非常困难，常规的影像学检查往往有20%～50% 的异位肿瘤不能发现。为挽救患者生命，治疗严重的高皮质醇状态，可考虑实行肾上腺手术。

2. 术前准备

由于长期高皮质醇血症造成机体新陈代谢、免疫功能和水电解质的失衡和一系列的病理改变。因此，术前应有效纠正糖皮质激素过量分泌所致的损害，调整机体内环境的恒定。

术前准备主要有以下方面。

(1) 改善心脏功能。皮质激素引起体内水钠潴留、高血容量和高血压等，加重了患者心脏负担，造成心肌损害，损害的程度与病程呈正相关。术前应对心脏代偿功能确切评估，及时应用有效降压药物，拮抗糖皮质激素，保钾利尿，缩减血容量，减少心脏负荷，改善营养，以改善心脏的代偿功能。

(2) 有效控制糖代谢异常。术前采取严格饮食控制、应用降糖药物等措施，将血糖控制在正常范围，有效减少术后并发症。

(3) 预防感染。高皮质醇血症使机体免疫力低下，组织越合能力差，术后易发生感染。因此，术前 1～2d 应常规预防应用广谱抗生素。对体内存在的感染灶必须彻底治越后才能行肾上腺手术。

(4) 纠正水、电解质紊乱。肾上腺皮质腺癌或异位 ACTH 综合征患者可出现明显低钾血症、低钾型重症肌无力和碱中毒，还可能伴有钙、磷代谢障碍。术前应予纠正低钾、碱中毒、电解质失调和酸碱失衡。

(5) 补充皮质激素。双侧肾上腺手术 (腺体切除或腺瘤摘除术)、单侧巨大腺瘤或皮质癌切除后，不可避免地出现短暂或永久的肾上腺皮质功能减退和不足。因此，应从术前 1 天开始补充糖皮质激素，视情况维持到术后 2 周。

3. 肾上腺皮质增生

(1) 库欣综合征，即由垂体微腺瘤引起的双侧肾上腺皮质增生，必须作明确的定位后，行经额、颞和经鼻蝶窦径路的垂体肿瘤切除术。成功率可达 90% 以上，且多数患者可保留垂体内分泌功能。

(2) 异位 ACTH 综合征，由于大多数异位 ACTH 综合征患者为晚期肿瘤，而且库欣综合征都很严重，因此治疗比较困难。切除原发肿瘤是最理想的治疗选择，但能行治越性切除的只有少数良性肿瘤，如支气管类癌。对残余或转移肿瘤，首选治疗应是肾上腺抑制药，如果无效，再考虑行双侧肾上腺切除术。

(3) 双侧肾上腺增生，对垂体肿瘤不能切除、放射或药物治疗不能控制皮质醇的分泌者，异位 ACTH 综合征用肾上腺抑制药无效而皮质醇增多可危及生命者，有指征行双侧肾上腺全切除术，术后激素终身替代。双侧同时手术时，可取双侧延伸的肋缘下切口；对增生腺体大、可疑有小腺瘤或结节状增生的一侧先行探查，病理证实后再行另一侧手术。

4. 肾上腺腺瘤

术前定位明确者经腰部 10 肋或 11 肋间切口，术前定位不明确者可经腹切口行双侧肾上腺探查。腺瘤大多有包膜，容易分离，可完整摘除。如周界不清，可行同侧肾上腺切除术。目前，大多数肾上腺腺瘤可经腹或经后腹腔途径的腹腔镜下手术。腹腔镜手术具有创伤小、出血少、显露清晰、并发症低、恢复快等优点，并逐步替代开放手术而成为肾上腺手术的金标准，但肾上腺原发肿瘤巨大、转移性肿瘤、有粘连浸润的肿瘤仍需开放手术。

5. 肾上腺皮质腺癌

对瘤体较小、边界清晰者，可经腰背切口。瘤体较大、周界不清或有浸润者，可取胸腹联合切口或单侧肋缘下弧形切口，手术显露好，可做肿瘤、肾上腺、同侧淋巴结一并切除。对侵犯肾、下腔静脉壁或腔静脉有瘤栓者，应做同侧肾切除、腔静脉壁的部分切除和腔静脉瘤栓取出术。

6. 术后处理

肾上腺手术后处理包括以下方面。

(1) 术后应注意生命体征的观察，尤其是呼吸、循环系统的监护。

(2) 注意肾上腺危象，应及时加大皮质激素的用量，并预备好各种抢救措施。

(3) 补充营养，预防感染，确保切口的越合。

(4) 补充激素，单侧肾上腺切除者术中给予氢化可的松 100mg 静脉滴注，术后维持 1 ～ 2d。若对侧肾上腺萎缩者，则在补充皮质激素的同时应用促肾上腺皮质激素。一侧全切另一侧部分切除者，应用氢化可的松从 300mg/d 逐步减量，1 周后改为口服泼尼松 25mg/d，逐步减量到 12.5mg/d，视情况维持 2 ～ 3 周。双侧肾上腺全切除者需终身服用皮质激素。肾上腺皮质腺瘤或腺癌引起的库欣综合征患者，对侧肾上腺皮质常存在严重萎缩，需用激素替代和间歇 ACTH 刺激治疗，激素的替代需长达 19 ～ 24 个月，个别患者甚至需终身替代治疗。

(二) 药物治疗

药物治疗适应于衰弱或新近心肌梗死不能手术者，垂体、异位 ACTH 肿瘤或肾上腺肿瘤未能成功切除者。治疗垂体依赖性库欣综合征常见药物包括神经调节类化合物及类固醇合成抑制药。神经调节类化合物单独应用时极少显示临床功效，类固醇合成抑制药对大多数患者却是有效的，临床最常用的是米托坦，适用于危急病例，为手术前、垂体放射治疗前准备。近年来，P53、P27、ZAC基因、PPAR-r受体和维甲7给库欣综合征的治疗提供了一些新的潜在的治疗靶点。对肾上腺皮质癌患者，药物治疗应用于不能切除的病例和复发或转移病例不能再次手术者。米托坦被用作肾上腺皮质癌的主要用药，但药物治疗的效果仍存在争议。

1. 皮质醇分泌阻断药

酮康唑，0.2g，每日3次，口服；不良反应为肾上腺皮质功能不足、肝功能异常和肝毒性反应。美替拉酮，每日1～2g，分4次口服。氨鲁米特，0.25g，每日3次口服。米托坦(OPDDD)，2～3g，每日3次，口服；约70%患者减低皮质醇分泌，35%患者肿瘤体积缩小，80%患者发生不良反应包括恶心、呕吐、腹泻、抑郁和嗜睡。

2. 皮质醇分泌抑制药

赛庚啶，为5-羟色胺受体拮抗药，能抑制下丘脑CRF释放而减少ACTH的分泌，8mg，每日3次，口服，连续6个月以上；不良反应有嗜睡、口干、恶心、眩晕等，大剂量时可出现精神错乱和共济失调。甲磺酸溴隐亭，为多巴胺受体激动药，大剂量能抑制CRF-ACTH分泌，5～10mg，每日3～4次，口服；不良反应有口干、恶心、呕吐、便秘、头晕、体位性低血压、失眠、小血管痉挛等。

3. 皮质醇受体阻断药

2012年2月17日，美国食品药品监督管理局(FDA)已经批准Corcept Therapeutics公司的Korlym(米非司酮)用于治疗合并2型糖尿病或葡萄糖不耐受，以及不适合做手术或手术治疗无效的成年人内源性库欣综合征患者，控制由库欣综合征引起的高血糖。Korlym是皮质醇受体阻断药，初始剂量为300mg，每天1次，每次1片，为了达到连续的血浆药物浓度，患者应该根据指导始终随餐服药。根据临床应答与耐受性，剂量可从每天1次300mg增加至最大剂量1200mg。肾损伤与轻中度肝损伤患者每日1次剂量不超过600mg。最常见的不良反应是呕吐、头晕、头痛、食欲减低、关节痛、四肢肿胀、疲劳和恶心。其他一些不良反应包括阴道流血、低钾血症和可能导致心脏传导异常。

第三节　嗜铬细胞瘤

1886年有研究从胚胎神经管嵴的嗜铬细胞中分离出了分泌儿茶酚胺的罕见肿瘤细胞——嗜铬细胞瘤。2004年世界卫生组织将源于肾上腺髓质分泌儿茶酚胺的肿瘤定义为嗜铬细胞瘤，将源于肾上腺外(通常位于胸腔、腹腔和盆腔)交感神经节分泌儿茶酚胺的肿瘤定义为副神经节瘤 (PGL)。

嗜铬细胞瘤是引起继发性高血压的常见原因之一，肾上腺外 PHOE 最常见于 20～40 岁的成年人，没有显著的性别差异。一般认为 10% 的 PHOE 位于肾上腺外，但一些报道显示占 15%～20%。肾上腺外 PHOE 最常见的部位是主动脉旁区的上半部（膈肌和肾下极之间），约占 46%，尤其是在肾门和肾门周围更加常见，胸腔内病变占 10%，一般发生于肋骨和脊柱结合处的交感神经链。主动脉旁区下半部的肿瘤（肾下极和主动脉分叉之间）占 29%，多数来源于 Zuckerkandl 器。膀胱 PHOE 占 10%，多数是单发的，位于膀胱顶部或三角区。肾上腺外 PHOE 还可以发生在其他部位，如远端输尿管、前列腺、精索、骶尾骨区、肛门、肾被膜、子宫阔韧带、卵巢和阴道壁，也有功能性和无功能性心脏内和心包内副神经节肿瘤的报道。肾上腺外 PHOE 通常是多中心的，占 17%～24%，恶性者也较多，占 29%～40%。

一、病因、病理

嗜铬细胞瘤作为一种神经内分泌肿瘤，其发病机制还知之甚少。它和家族性副神经节瘤都起源于胚胎神经嵴，为自主神经系统肿瘤，可为家族遗传性疾病，并存在易感基因的突变，它们可同时出现在一个家系或一个个体中。虽然目前对嗜铬细胞瘤的病因学及复杂的发病机制还不甚清楚，然而切除肿瘤可使大多数患者治愈。因此，对其发病机制及治疗的研究应引起高度重视。

近年来，随着分子遗传学和分子生物学技术的发展和应用，在家族性和恶性嗜铬细胞瘤的发病机制、遗传基因变化以及细胞因子、血管活性肽的作用等方面，对嗜铬细胞瘤的可能发病机制已有了较多的了解。目前认为，家族性嗜铬细胞瘤是遗传性多种基因突变的结果。在 MEN2 型中，嗜铬细胞瘤的发生率为 70%～80%，而 MEN2 型是常染色体显性遗传病，原癌基因 RET 种系突变参与了疾病的发生。RET 基因位于 10q11.2，在神经嵴来源的细胞中编码酪氨酸激酶受体，共有 21 个外显子，92% 以上的 MEN2 型患者的外显子 10、11、13、14、16 中至少有一个发生种系突变。95% 以上的 MEN2A 型患者 RET 外显子 10 的密码子 609、611、618 和 620 及外显子 11 的密码子 634 存在种系无义突变。其中外显子 11 密码子 634 种系突变最常见，参与 84% 的 MEN2A 型患者的发病。外显子 13 密码子 790、791 突变是 MEN2A 型中发现的新的突变热点。在 95% 以上的 MEN2B 型患者存在 RET 外显子 16 密码子 918 种系点突变。上述改变可能导致嗜铬细胞瘤增生失控及激素高表达，最终导致细胞的肿瘤转化。

VonHippel-Lindau 综合征 (VHL 综合征) 是多系统肿瘤综合征的常染色体显性遗传病，表现为家族性多发性良恶性肿瘤和囊肿，VHL 综合征的患病率为 1∶36000，包括视网膜血管母细胞瘤 (25%～60%) 及中枢神经系统成血管细胞瘤 (44%～72%)、胰腺肿瘤或囊肿 (35%～70%)、肾细胞癌或囊肿 (25%～60%) 以及肾上腺嗜铬细胞瘤 (10%～20%) 等。VHL 基因是肿瘤抑制基因，位于 3p25-26，有 3 个外显子，由 852 个核苷酸组成，

63%～75% 的 VHL 综合征家系中发现 VHL 基因种系突变，大约 50% 的家族性或双侧嗜铬细胞瘤中存在 VHL 基因突变。VHL 临床分为 2 种类型：1 型具有除嗜铬细胞瘤以外的上述其他肿瘤；2 型中嗜铬细胞瘤的发生率高，其中，2a 和 2b 型为嗜铬细胞瘤伴其他上述肿瘤，2c 型则以嗜铬细胞瘤为唯一表现。

神经纤维瘤病 I 型 (NF1) 是从胚胎神经嵴来源的组织发生肿瘤的疾病，其中 2% 的 NF1 患者患有嗜铬细胞瘤。NF1 基因主要在神经元及肾上腺髓质中表达，编码肿瘤抑制蛋白，位于 17q11.2，22% 的患有嗜铬细胞瘤的 NF1 患者有双侧肾上腺或多发的肿瘤，50% 的患者有新的突变，因此，NF1 表达类型的改变可能参与嗜铬细胞瘤的发生。

线粒体琥珀酸脱氢酶 (复合酶 II) 是三羧酸循环和有氧电子传递呼吸链重要的酶之一。它分为 A、B、C、D 4 个亚型，分别由 SDHA、SDHB、SDHC 和 SDHD 4 个基因编码，合称 SDH 基因，其中 SDHD 基因是人类发现的第一个与肿瘤相关的编码线粒体复合物的核基因。线粒体 DNA 变化及产生的呼吸链缺陷在肿瘤的发生和发展中起了重要的促进作用，在很多类型的恶性肿瘤中也观察到线粒体转录和氧化磷酸化途径的变化。近年发现，SDHB 和 SDHD 基因突变与嗜铬细胞瘤的发病密切相关，SDHD 或 SDHB 突变可以使线粒体氧传感通路异常，促进肿瘤血管形成，并影响细胞凋亡。SDH 基因突变可能导致线粒体功能障碍，并进一步影响凋亡调控，诱导血管内皮细胞生长因子 (VEGF) 的转录表达，促进嗜铬细胞瘤的发生发展。目前，SDH 相关基因的突变是嗜铬细胞瘤研究的热点，该基因有可能成为除 RET、VHL 等基因以外的基因检测新项目和线索，而 SDHB 基因突变可能成为肾上腺外嗜铬细胞瘤，特别是恶性嗜铬细胞瘤的标志，为早期发现恶性肿瘤提供了重要的诊断依据。

在散发性嗜铬细胞瘤中，已观察到多种血管活性物质及细胞因子在嗜铬细胞瘤发病机制中的作用，包括内皮素 (ET)、肾上腺髓质素 (ADM)、尾加压素 II (U II)、VEGF、转化生长因子 α(TGF-α)、肿瘤坏死因子 α(TNF-α)、血管紧张素 II 等。

ADM 是从嗜铬细胞瘤中发现的有血管舒张和降压作用的多肽激素，在体内多种组织、器官、细胞均能合成和分泌，ADM 有多种生物学作用，它作为一种血循环激素参与机体的血压调节。在嗜铬细胞瘤组织中存在 ADM 的特异性受体 -RAMP2/CRLR mRNA，其在嗜铬细胞瘤组织中的表达高于正常肾上腺组织，在不同临床类型中 ADM mRNA 的表达有差异。此外，ADM 可抑制人嗜铬细胞瘤细胞的增殖。但 ADM 在嗜铬细胞瘤发病中的病理生理机制还不是很清楚。

U II 是体内最强的血管收缩肽，其血管收缩作用为内皮素 1 的 16 倍，U II 及其特异性受体 G 蛋白耦联受体 14(GPR14) 分布于神经、心血管、肾、骨骼肌、胰腺等组织中，与其受体结合后有促细胞增殖的作用。U II 可促进人嗜铬细胞瘤细胞的增殖，其受体存在于肾上腺皮、髓质及嗜铬细胞瘤组织中。U II 及受体 GPR14 mRNA 在不同组织中的表达不同，其在嗜铬细胞瘤发病中的病理生理意义需进一步深入研究。

VEGF 在嗜铬细胞瘤组织中的表达增加，VEGF 在不同临床类型的嗜铬细胞瘤组织中的表达有差异，在体外可刺激人嗜铬细胞瘤原代培养的细胞增殖。但 VEGF 与嗜铬细胞瘤的关系是否因为 SDH 基因突变导致线粒体功能障碍，而诱导 VEGF 的转录所致，还需作进一步的研究。

肾上腺是人体内局部组织肾素－血管紧张素系统 (RAS) 最为活跃的器官，而血管紧张素 II 受体是介导 RAS 作用的核心。血管紧张素 II 受体分为 1 型和 2 型 (AT1、AT2)，新近又发现 MAS 和 AT4，它们在细胞的分泌、增殖和凋亡等功能方面分别发挥着不同的甚至相反的作用。AT1 和 AT2 在良、恶性嗜铬细胞瘤中分布的不均一性，目前仅偶见国外文献报道，其意义尚不清楚。最近的研究观察到嗜铬细胞瘤细胞具有不易凋亡的特点，AT1、AT2、MAS 和 AT4 mRNA 在人正常肾上腺皮质、髓质和嗜铬细胞瘤组织中均有表达，AT1、AT2 和 MAS 的 mR-NA 在嗜铬细胞瘤组织中的表达与正常肾上腺髓质无差别，而在良性嗜铬细胞瘤中 AT1、AT2 和 MAS 的 mRNA 水平与患者术前的血浆血管紧张素 II 浓度呈显著的负相关。

二、分类

2004 年，世界卫生组织将嗜铬细胞瘤定义为起源于肾上腺髓质产生儿茶酚胺的嗜铬细胞肿瘤，肾上腺外沿交感及副交感神经节分布的嗜铬组织肿瘤则定义为副神经节瘤。嗜铬细胞瘤占高血压人群的 0.5% ～ 1%，国外报道，在怀疑嗜铬细胞瘤的患者中，高血压患病率可达 1.9%，而在肾上腺意外瘤中其患病率更高，约为 4%。嗜铬细胞瘤所致恶性高血压是导致心力衰竭、心肌梗死、脑卒中和肾功能受损的重要危险因素，与原发性高血压患者相比，此类患者心、脑、肾等高血压靶器官的损害更为严重，所以早期诊断、早期治疗显得尤为重要。2007 年《Nature Clinic Practice》发表了"首届国际嗜铬细胞瘤研讨会的共识"，制定了嗜铬细胞瘤的诊断与治疗规范。

三、临床表现

嗜铬细胞瘤的临床表现主要取决于儿茶酚胺的分泌类型、释放模式以及个体对儿茶酚胺的敏感性。据报道，48% 的患者血压为阵发性升高，肿瘤细胞常同时分泌肾上腺素及去甲肾上腺素；血压持续性升高见于 29% 的患者，肿瘤细胞以分泌去甲肾上腺素为主，此类患者由于血管舒缩受体敏感性下调及血容量不足容易产生低血压；还有 13% 的患者血压可在正常范围内。凡出现典型临床症状，如阵发性血压升高，同时伴有"头痛、心悸、出汗"三联征者，其诊断并不困难。Plouin 等研究发现，三联征对诊断嗜铬细胞瘤的敏感性和特异性分别为 90.9% 和 93.8%。当然，也有 8% 的患者可完全没有临床症状，主要见于体积较大的囊性嗜铬细胞瘤，其分泌的儿茶酚胺主要在肿瘤细胞内代谢，很少释放至外周循环。由于嗜铬细胞瘤的临床表现多种多样，尤其存在许多不典型的表现，如腹痛、背痛、恶心、呕吐、气促、心功能衰竭、低血压甚至猝死，因此对于症状不典型者，不能忽视嗜铬细胞瘤的可能。

与其他肿瘤不同，嗜铬细胞瘤有良性与恶性，其数目有单发与多发，其部位有单侧与双侧、肾上腺内与肾上腺外，其血压类型有阵发性、持续性或在持续性的基础上再发生阵发性加重，或发生高、低血压反复交替发作的高血压危象；其病史有家族性、非家族性；有合并多内分泌腺瘤病 (MEN) 或非 MEN 等。因此，在临床上诊断嗜铬细胞瘤较困难。但嗜铬细胞瘤又有其特殊的临床症状，如高血压及同时有头痛、心悸、多汗三联征，此时嗜铬细胞瘤的诊断敏感性为 89%～91%，但特异性却为 67%～94%。如果患者有高血压同时有直立性低血压和头痛、心悸、多汗三联征，其特异性则可高达 95%。因此，诊断嗜铬细胞瘤首先应是定性诊断，即在发生上述症状的同时进行相关激素的测定，以证实其高血压是否因高儿茶酚胺分泌所致。

四、诊断要点

(一) 定性诊断

根据病史及临床表现考虑 PHEO 或其他疾病需要与 PHEO 鉴别时，首先需要进行生化检查定性。目前对嗜铬细胞瘤最有效的生化检测指标是血、尿间羟肾上腺素类似物 (MNs)。

常用高效液相电化学检测仪或 ELISA 的方法测定血、尿儿茶酚胺即去甲肾上腺素 (NE)、肾上腺素 (E)、多巴胺 (DA) 及其代谢产物香草杏仁酸 (VMA)，甲氧基肾上腺素 (MN) 和甲氧基去甲肾上腺素 (NMN) 的浓度。近年来认为，测定血或尿中的 MN、NMN 可提高嗜铬细胞瘤的诊断符合率，特别是对儿茶酚胺水平正常的患者可减少假阴性的结果。

血浆 MNs 能反映肿瘤细胞产生的游离代谢产物，检测方便，不受肾功能影响，而血浆儿茶酚胺激素 (肾上腺素、去甲肾上腺素) 较易受情绪、药物等影响。成年人的儿茶酚胺水平较儿童高；随着年龄的增加，儿茶酚胺的排泄产物与尿肌酐浓度比值降低；药物、饮食、体位、运动等都有可能导致结果为假阳性或假阴性；对于功能性的 PHEO 来说，激素的成分、分泌量、间歇性分泌的时间间隔长短、分泌的模式等都有不同。这就客观地决定了任何检测方法均不可能达到 100% 准确。根据 2005 年举行的第一次嗜铬细胞瘤国际研讨会的意见，公认将血或尿中分次 M/MN，或两者联合进行检查作为 PHEO 的初始检查的通用方法，只有结果高于参考区间上限 4 倍时，诊断 PHEO 准确性才接近 100%，否则就应该联合尿分次 MN 和血浆/血清的 CGA 检查，因为同一患者分次血浆中 MN 和 CGA 都为阳性时，比只有 MN 为阳性时患有嗜铬细胞来源的肿瘤的可能性高出 50 倍；联合使用 CGA 和尿分次 MN 检查可以使需要进一步检查的患者数降低 10 倍左右，并可以完全检出真正的阳性病例。只分泌 DA 的 PHEO 患者 (如头颈部的 PGL) 血中 M/NM 是正常的，只能通过检测 3- 甲氧酪胺诊断。有研究提出 M 的定量检查将是儿童患者最好的检查方式，须强调要在仰卧位采集血样标本。总之，对于哪一种方法是最有价值、最可靠的诊断方法仍有分歧，在临床实践中医师应该根据患者的具体情况选择合适的指标进行检查。

对于生化检测的参考值范围，首先要有最佳的敏感性，其次考虑特异性，以免漏诊。在进行血浆 MNs 检测的采血过程中，患者必须保持仰卧位至少 20min，去除干扰因素，以增加检测的敏感性。据文献报道，血浆 MN、NMN 诊断嗜铬细胞瘤的敏感性为 97%～99%，特异性为 82%～96%；尿 MN、NMN 敏感性为 96%～97%，特异性为 45%～82%。有研究结果发现，血浆 MNs 无论在诊断散发性嗜铬细胞瘤还是遗传性嗜铬细胞瘤中的敏感性和特异性均高于血浆儿茶酚胺，尿 MNs 的敏感性与血浆 MNs 无明显差异，但其特异性相对偏低。一般来说，血浆 NMN ＜ 112ng/L 且 MN ＜ 61ng/L 可基本排除嗜铬细胞瘤，而血浆 NMN ＞ 400ng/L 或 MN ＞ 236ng/L，嗜铬细胞瘤的确诊率几乎为 100%。

24h 尿游离肾上腺素、去甲肾上腺素及其代谢产物 [尿 MN、尿 NMN 及香草杏仁酸 (VMA)] 也是比较常用的检查指标。尿去甲肾上腺素 ＞ 170mg/24h、尿肾上腺素 ＞ 35mg/24h 及尿 MNs ＞ 1.8mg/24h 高度提示嗜铬细胞瘤。VMA 作为儿茶酚胺激素的最终代谢产物，其特异性为 86%～99%，敏感性相对偏低，漏检率达 35% 以上，由于存在一定的假阴性和假阳性率，故并不作为筛查嗜铬细胞瘤的常用指标。

此外，在嗜铬细胞瘤患者中，还可测定血浆嗜铬粒蛋白 A、神经肽 Y(NPY)、醛固酮、肾素活性、血管紧张素 Ⅱ、神经元特异性烯醇化酶 (NSE) 等水平以帮助诊断。血中的嗜铬粒蛋白 A(CGA) 是由 439 个氨基酸组成的酸性、亲水蛋白质，位于神经内分泌细胞的嗜铬性颗粒内。CGA 的分泌及检测不受各类药物的影响，因此可作为嗜铬细胞瘤的诊断指标之一，但肾功能不全时会导致 CGA 水平升高。CGA 用于诊断嗜铬细胞瘤的敏感性为 86%，但其特异性相对偏低，当肌酐清除率 ＞ 80mL/min，其与血浆儿茶酚胺激素相结合时诊断的特异性可提高至 98%。CGA 在功能性和非功能性嗜铬细胞瘤中都有表达，其表达的量与血浆 MN 的水平及肿瘤的大小呈正相关，一旦其浓度显著上升，提示肿瘤恶性的可能性较大。另外，CGA 还可用来反映治疗效果及监测肿瘤有无复发。

（二）定位诊断

手术摘除是嗜铬细胞瘤最好、最根本的首选治疗方法，而手术治疗及预后与嗜铬细胞瘤的部位密切相关，因此嗜铬细胞瘤的定位诊断很重要。所以，当临床表现及生化检测均高度提示嗜铬细胞瘤时，应进一步行定位诊断。但如果患者存在相关遗传性疾病病史如 MEN2、VHL、NF1 等，即使生化指标不十分支持，仍应进行影像学检查。目前，随着影像学检查的普及，越来越多的肾上腺意外瘤被诊断，不论有无症状，均应对此类患者进行嗜铬细胞瘤检查。另外，根据肾上腺及肾上腺外嗜铬细胞瘤的不同生化特点，选择合适的影像学检查手段能缩短肿瘤定位的时间，降低患者的医疗费用，并减少辐射。计算机断层摄影 (CT) 及磁共振成像 (MRI) 扫描同时结合功能性的同位素碘标记间碘苄胍 ($^{131/123}$I-MIBG) 扫描，对肾上腺、肾上腺外嗜铬细胞瘤的定位诊断以及肿瘤的复发及转移有重要的意义。目前常用的诊断包括解剖影像学检查 (B 超、CT、MRI) 和功能影像学检查 (MIBG、PET)。

1. B 超

对直径超过 1.0cm 的肿瘤检出率接近 100%，但对肾上腺外和＜1.0cm 肿瘤的诊断仍较困难。肾上腺嗜铬细胞瘤的典型声像图特征为肾上腺的中等大小肿块，呈圆形或类圆形，边界回声强而清楚，形态规则；较小肿块内部回声低而均质，较大肿块回声不均，中心常可见液化坏死形成的不规则暗区，实性部分血流信号较为丰富，肿块后方回声稍衰减或不变。结合患者病史、临床症状及实验室检查，诊断可以确立。

2. CT

CT 为诊断肾上腺病变首选，被认为是肾上腺嗜铬细胞瘤定位诊断的"金标准"，三维重建诊断优势如下。

(1) 清晰显示肿瘤的大小、形态及内部结构特征。

(2) 清晰显示肿瘤与周围组织器官的毗邻关系，为肿瘤的定位诊断提供充分的影像信息。嗜铬细胞瘤由于血供丰富，病灶增强后强化通常较为明显，动脉期 CT 值达 89～129HU，静脉期持续增强，CT 值 82～106HU，延迟期强化程度略有下降，CT 值 76～92HU，中心坏死囊变区无增强，因此，有人把嗜铬细胞瘤实体的明显强化及囊变区的不强化作为嗜铬细胞瘤的典型征象。

3. MRI

MRI 对嗜铬细胞瘤的定位有极高的敏感性，并能显示肿瘤与周围组织的关系及某些组织学特征，可行冠状面和矢状面检查，对异位、多发肿瘤的检查优于 CT。嗜铬细胞瘤的 MRI 特征为信号不均匀、T1WI 多为低信号、T2WI 为特征性高信号，强化明显，有人形象地称之为"灯泡征"，但并非所有的嗜铬细胞瘤都有灯泡征。CT 与 MRI 不能对嗜铬细胞瘤进行功能定位，仍有一定误诊率和漏诊率。

4. ^{131}I-MIBG 显像

嗜铬细胞瘤的定位诊断往往较困难，用常规部位的 CT、MRI 显像常常不能发现肾上腺外的肿瘤，而且只是形态学的检查定位。^{131}I- 间碘苄胍 (^{131}I-MIBG) 可同时对嗜铬细胞瘤进行形态和功能的定位，其特异性高，但敏感性较差，有时可得到假阴性的结果。$^{131/123}$I-MIBG 作为功能性的检测手段已被常规应用于临床，其特异性可达 98%～100%，能检测到 CT 或 MRI 未能发现的肿瘤及转移病灶。既能定位，又能定性，目前 $^{131/123}$I-MIBG 结合血、尿 MNs 对嗜铬细胞瘤诊断的符合率已接近 100%。当然，并非所有的患者都必须进行 $^{131/123}$I-MIBG 检查，对于肿瘤直径＜5cm，同时生化检查提示血浆 MNs 水平升高者，可暂不进行核素检查，因为这类肿瘤通常为良性且位于肾上腺。

MIBG 是神经递质去甲肾上腺素 (NE) 和胍乙啶的生理类似物，注射后可通过去甲肾上腺素转运体系统被肾上腺髓质和交感自主神经元所摄取并很少被代谢，因此可显示嗜铬细胞的部位，满足临床对肿瘤性质认定的要求。^{131}I-MIBG 显像检查前口服碘化钾饱和溶液或卢戈液封闭甲状腺，以减少制剂中的游离碘或体内脱碘对甲状腺的照射；检查前 1～2 周停服利舍平、可卡因、苯丙胺等影响机体对 MIBG 摄取的药物，分别于静

脉注射 ^{131}I-MIBG 后 1d、2d 和 3d 进行显像。多数嗜铬细胞瘤在 24h 显影，因肿瘤摄取消失较正常组织慢，故延迟显像更为清晰，部分病例 48 ～ 72h 才显影。

^{131}I-MIBG 对嗜铬细胞和组织有特异性亲和力，分辨率高，可以特异性定位诊断体内任何部位的良性或恶性嗜铬细胞瘤，任何异常浓集区都应视为不正常，且肾上腺髓质和交感神经节外高浓度的 MIBG 聚集是恶性嗜铬细胞瘤的特征。显像反映的是嗜铬细胞数量的多少，并不受肿瘤有无分泌功能限制，可直接判断是否有嗜铬细胞存在，对嗜铬细胞瘤同时做出定性和定位诊断，检出率达 100%。临床上判断阳性的标准有以下两点。

(1) 肾上腺嗜铬细胞瘤：肾上腺浓集程度大于肝浓集程度。

(2) 异位嗜铬细胞瘤：肾上腺以外出现异常浓集灶。

近年来，推出了 SPECT/CT 系统，其在 ^{131}I-MIBG 显像的基础上使用图像融合显像的方法为嗜铬细胞瘤的诊断提供了更为准确的解剖定位，利用同机同体位图像融合技术，使 ^{131}I-MIBG 显像与 CT 优势互补，在同一张图像上既有功能代谢信息，又有确定病灶部位的解剖图像，较单纯 SPECT 技术能获得更多信息；CT 提供的空间解剖定位图像，可以帮助 ^{131}I-MIBG 功能图像病灶的空间定位更准确，为临床诊治嗜铬细胞瘤提供了极有价值的定性和定位信息。

5. 生长抑素 (SMS) 受体 (SSR) 显像

生长抑素 (奥曲肽) 透射型计算机断层摄影术 (TCT) 与发射型计算机断层摄影术 (ECT) 融合显像可对 ^{131}I-MIBG 显示阴性的嗜铬细胞瘤进行互补检查而帮助确诊。奥曲肽为内源性生长抑素类似物，能与神经内分泌肿瘤表面的生长抑素受体 (SSR) 特异性结合，其放射性标志物常用于诊断及治疗神经内分泌肿瘤。^{99}mTc- 奥曲肽 (HTOC) 显像对异位 (心脏部位) 嗜铬细胞瘤和恶性多发病灶的探测优于 ^{131}I-MIBG，而对肾上腺嗜铬细胞瘤的探测远不及 ^{131}I-MIBG。两种显像存在互补关系，并且 ^{111}In-Pentet-reotride 结合 MRI 可发现 CT、^{131}I-MIBG 检查未能发现的嗜铬细胞瘤病灶。

6. 正电子断层显像

使用 6-^{18}F- 氟多巴胺、^{18}F- 左旋多巴胺 (FDA)、^{18}F- 氟脱氧葡萄糖 (FDG)、^{11}C- 对羟麻黄碱、^{11}C- 肾上腺素等核素标记的正电子断层扫描 (PET) 技术是一项新型的、高特异性和敏感性的诊断技术，近来正电子断层显像 (PET) 用于嗜铬细胞瘤定位也较多，PET 显像在注射短半衰期的正电子发射药物后数分钟或数小时内进行，放射性小和空间分辨率高是其优点，然而价格昂贵。Mamede 等比较了 ^{18}F- 多巴、^{18}F-FDG 和 ^{131}I-MIBG 显像，认为 ^{18}F-FDG 灵敏度更高，但只是当 ^{18}F-FDA 和 ^{131}I-MIBG 显像阴性时才建议用 ^{18}F-FDG 显像。

有文献报道，其对于诊断嗜铬细胞瘤的优越性已高于 $^{131/123}$I-MIBG，但这些检查并不作为首选的功能性检查方法，因为它的灵敏度略低于 MIBG，并且其他多种肿瘤和非肿瘤同样摄取葡萄糖，所以其特异性相当低。一般在 $^{131/123}$I-MIBG 结果阴性或肿瘤生长较快有明显代谢增高的情况下进行。

7. 肾上腺内镜超声成像与腔静脉分段采血

肾上腺内镜超声成像是一种新的肾上腺嗜铬细胞瘤检查技术，在临床上应用越来越多，超声内镜的探头经口腔、食管进入胃，对左侧肾上腺检查时探头位于胃内近左肾上腺侧，右侧时探头则位于十二指肠球部。一般认为，内镜超声成像不能区别肾上腺嗜铬细胞瘤的良、恶性，但有时能发现传统成像方法不能发现的小病灶。通过下腔静脉插管采血检测血浆 NMN 或 MN 水平，根据浓度梯度来定位肿瘤，适用于血儿茶酚胺水平高、体积较小的肿瘤、异位肿瘤或其他检查未能定位的肿瘤。此方法最好在全麻下进行，否则插管的刺激会导致肾上腺素分泌增多而影响结果分析，是其他影像学检查都失败时考虑的检查方法。

各种方法均有其优、劣势，超声检出率为 89%，而 CT 和 MRI 的检出率是 96%，CT 常作为首选的无创性影像学检查，可以检测出直径＞ 1cm 的肿瘤，通常先检查常见的发病部位，如腹部及盆腔，如果没有发现病灶，则应对颈部及胸部进行相关检查。CT 定位诊断的敏感性为 77% ～ 98%，特异性为 29% ～ 92%。MRI 检查可显示肿瘤的解剖部位与周围组织的关系，而有较高的诊断价值，其敏感性为 90% ～ 100%，特异性为 50% ～ 100%。虽然 CT 及 MRI 扫描在定位诊断中都有很好的敏感性，但其特异性相对较差。对于儿童和妊娠期患者应用 MRI 以其准确（如显示肿瘤与血管的关系）、非侵袭性，可避免因使用对比剂而引起高血压危象的风险而优于 CT 检查。虽然 MRI 有较高的诊断率，但在区分 PHEO 和其他病变（如转移性肿瘤）上和界定 PHEO 病变的范围（单发、多发、肾上腺内还是肾上腺外）存在不足，所以就需要进行功能性影像学检查。核医学扫描对于定性检查不能确定的肿瘤也能提供精确的定位。对多种功能性影像学检查对比研究表明，^{18}F-FDG 效果最好，且没有 MIBG 或其他的放射性核素蓄积。总之，影像学检查只是对 PHEO 的临床和激素评价的补充和协助，而不能用于确诊。在大多数病例的定位诊断过程中联合使用 MRI 和 MIBG 已经足够。

（三）基因检查

在嗜铬细胞瘤和副神经节瘤的患者中进行基因检测是十分有必要的。详细的病史采集不仅包括是否存在嗜铬细胞瘤及副神经节瘤的家族史，还应包括是否有心血管意外死亡的家族史。据报道，至少 50% 儿茶酚胺分泌性肿瘤患者在生前无法明确诊断。病史采集需了解患者及其家庭成员的疾病情况，因患者和其他家庭成员的某种疾病可能预示一个特定的疾病相关基因。如视网膜血管病变可能意味着存在 VHL 基因突变，甲状腺髓样癌提示 RET 基因突变，头颈部副神经节瘤提示与 SDHX 基因相关。

由于遗传性嗜铬细胞瘤患者的发病年龄一般较小，且至少 36% 的患儿存在基因突变，所以应对嗜铬细胞瘤患儿进行基因检测。50 岁以上的散发嗜铬细胞瘤患者携带 VHL、RET、SDHD 和 SDHB 基因突变的可能性＜ 1.3%。因此，不推荐对 50 岁以上者进行基因筛查。有研究报道，散发病例中有相关综合征 RET、SDHD、VHL、SDHB 基因突变患者约为 24%。世界各地相关报道表明，成年人 PHEO 有 12% ～ 27.4% 存在已知相关基因的突变，大约 40% 的儿童嗜铬细胞瘤患者都有遗传基础。这说明了基因检查在这类患者中应用的必要性。目前发现的与 PHEO 发病有关的基因有 4 类 6 种：RET、VHL、NFI 及 SDH(SDHB、SDHC、SDHD)。而 RET 与多发性内分泌肿瘤 (MEN) 有关；VHL 与 VHL 病有关；NFI 与多发性神经纤维瘤 1 型有关，这就决定了家族遗传性 PHEO 有单独的常染色体显性遗传或混杂相关综合征一起遗传的特点，相关基因突变的位点、方式都不是单一的一种，如 SDHB 基因就有 20 种不同的突变。2006 年第一次国际嗜铬细胞瘤研讨会的综合指南提出，有以下任何表现的患者应该考虑遗传学检查：有可疑的家族史；年龄 < 35 岁；有多发、双侧肾上腺、肾上腺外和恶变的 PHEO 患者。如果从 10 岁进行筛查，疾病的诊断率在 SDHB 突变患者中可达 96%，而在 SDHD 突变的患者中可达 100%。所以对于 PHEO 儿童患者都应该进行基因分析检查，即使家族中没有相关综合征的患者中仍然有 11% ~ 24% 的比例发生 6 种相关基因突变。

恶性嗜铬细胞瘤，是指在非嗜铬组织部位出现了转移病灶，包括肝、淋巴结、肺及骨转移，其与良性嗜铬细胞瘤在临床表现上有许多共同之处，如阵发性的血压升高、心悸、头痛、出汗等；但也有一些比较少见的表现，如呼吸困难、虚弱、体重下降、心律失常、视物模糊及精神症状，一旦肿瘤发生远处转移，常同时伴有相关器官受累的症状。90% 的嗜铬细胞瘤是良性的，恶性占 10% 左右，而恶性副神经节瘤的发生率较高，为 15% ~ 35%，且与 SDHB 基因突变有关的恶性副神经节瘤发病率更高。目前利用基因芯片技术鉴别嗜铬组织肿瘤的良、恶性已成为关注的焦点，Thouermon 等研究发现，4 种与嗜铬组织代谢有关的蛋白基因如谷氨酰肽环转移酶 (QPCT)、肽酰甘氨酸 α 酰胺化单加氧酶 (PAM)、神经肽 Y(NPY)、Ca^{2+}/ 钙调素依赖型蛋白激酶 II (CAMK II Nalpha) 在恶性嗜铬细胞瘤中表达下调，并与良性组对比有显著性差异 ($P < 0.05$)。Yuan 等运用多重连接探针技术 (MLPA) 发现，在恶性嗜铬细胞瘤中，ERBB-2 基因显著增加，明显高于良性肿瘤，并运用免疫组化进一步证实了 ERBB-2 在恶性嗜铬细胞瘤的发病中起一定作用。

恶性嗜铬细胞瘤患者的预后不佳，虽然目前有一些恶性嗜铬细胞瘤的治疗方法，但均疗效欠佳，无法治愈。至今，$^{131/123}$I-MIBG 治疗是恶性嗜铬细胞瘤除手术外最有效的辅助治疗方法，但其疗效有限且目前尚无治疗剂量的共识，需进一步研究以了解大剂量及多次小剂量 $^{131/123}$I-MIBG 治疗的疗效。

五、鉴别诊断

主要与可以引起高血压的相关疾病相鉴别，尤其是与"继发性高血压"相关的疾病。常见的有以下几种。

（一）肾实质性高血压

肾实质性高血压是由各种肾实质疾病引起的高血压，占全部高血压的 5% ~ 10%，其发病率仅次于原发性高血压，在继发性高血压中居首位。

（二）肾血管性高血压

肾血管性高血压是一种常见的继发性高血压。各种病因引起的一侧或双侧肾动脉及其分支狭窄进展到一定的程度，即可引起肾血管性高血压，经介入或手术治疗后血压可恢复正常或得到改善。

（三）原发性醛固酮增多症

原发性醛固酮增多症是由于肾上腺皮质发生病变从而分泌过多的醛固酮，导致水钠潴留，血容量增多，肾素－血管紧张素系统的活性受抑制，临床表现为高血压、低血钾为主要特征的综合征。大多数是由肾上腺醛固酮腺瘤引起，也可能是特发性醛固酮增多症。

（四）戈登综合征

戈登综合征是高血钾、高血氯、低肾素性高血压，有家族倾向。

六、西医治疗

（一）治疗原则

(1) 手术切除嗜铬细胞瘤是最有效的治疗方法，但手术有一定的危险性，成功的关键不仅取决于手术医师的技术，更取决于围手术期的处理。术前精神紧张、麻醉、手术刺激等均能引起血压骤升、心律失常等危象，肿瘤血供丰富，与大的血管贴近，容易引起大量出血。即使在那些术前血压正常且无临床症状的患者中也常有类似症状发生。因此，术前、术中及术后的正确处理极为重要。

(2) 在术前及术中需要使用药物以控制血压，避免术中血压波动以诱发危象和休克，降低手术的风险和死亡率。

(3) 高浓度的 CA，使嗜铬细胞瘤患者术前血管处于高度痉挛状态，血压虽高，但血容量往往不足。肿瘤一旦切除后，血管床扩张，血压急剧下降导致休克，即使补充大量液体甚至输血都难以纠正低血压而导致死亡。

首届国际嗜铬细胞瘤专家论坛建议，所有生化检查阳性的嗜铬细胞瘤患者术前都应进行适当的药物准备，以阻断儿茶酚胺释放产生的作用。因此，术前应予足够疗程的药物准备，达到舒张血管、降低血压、扩充血容量的目的。

（二）药物治疗

嗜铬细胞瘤一经诊断即应进行药物治疗，待血压和临床症状控制后手术切除肿瘤。充分术前准备可使手术病死率低于 1%，即使在一些紧急情况如肿瘤破裂或出血坏死引发休克时做出诊断，也应做充分术前准备择期手术，因为急诊手术成功率非常低。术前备用药物有 α、β 肾上腺素受体阻滞药、钙拮抗药、血管紧张素转化酶抑制药、血管扩张药、CA 合成抑制药等，国内有人报道，用选择性 α_1 肾上腺素能受体阻滞药控释片效果较好。对于快速型心律失常，选用 β 肾上腺素受体阻滞药或钙离子拮抗药，但值得注意的是 β 肾上腺素受体阻滞药需在充分使用 α 肾上腺素受体阻滞药的前提下使用。

1. α 肾上腺素受体阻滞药

酚妥拉明为短效 α 受体阻滞药，能拮抗血液循环中肾上腺素和去甲肾上腺素，使血管扩张而降低周围血管阻力。术前使用非选择性 α 受体阻滞药酚苄明 (POB) 以对抗术中儿茶酚胺的突然释放。但需使用 2 ～ 3 周后才开始有血容量增加，术中仍然可出现高血压危象，容易引起直立性低血压和反应性心动过速而须使用 β 受体阻滞药，对中枢有镇静等不良反应，半衰期长、与肾上腺素不可逆的共价键结合，而在术后容易出现长时间的难治性低血压，至少 8d 以上。乌拉地尔具有外周和中枢双重降压作用，外周主要阻断突触后 $α_1$ 受体，使血管扩张显著降低外周阻力。同时有较弱的突触前阻滞作用，阻断 CA 的收缩血管作用 (不同于哌唑嗪的外周作用)；中枢作用主要通过激动 5- 羟色胺 -1A 受体，降低延髓心血管中枢的交感反馈调节而降压。在降血压的同时，本品一般不会引起反射性心动过速。哌唑嗪、特拉唑嗪和多沙唑嗪为选择性突触后 $α_1$ 肾上腺素受体阻滞药。与 POB 相比不会引起心动过速，没必要使用 β 受体阻滞药，除非肿瘤本身产生肾上腺素，术后不会引起长时间的难治性低血压，对中枢神经系统不良反应小。术前的舒张压较低且术中处理肿瘤时的心率也较低、术后恢复稳定，反映在血压相对较高。二者比较后者更具有优势。当 α 受体阻滞药出现心动过速、直立性低血压、胃肠道功能紊乱、鼻黏膜水肿等不良反应时，可以采用钙通道阻滞药弥补前者的不足，对血压正常或阵发性高血压 PHEO 患者不会引起低血压及与儿茶酚胺有关的冠状动脉痉挛，所以，可以用于有冠状动脉痉挛和心肌炎的 PHEO 患者。

单独使用 α 受体阻滞药做术前准备，只能使患者的血容量恢复 60%，所以需要摄入高盐 (> $10gNa^+$)、流食为主的食物或术前夜继续给予输注生理盐水 (通常是 1 ～ 2L) 扩容以免术后低血压的发生。应避免摄入胰高血糖素、类固醇、组胺、血管紧张素 Ⅱ、垂体后叶加压素、拟交感胺 (如奶酪、香蕉、葡萄酒、酱油、任何发酵食品、香烟、不新鲜的肉和鱼)、减肥药、利奈唑胺、多巴胺受体拮抗药 (如甲氧氯普胺、氯丙嗪、丙氯拉嗪) 等药物和食物，因为它们都有促进儿茶酚胺释放的作用。

2. β 肾上腺素受体阻滞药

可阻断心脏上的 $β_1$、$β_2$ 受体，拮抗交感神经兴奋和儿茶酚胺作用，降低心脏的收缩力与收缩速度。因使用 α 肾上腺素受体阻滞药后，β 受体兴奋性强而致心动过速、心收缩力增强、心肌耗氧量增加，故合并使用 β 肾上腺素受体阻滞药可改善症状，一般不单独使用，于服用 α 受体阻滞药 1 ～ 3d 后合用，否则可能导致严重的肺水肿、心力衰竭或诱发高血压危象。常用普萘洛尔、艾司洛尔、阿替洛尔、美托洛尔等。

3. 钙离子通道阻滞药

具有抑制 Ca^{2+} 内流作用，能松弛血管平滑肌，扩张冠状动脉，增加冠脉血流量，提高心肌对缺血的耐受性，同时能扩张周围小动脉，降低外周血管阻力，从而使血压下降。常用硝苯地平。

4. 血管紧张素转化酶抑制药 (ACEI)

ACEI 为竞争性血管紧张素转化酶抑制药，使血管紧张素 Ⅰ 不能转化为血管紧张素 Ⅱ，从而降低外周血管阻力，并通过抑制醛固酮分泌，减少水钠潴留。本品还可通过干扰缓激肽的降解扩张外周血管。对于肾小球肾炎患者高血压的常规治疗，优先选用血管紧张素转化酶抑制药，因其具有较好的肾保护作用。常用卡托普利、贝那普利等。

5. 血管扩张药

硝普钠通过直接扩张血管，发挥强大而迅速的降压作用。主要用于嗜铬细胞瘤患者的高血压危象。

6. 酪氨酸

酪氨酸是为了术中降低作用于血管的药物及液体在体内的代谢和减少出血量，但只有在其他药物无效时方可谨慎使用，其不良反应多，如镇静作用（嗜睡）、抑郁、焦虑、溢乳，还有少见的锥体外束征、腹泻和结晶尿等，当儿童患者服用甲基酪氨酸出现抑郁和焦虑症状时须引起重视。

（三）手术治疗

PHEO 治疗以外科手术为主，也最有效。外科治疗嗜铬细胞瘤的整体水平主要取决于术前准备充分与否、术中麻醉管理水平及术后对呼吸循环功能的支持等综合因素。

手术切除肿瘤后，血中儿茶酚胺物质骤减，微循环血管床突然扩张，血管容积与血液量不相称，而发生低血压甚至休克死亡。开放性手术和腔镜手术后都可能出现低血压、低血糖、复发和转移等，所以术后处理和随访是必要的，特别是儿童患者需要长期或终身随访。

1. 术前准备

在麻醉诱导、插管、皮肤切开、建气腹和处理肿瘤中都可能引起 CA 的失控性释放，从而引起一个或多个心血管系统并发症，甚至危及生命。自 1950 年开始采用药物预处理，术中死亡率由 45% 下降到 5% 以下。有研究表明，术前使用了 α 受体阻滞药的患者中术中并发症发生率为 3%，而未使用的患者为 65%，故术前的预处理非常重要。

术前准备的时间以前认为需 2 ～ 3 周，但有研究表明 4 ～ 7d 足够。对 PHEO 患者进行术前准备的目的是使血压、心率和其他器官的功能趋于正常。扩容、预防手术操作时儿茶酚胺爆发性释放和它所致的心血管系统的损害。原理是扩血管和扩容，方法包括药物及饮食摄入疗法。一般情况下，嗜铬细胞瘤的术前准备达到以下标准即可认为术前准备满意，可考虑安排手术。

(1) 口服降压药物 2 周以上，高血压发作次数减少。

(2) 成年人 PHEO 患者血压为 130/80mmHg 左右、站立位收缩压在 100mmHg 左右（不能低于 80/45mmHg）。

(3) 心电图 ST 段与 T 波改变恢复到正常，极少发生室性期前收缩；心率控制在坐位 60 ～ 70/min，站位 70 ～ 80/min。

(4) 空腹血糖不高于 8mmol/L，餐后血糖不高于 11mmol/L。

(5) 低血容量得到有效纠正，血细胞比容减少 < 45%，即术前血细胞比容下降 5% 并伴有体重增加。甲床由治疗前的苍白转变为红润。这些现象表明微循环灌注良好，术前

准备较充分，可以耐受麻醉及手术。儿童患者可以根据年龄、体质量及具体病情参照相关指标。另外术前对血钾、血糖、心电图等可能在术中出现异常情况的处理很重要。总之，如何进行术前准备没有统一的意见和标准，需要根据具体情况行个体化处理。

2. 手术方式

治疗嗜铬细胞瘤的手术方式有开放性手术 (OA) 和腔镜手术 (LA)。目前 LA 被认为是治疗 PHEO 的金标准，具有以下优势：平均失血量少，手术时间短，切除瘤体更大，平均住院时间短，进食时间早，下床活动时间早，术中出现高血压的情况少，SIRS 的发生率低，局部创伤和全身系统影响小，疼痛和使用止痛药较少等。以前对内镜切除 PHEO 的直径限制有大约 6cm 的肿瘤；但最近有研究报道，内镜切除 PHEO 直径达 11cm，以前多数报道是对肾上腺内的 PHEO 进行 LA 治疗，但也有对儿童 PGL 应用 LA 治疗的报道。LA 的手术进路国外多采用经腹，国内多采用经腹膜后进路，后者优越性包括有更大的操作空间、更清晰的解剖学结构、对肾上腺中央静脉的控制更早。传统气腹压控制在 15mmHg 左右，而以 8 ～ 10mmHg 的气腹压对儿茶酚胺的释放和血流动力学的波动的影响相对较小。由于肾上腺髓质与皮质布局一致，为了避免肿瘤的残留，大范围的切除对复发率高的患者是很必要的。长期随访残留肾上腺的复发率为 10% ～ 20%，需要权衡利弊以选择全切还是部分切除。总之，不管手术方式如何，早期定性、定位及充分的术前准备等对手术成功非常重要，术者的经验和技术是手术近期和远期预后的保障。

嗜铬细胞瘤局部无浸润或转移表现时，虽有恶性可能，腹腔镜手术仍是适应证。已有不少报道对肾上腺外和复发性嗜铬细胞瘤成功施行了腹腔镜下切除术，尚无手术造成肿瘤转移或腹腔镜鞘管造成肿瘤扩散的报道。术中若发现局部浸润或转移灶，应改行开放性手术。Nambirajan 等对 5 例家族性嗜铬细胞瘤术后复发病灶成功实施了腹腔镜下切除手术，表明腹腔镜下手术是对此类患者安全有效、损伤最小的手术方式。如果前次手术是在腹腔镜下进行的，再次手术操作将更为简单。术前术中均呈良性表现的肿瘤术后亦可能出现转移，国外报道转移率为 8% ～ 9%。曾有 1 例左肾上腺嗜铬细胞瘤术后 10 年出现肝转移，其最初组织学及术后随访均未见异常，所以对患者术后长期生化及影像学检查随访是必要的。

第四节　原发性醛固酮增多症

原发性醛固酮增多症 (PA)，属于继发性高血压范畴，是一组由于醛固酮不恰当的自主性高分泌而引起的疾病。过多的醛固酮导致血压升高、心血管损害、肾素抑制、钠潴留和钾排出增多。PA 主要的两种病理类型为肾上腺醛固酮腺瘤和肾上腺增生。目前 PA 的具体发病机制不明确，有研究发现肾上腺醛固酮腺瘤中醛固酮合成酶 (CYP11B2) 的

RNA 表达增加。

PA 于 1955 年由 Conn 首次报道。其典型表现为血压升高、低血钾和碱中毒。在这之后的 30 多年里，PA 一直被认为是一种少见病，临床医师仅在高血压伴有低血钾的患者中进行原醛的确诊检查。当时国内外报道的患病率为 1%～2%。然而，自 20 世纪 90 年代起，随着血浆醛固酮/肾素活性比值 (ARR) 被广泛应用于高血压患者的 PA 筛查，加之影像学检查，如电子计算机 X 射线断层扫描检查等的普遍应用，PA 的诊出率有显著提高。目前，国际上普遍认为 PA 的患病率平均在 10%，在一些高血压中心中，其发病率则更高。

PA 的患病率随着血压分级的增高而升高。Rossi 等的研究显示，1、2、3 级高血压患者的 PA 患病率分别为 6.6%、15.5% 和 19%。在顽固性高血压患者中，PA 的患病率接近 20%。

一、病因、病理

PA 主要可分肾上腺皮质醛固酮瘤 (APA)、特发性肾上腺皮质增生 (IAH) 及临床上少见类型的原醛症。APA 为病变发生在肾上腺皮质球状带具有合成和分泌醛固酮功能的良性肿瘤，占原醛症的 65%～75%，又可分血管紧张素 II 敏感型和血管紧张素 II 抵抗型两种。APA 以单一腺瘤多见，双侧或多发性肿瘤占 10%～15%，偶见一侧腺瘤对侧增生。IAH 发生比例为 25%～30%，为双侧肾上腺皮质球状带弥漫性或局灶性增生。少见类型中包括糖皮质激素可抑制的醛固酮增多症 (GRA)、原发性肾上腺皮质增生 (PAH)、肾上腺皮质腺癌、其他脏器恶性肿瘤引起的原醛症等。GRA 是一种家族性的原醛症，其发病率不足原醛症的属常染色体显性遗传病，外源性 ACTH 可持续刺激醛固酮分泌，小剂量地塞米松可抑制醛固酮过量分泌，使患者高血压、低血钾等症状得以缓解。PAH 为单侧肾上腺皮质球状带增生，较为罕见。

二、分类

主要类型为特发性醛固酮增多症与醛固酮瘤，其他少见类型包括原发性肾上腺增生、肾上腺醛固酮癌、异位分泌醛固酮的肿瘤及家族性醛固酮增多症 (I 型及 II 型)。

(一) 特发性醛固酮增多症

特发性醛固酮增多症又可称为双侧肾上腺增生，病理变化为双侧肾上腺皮质球状带小结节增生，患者对肾素-血管紧张素的反应增强，醛固酮分泌不呈自主性。取站立位时，血肾素的轻微升高即可使血醛固酮增多。静脉滴注血管紧张素 II 后，患者醛固酮分泌增多的反应较正常人和醛固酮瘤患者为强。临床表现没有醛固酮腺瘤典型，低血钾的发生率低。随着 ARR 的使用和肾上腺静脉插管取血方法的应用，诊断为双侧肾上腺增生的患者逐渐增多，现约占 PA 患者的 2/3。手术效果差，以药物治疗为主。

(二) 醛固酮瘤

在使用 ARR 筛查 PA 以前，肾上腺醛固酮腺瘤的比例占 PA 的 70%～80%。但随着 ARR 的普遍应用，腺瘤的检测率降至 30% ～ 40%。腺瘤多为单侧。腺瘤患者的临床表现往往较为典型，低血钾多见。肾上腺电子计算机 X 射线断层扫描技术检查可以发现一侧肾上腺有等密度或低密度的肿物影。患侧肾上腺切除的预后较好。腺瘤的最终确诊依赖于手术病理和预后。肿瘤包膜完整，富含脂质，切面呈金黄色，多为一侧单个腺瘤，直径通常 < 2cm，多为促肾上腺皮质激素 (ACTH) 反应型，少数为肾素反应型腺瘤 (APRA)。APRA 患者取站立位后可引起血浆肾素变化，从而导致血醛固酮升高。

（三）原发性肾上腺增生

病理变化为双侧肾上腺结节性增生，并常有一侧较大的结节。患者取站立位后血醛固酮下降或不变，尿 18- 羟皮质醇及 18- 氧皮质醇升高。一侧肾上腺全部或部分切除可使患者的高血压、低血钾症状得以有效控制。

（四）肾上腺醛固酮癌

肿瘤体积大，直径多在 6cm 以上，切面可见出血、坏死。肿瘤分泌大量的醛固酮，往往同时分泌糖皮质激素和雄激素。在细胞学上常难以确定肿瘤的恶性性质，如出现转移病灶则可确诊。生成醛固酮的肾上腺腺癌临床上罕见，多数伴有其他肾上腺激素的分泌增多，也可仅有醛固酮分泌增加，预后差。

（五）异位分泌醛固酮的肿瘤

极少见，可发生于肾内的肾上腺残余肿瘤或卵巢肿瘤，也有发生于睾丸肿瘤的报道。

（六）家族性醛固酮增多症

1. 家族性醛固酮增多症 I 型 (FH- I)

1966 年由 Sutherland 首先报道，患者多为青年起病，肾上腺呈结节性增生，又称糖皮质激素可抑制性醛固酮增多症 (GRA)，多为常染色体显性遗传疾病，发病机制为同源染色体间遗传物质发生不等交换，第 8 号染色体上 11-β 羟化酶基因和醛固酮合成酶基因形成一融合基因，融合基因的 5′ 端为部分 11-β 羟化酶基因，3′ 端为部分醛固酮合成酶基因，因此编码的蛋白具有醛固酮合成酶的活性。正常时醛固酮合成酶在肾上腺皮质球状带表达，而 11-β 羟化酶在束状带表达，嵌合基因的形成导致醛固酮合成酶在束状带异位表达，并受 ACTH 的调控，所以患者醛固酮分泌可被糖皮质激素抑制。患者往往在青少年时期发病，血压常重度升高，卒中发生率高 (颅内动脉瘤引起脑出血)。半数人可有低血钾表现。患者对糖皮质激素治疗敏感，使用小剂量地塞米松治疗后症状可以缓解，诊断依赖于基因检测。

2. 家族性醛固酮增多症 II 型 (FH- II)

1992 年由 Stowasser 首先报道，病情程度不一，病理类型可为肾上腺腺瘤或增生，抑或同时存在。该型亦为常染色体遗传，较 FH- I 型更多见。但不受地塞米松抑制，糖皮质激素可抑制性醛固酮增多症的基因检测为阴性。目前连锁分析定位于 7 号染色体

(7P22)，但尚未发现致病基因。因此，凡是一个家系中出现两个以上的确诊的原醛症患者，醛固酮不能被地塞米松抑制试验抑制，且基因学检查无融合基因的存在，即可确诊为家族性醛固酮增多症 n 型。

三、临床表现

（一）高血压及靶器官的损害

高血压为原醛症患者最常出现的症状，血压多为中度升高，少数表现为恶性高血压，也有极少数患者血压可完全正常。以往多认为，心、脑、肾等脏器的损害是 PA 继发高血压长期作用引起；近期研究发现，醛固酮还是血管损伤的一个重要调节因子，醛固酮不仅可以导致水钠潴留，还能增强血管对去甲肾上腺素的反应性引起高血压，而且可以促进组织胶原沉积、纤维化，可直接作用于血管系统，与血管平滑肌细胞肥大，内皮功能异常，心、肾、肝、肺等脏器的纤维化，蛋白尿等有关。长期高血压和高醛固酮血症一起作用可造成心脑肾的不可逆损伤。研究证实，阻断醛固酮受体对这些损伤具有保护作用。患者很少出现水肿，这可能与钠离子的"脱逸"现象有关。早发现、早治疗可以避免靶器官的进一步损害。常规降压药物治疗原醛症患者往往效果不佳，如用氢氯噻嗪等排钾利尿药可导致严重低血钾。

（二）低血钾

低血钾曾经被认为是 PA 的一个诊断标准，但现在发现部分 PA 患者，特别是早期患者并未出现低血钾。PA 血钾受饮食中的钾含量、远端肾小管和集合管对醛固酮敏感性等多种因素影响，一般认为出现低钾血症是 PA 晚期的临床表现。低血钾通常先累及双下肢，导致肌无力或肌麻痹，严重者四肢均受累，甚至影响吞咽、呼吸；麻痹的发生与低血钾的程度及细胞内外钾离子的浓度梯度差有关。长期低钾累及心脏，可使心电图表现为 U 波明显、ST-T 变化、Q-T 延长等低钾图形，另可有期前收缩、心动过速甚至室颤等心律失常表现。长期低钾还可使肾小管上皮空泡样变性，导致肾浓缩功能减退，表现为多尿、夜尿增多、口干、尿比重低。

（三）其他

细胞内钾的丢失还可损害胰腺 B 细胞功能，造成胰岛素释放减少，作用减弱，引起糖耐量减低，甚至导致糖尿病。儿童患者由于长期缺钾等代谢紊乱，可出现生长发育迟缓。醛固酮分泌增多还可使肾排 Ca^{2+} 及 Mg^{2+} 增加，导致手足抽搐、肢端麻木等。

四、诊断要点

诊断原醛症一般分 3 个步骤：筛查试验；确诊原醛症即定性诊断；定位诊断。对下列情况之一者，均应怀疑原醛症应行进一步检查：①儿童、青少年患高血压或高血压用一般降压药疗效不显著；②高血压伴低血钾或心电图提示低钾血症；③高血压伴肌无力和周期性麻痹；④高血压患者应用利尿药如氢氯噻嗪片后出现肌无力和周期性麻痹；⑤高血压伴肾功能减退而尿液呈碱性。

（一）原发性醛固酮增多症的筛查与诊断流程

内分泌学会于 2008 年公布了题为《PA 患者的病例检测、诊断和治疗：内分泌学会临床实践指南》。该指南采用循证医学的方法，依据近十几年来的临床研究报道，规范了临床医师对 PA 的诊断流程与治疗方案的选择，主要包括筛查、确诊、分型及治疗 4 个方面。

1. 筛查对象

(1) 收缩压 160 ～ 179mmHg(1mmHg=0.133kPa)；舒张压 100 ～ 109mmHg 的高血压患者。

(2) 难治性高血压，包括使用 3 种以上降压药物，但血压未能控制于 140/90mmHg 以下的患者；或使用 4 种及 4 种以上降压药物，血压控制在正常范围的高血压患者。

(3) 出现自发性或利尿药诱导的低血钾者。

(4) 高血压伴有肾上腺偶发瘤。

(5) 有早发高血压或 40 岁以前发生脑血管意外家族史的高血压患者。

(6) 一级亲属中有 PA 患者的所有高血压患者。

2. 筛查指标及使用注意事项

30 年前，日本学者 Hiramatsu 等，首先提出用 ARR 在高血压患者中筛查 PA。它的使用使得 PA 的诊出率较使用 ARR 以前有明显的升高，目前已经成为世界公认的 PA 筛查方法。但是由于各个医疗中心所使用的检测方法、筛查人群的种族、体位及筛查前是否停用药物等因素不一致。因此各家报道的 ARR 切割值也不尽相同。目前大多数医疗中心的 ARR 值的切割点介于 20 ～ 40(ng·dL)/(ng·mL·h) 之间。以 30(ng·dL/ng·mL·h) 居多。国内由上海瑞金医院高血压科和上海市高血压研究所于 2006 年首次提出中国人的 ARR 切割值。为 240(pg·mL)/(ng·mL·h)，相当于 24(ng·dL)/(ng·mL·h)，其敏感性和特异性分别为 93.3% 和 93.8%。

筛查之前应该首先纠正低血钾，充分考虑到患者正在使用的降压药物可能对肾素－血管紧张素系统的影响。例如，β 受体阻滞药和中枢 & 受体拮抗药可乐定等抑制肾素的分泌，而血管紧张素转化酶抑制药、血管紧张素受体拮抗药、二氢吡啶类钙离子拮抗药和利尿药等则有激发的作用。通常情况下，β 受体阻滞药、血管紧张素转化酶抑制药、血管紧张素受体拮抗药、短效二氢吡啶类钙离子拮抗药和可乐定等停用 2 周以上，利尿药为 4 周以上。如果是使用醛固酮拮抗药螺内酯，则需停用 6 周以上。如果患者不适宜停药，则换用对肾素－血管紧张素系统影响较小的药物，如非二氢吡啶类钙离子拮抗药缓释维拉帕米，或者 α1 受体拮抗药如特拉唑嗪等。在充分停药或换药基础上，再进行 ARR 的测定。此外，分析检测结果时还需考虑到老年患者通常肾素活性偏低，而肾功能不全患者的血浆醛固酮则有增高。

通常，如果患者两次 ARR 比值均大于预定切割值，且血浆醛固酮的质量浓度绝对

值 > 150pg/mL，则考虑患者为疑似 PA，应进一步行 PA 确诊检查。研究显示，30% ~ 50% 高 ARR 患者的醛固酮能被高钠负荷试验抑制，因此，ARR 增高仅用于 PA 的筛查。PA 的诊断需有专门的确诊试验。

（二）确诊试验

目前指南推荐的 PA 确诊试验有 4 种，分别是口服钠盐负荷、静脉盐水负荷抑制试验、氟氢可的松抑制试验和卡托普利试验。

1. 口服钠盐负荷试验

患者需连续 3d，每天摄入钠盐超过 200mmol/L（相当于 6g 钠盐）。从第 3 天早晨起，患者留取 24h 尿液至第 4 天早晨，以测定 24h 尿醛固酮、尿钠和尿肌酐。结果判定：如果患者的尿醛固酮超过 12μg/24h 或者 14μg/24h，则可以确诊 PA。该实验对确诊 PA 有 96% 的敏感性和 93% 的特异性。

2. 静脉盐水负荷抑制试验

一般在早晨 8:00 开始。患者在试验开始前先静卧 1 ~ 2h，然后以 500mL/h 静脉注射速度，连续滴注 4h 共计 2L 生理盐水。滴注前后分别测定血浆醛固酮、肾素活性、血钾和血皮质醇浓度。如果滴注后的血皮质醇浓度低于滴注前的，则可进一步判定检查结果。目前认为滴注生理盐水后的血浆醛固酮如果超过 10ng/dl，则多可明确有 PA；< 5ng/dl，则 PA 可能性小；介于两者之间，则需权衡。

3. 氟氢可的松抑制试验

患者连续 4d，每隔 6h 服用 0.1mg 氟氢可的松，同时服用足量缓释氯化钾（每天 4 次测定血钾），以保证血钾在 4.0mmol/L 以上。患者同时行高钠饮食，保证尿钠的排出量为 3mmol/kg。在第 4 天上午 10:00 测定血浆醛固酮、肾素活性和皮质醇的质量浓度。如果上午 10:00 的皮质醇水平低于上午 7:00 的，且血浆醛固酮超过 6ng/dL，肾素活性 < 1ng/(mL·h)，则确诊试验阳性。

4. 卡托普利试验

患者在坐位或立位保持 1h 后，服用 25 ~ 50mg 卡托普利，在服用当时和服用后 1h、2h 分别测定血浆醛固酮、皮质醇浓度和肾素活性，期间患者保持坐位。

结果判定：服药后血浆醛固酮浓度的抑制程度如果不超过 30%，则试验结果为阳性。

上述 4 种方法各有利弊。氟氢可的松抑制试验被一些研究者认为是最准确、最符合生理表现的检查，但是患者需住院检查，费时费力且费用高。静脉盐水负荷与其比较，诊断正确率 88%，敏感性 90%，特异性 84%，无须住院。曾有研究显示。卡托普利试验和盐水负荷试验的敏感性和特异性相似。但新近研究显示其假阳性率高，正确率 < 50%。口服钠盐检查方便易行，缺点在于收集 24h 尿醛固酮可能存在困难。各个医疗中心可根据各自的实际情况选择检查方法。试验前需注意相关药物的影响（同前面的肾素测定）。由于低血钾可以抑制醛固酮的分泌，因此在试验前和试验中，需要监测血钾，充足补钾，保持血钾在正常范围后方可进行。前 3 种方法均需高钠负荷，因此，未控制的重度高血压、

肾功能不全、心功能不全、心律失常和严重低血钾的患者不应纳入试验。

（三）分型与定位

为了选择 PA 的治疗方案，需对确诊患者进行分型与定位检查，从而决定是否予以药物治疗或是手术切除一侧病变肾上腺。应首先进行肾上腺电子计算机 X 射线断层扫描技术薄层扫描，以排除可能是肾上腺皮质腺癌的巨大肿块。随后，应结合该表现，以及患者是否有手术的意愿与指征，决定是否进行肾上腺静脉取血，以判定是一侧还是双侧肾上腺病变。与此同时，对有家族史的年轻 PA 患者，或者有早发脑血管疾病的患者进行基因检测，以排除糖皮质激素可抑制性醛固酮增多症。

1. 肾上腺电子计算机 X 射线断层扫描技术检查

肾上腺电子计算机 X 射线断层扫描检查为薄层扫描 (2.5 ～ 3.0mm)。如果条件允许，应使用造影剂。电子计算机 X 射线断层扫描判别一侧肾上腺优势分泌的敏感性和特异性分别是 78% 和 75%。曾有报道显示，电子计算机 X 射线断层扫描对 < 1cm 的腺瘤的检出率 < 25%，电子计算机 X 射线断层扫描与肾上腺静脉取血的一致率仅为 53%，有 22% 的手术候选患者可能被排除手术。25% 的患者可能接受不必要的手术。因此，为了明确治疗方案，对有手术意愿与可能的患者，应辅以肾上腺静脉取血检查。

2. 肾上腺静脉取血 (AVS)

目前肾上腺静脉取血被认为是 PA 分型、定位的"金标准"，使用 AVS 技术，可以避免临床医师切除意外瘤或大结节性双侧肾上腺增生 (BAH) 伴随单侧无功能的肾上腺肿瘤。AVS 也是鉴别双侧肾上腺增生 (BAH) 和单侧结节性肾上腺增生 (UNAH) 的有效方法。AVS 还可以发现 CT 不能发现的 APA。内分泌学会临床实践指南中众多专家推荐：对需要行肾上腺切除手术的原发性醛固酮增多症患者，术前应由经验丰富的放射科医师进行 AVS 检查以区别单侧或双侧病变。AVS 在原发性醛固酮增多症的分型诊断上具有无可替代的意义。其判别一侧肾上腺优势分泌的敏感性和特异性分别是 95% 和 100%。由于右侧肾上腺静脉插管较为困难，肾上腺静脉取血的成功率一般在 74% 左右。但有经验的操作者的成功率可超过 90%。瑞金医院早在 2005 年就在国内首家开展此项检查，目前肾上腺静脉取血成功率达 93%。肾上腺静脉取血作为一项创伤性检查，在有经验者操作下，其并发症约为 2.5%，主要是肾上腺静脉破裂出血。对于肾上腺静脉插管定位正确，且一侧肾上腺醛固酮与皮质醇的比值是对侧的 2 倍以上，则认为该侧肾上腺的醛固酮存在优势分泌。

五、鉴别诊断

主要与嗜铬细胞瘤 (PCM) 相鉴别。嗜铬细胞瘤也是引起继发性高血压的重要原因，危害较重，临床上并不少见。肾上腺分为皮质和髓质，PAS 血压升高主要因为皮质分泌大量 ALD 引起水钠潴留，ALD 过多可促使钾离子排泄，近曲小管钾重吸收减少，而远曲小管 Na^+-K^+ 交换并不减少，致钾离子不断丢失，因此低钾血症、高 ALD 血症是 PAS 区别于 PCM 最显著的临床特征。在生化检查中，低钾血症及高 ALD 血症是 PAS 的特异性诊断指标。

六、西医治疗

PA 的治疗主要包括手术治疗和药物治疗。对于一侧肾上腺有醛固酮优势分泌，有手术条件且愿意进行手术的患者，首先考虑行单侧肾上腺切除术。目前主要是通过腹腔镜进行，腹腔镜肾上腺手术已成为治疗肾上腺醛固酮瘤的首选，与开放性手术相比具有出血少、术野清、微创等优点。另外基因治疗为 PA 治疗的新观念和新方法，也在探索中。对于无手术指征或不愿手术，或术后血压未完全降至正常的 PA 患者，则采用药物治疗。腺瘤及原发性肾上腺增生患者应首选手术治疗；特醛症患者手术疗效欠佳，目前多用药物治疗；GRA 患者可用糖皮质激素治疗。

(一) 手术治疗

术前予螺内酯 100～500mg/d，以纠正低血钾，并减轻高血压，必要时可适当补钾。待血钾正常，血压下降，药物减至维持量时，即行手术。腺瘤患者行腺瘤摘除术，原发性肾上腺增生患者行肾上腺大部切除或单侧肾上腺切除术。术后电解质紊乱迅速得以纠正，多饮、多尿现象逐渐消失，血压呈不同程度下降。目前腹腔镜技术已广泛应用于原醛症的治疗，与传统开放手术相比，具有创伤小、手术时间短、切除组织易取出等优点，多采用经腹腔径路及腹膜后腹腔径路两种术式。

(二) 药物治疗

1. 药物治疗适应证

长期药物治疗的选择对象应该为：特发性醛固酮增多症、糖皮质激素可治性醛固酮增多症患者；此外，对于醛固酮腺瘤患者手术后、不能耐受手术或不愿接受手术者，一般也应实施药物治疗。随着对疾病认识的提高，醛固酮腺瘤和特发性醛固酮增多症患者的比例有所变化。Mayo 临床中心发现，1957～1985 年 248 例原发性醛固酮增多症患者中，手术证实的或怀疑为腺瘤的占 68%，而 1999 年的 120 例原发性醛固酮增多症患者中，腺瘤仅占 28%，其余 72% 为手术证实或怀疑的特发性醛固酮增多症。随着特发性醛固酮增多症患者的增多，临床对药物治疗的需求也在增加。

目前治疗原发性醛固酮增多症的药物，主要是在醛固酮受体水平对其进行拮抗，阻断其信号转导路径；特发性醛固酮增多症的发病机制尚不明确，目前临床为经验性地使用钙拮抗药和血管紧张素转化酶抑制药 (ACEI) 等药物。

2. 常用药物

(1) 螺内酯。用于治疗原发性醛固酮增多症已超过 30 年，其与醛固酮竞争性地结合盐皮质激素受体 (MR)，从而起到抑制醛固酮的作用，阻断病理生理通路的最后环节，使过量醛固酮无法发挥作用，起到缓解病情的作用。螺内酯是一种有效的抗高血压药物，对顽固性高血压也有良好疗效。多项小规模非对照研究一致表明，原发性醛固酮增多症患者接受螺内酯治疗，收缩压和舒张压可分别下降 40～60mmHg 和 10～20mmHg。Kremer 等针对 67 例低血浆肾素水平和高血浆醛固酮水平患者，以每日 50～400mg 螺内酯治疗，结果其收缩压和舒张压平均分别下降 52mmHg 和 25mmHg，血钾浓度由平均 3.1mmol/L 升高至 4.5mmol/L。最近还发现，螺内酯表现出对抗心肌胶原合成、改善心室重构等的积极作用。随机评估研究 (RALES) 也证实，低剂量螺内酯 (每日 25～50mg) 有助于降低严重心力衰竭患者的病死率。螺内酯除与 MR 结合外，还与雄激素受体、黄体酮受体结合，导致它也干扰其他皮质激素，引起男性乳房女性化、男性勃起功能障碍及女性月经紊乱。螺内酯引起的男性乳房女性化的发生率与剂量相关，10% 男性患者服用螺内酯后，可出现乳房女性化伴或不伴有乳房疼痛。同时，由于其和雌二醇受体的作用，理论上存在乳腺癌风险，但在临床应用中尚未见其导致乳腺癌发生率增高。

(2) 坎利酸钾。在体内转化成坎利酮而发挥作用，而后者也是螺内酯的活性代谢产物。该药治疗原发性醛固酮增多症的资料有限，研究主要集中在意大利。近年还发现坎利酸钾可以部分抑制异丙肾上腺素诱导的大鼠心肌纤维化，急性心肌梗死病例，合用坎利酸钾和卡托普利可有效改善左心室收缩舒张参数。因螺内酯引起男性乳房女性化的患者，可使用该药进行替代治疗。基础研究显示，坎利酸钾具有一定的遗传毒性，可引起肝、甲状腺、骨髓 DNA 损伤，在鼠、人的肝细胞原代培养中，也发现其导致的 DNA 断裂和修复。但临床应用中，该负面影响并未显现。

(3) 依普利酮。相对于螺内酯，依普利酮可以称得上是一种特异性盐皮质激素受体拮抗药，并已于 2002 年、2003 年分别获美国 FDA 批准用于原发性高血压和心力衰竭的治疗。其结构特点在于以甲酯基取代螺内酯的 7α 乙酰硫基，并增加了 9α，11α- 环氧桥键，前者是增加该药 MR 亲和性的主要部分。基团改变后，依普利酮和雄激素受体的亲和力仅为螺内酯的 0.1%，与黄体酮受体的亲和力不到 1%，有助于降低其生殖系统相关不良反应的发生率。例如，男性乳房女性化的发生率 (0.5%) 与螺内酯 (10%) 相比大为降低。基础研究亦表明，依普利酮和螺内酯抑制 MR 转录的作用均呈剂量依赖性。但是，依普利酮拮抗 MR 的效力弱于螺内酯。从心血管方面的研究来看，该药和氨氯地平、依那普利等有相当或相似的降压效果。其他的一些试验也表明，其能够有效地减少左心室增生，降低急性心肌梗死后心力衰竭的发生率和病死率，改善心肌重构，Young 和 Funder 甚至发现该药具有逆转小鼠心肌纤维化的效应。用于普通高血压患者的治疗，依普利酮最主要的不良反应是高血钾，且随着剂量的增加，血钾水平不断升高，使用过程中需留意观察。此外还有高三酰甘油血症、低钠血症等。依普利酮特异性的醛固酮拮抗作用加之良好的心血管效应，正是原发性醛固酮症治疗所需要的，如果其还具有和螺内酯相当的拮抗效率，并去除有限的抗性激素的作用，将是治疗原发性醛固酮增多症的较理想的药物。

(4) 阿米洛利。对于不能耐受醛固酮受体拮抗药的患者，可以考虑采用阿米洛利治疗。阿米洛利阻滞远曲小管和集合管的钠通道，从而促进钠的排出，并抑制钾的分泌，起到排钠、排尿、保钾的作用。但是，阿米洛利不能拮抗醛固酮对器官的损害效应，而且与螺内酯相比较，其针对原发性醛固酮增多症的降压效果也显得逊色。如果高血压持续存在，则应增加噻嗪类利尿药等。

(5) 氨苯蝶啶。氨苯蝶啶和阿米洛利的化学结构不同，但药理作用类似，都具有保钾利尿作用但并不竞争性拮抗醛固酮。其和噻嗪类药物联合治疗 8 例原发性醛固酮症患者的报道显示，治疗后，患者血压从 168mmHg/101mmHg 降至 130mmHg/84mmHg，6 例患者血钾水平回升。该联用方案有可能为无法耐受螺内酯的患者提供一种有效的治疗选择。

(6) 钙拮抗药。多种调节因素可以刺激醛固酮产生，钙离子是各条通路的最终交汇点，因而钙拮抗药治疗原发性醛固酮症是合理可行的途径。它们不仅抑制醛固酮分泌，而且抑制血管平滑肌收缩，减小血管阻力，从而降低血压。临床应用中，该药也确实能较显著地降低原发性醛固酮症患者的血压，硝苯地平每日 2 次，每次 20mg，治疗 90d，患者血压从 174mmHg/106mmHg 降至 147mmHg/84mmHg。尼卡地平口服每日 80mg，12 周血压也控制在正常范围。但是，接受钙拮抗药治疗的患者，其血浆醛固酮水平差异对研究结果有较大影响。原因可能是氨氯地平、尼卡地平、硝苯地平等具有抑制醛固酮分泌的作用。

(7) ACEI 和血管紧张素受体阻滞药。特发性醛固酮症表现出对血管紧张素敏感性的增强，而醛固酮腺瘤患者则缺乏这种效应。因而，通过对血管紧张素转化酶的抑制，可以减少特发性醛固酮症中醛固酮的产生。作用机制相似的血管紧张素受体阻断药，理论上也可能具有治疗原发性醛固酮增多症的潜力，但报道显示，原发性醛固酮增多症患者接受氯沙坦治疗，血压降低，而肾素、醛固酮水平并未见明显改变。

(8) 糖皮质激素可治性醛固酮增多症。该症的治疗目标有别于上述所提的醛固酮腺瘤和特发性醛固酮症患者，血压应控制在正常范围，而非要求生化指标全部恢复正常（如尿 18- 氧代类固醇或血醛固酮水平的正常），不然将可能出现类库欣综合征等不良反应。低剂量糖皮质激素对该症治疗有效，螺内酯、依普利酮、阿米洛利等也是可以选择的有效治疗药物。

诊断方法的进步，越来越多的原发性醛固酮症患者明确诊断，致使有效且安全治疗药物的需求显得尤为迫切。在现有的药物中，螺内酯疗效确切但不良反应大；新药依普利酮可能是临床治疗的新希望，但还有待临床验证；钙拮抗药、ACEI 对特发性醛固酮增多症有一定的疗效，多药联用可能有助于提高疗效，减少螺内酯用量，减轻不良反应，这在明确新药的疗效和安全性之前，应该是一个较好的治疗方法，并值得进一步研究。

第五节　先天性肾上腺皮质增生症

先天性肾上腺皮质增生症 (CAH)，是由基因缺陷所致的肾上腺皮质多种类固醇类激素合成酶先天性活性缺乏引起的一组常染色体隐性遗传性疾病。由于肾上腺皮质激素合成有关酶缺陷，皮质醇合成部分或完全受阻，使下丘脑－垂体的 CRH-ACTH 代偿分泌增加，导致肾上腺皮质增生。本病新生儿发病率在欧美地区为 1:16000 ～ 1:15000，我国缺乏全国性的筛查，上海无锡等地的筛查结果显示分别为 1:15321 和 1:16866。

先天性肾上腺皮质增生最常见的酶缺陷是 21- 羟化酶缺陷 (21-OHD)，占 90% 以上，其余依次为 11-(3 羟化酶缺陷症 (11β-OHD)，3β 类固醇脱氢酶 (3β-HSD) 缺陷症，17α-羟化酶缺陷症 (17α-OHD) 及 StAR 缺陷症。不同类型酶缺陷产生不同生化改变和临床表现。早期诊断、治疗甚为重要，特别是 21- 羟化酶和 11-β 羟化酶缺乏，如诊治始于胚胎早期，可阻止雄性化出现，获得正常发育婴儿，如出生时未能识别，常导致后来发育异常，严重病例则夭折于婴儿期。

本节先简要介绍各种类型 CAH 发病机制和临床特点，然后着重介绍 CAH 最常见类型 21-OHD 及近期诊治进展。

一、病因和发病机制

本病是常染色体隐性遗传病，双亲是杂合子，患者则为纯合子，部分患者具有生育能力，子代出现纯合子患者的概率更高，近亲婚配也增加子女出现纯合子患者的概率。

肾上腺中从胆固醇合成肾上腺皮质激素的过程需要多种酶的参与，各种酶在肾上腺皮质束状带、球状带、网状带中的定位，决定了皮质激素合成的方向和空间分布。束状带主要合成皮质醇，参与合成的酶依次是胆固醇 20，22 裂链酶、17α- 羟化酶、3β-HSD、21α- 羟化酶、11β- 羟化酶。这些酶缺陷造成临床上不同类型的 CAH。21α- 羟化酶和 11β- 羟化酶缺陷可以阻断皮质醇和 ALD 的合成、增加雄激素，故可在临床上引起男性假性性早熟或女性男性化；严重的 21-OHD 可以出现盐皮质激素的缺乏而导致"失盐"和低血压；而严重的 11β-OHD 由于具有盐皮质激素作用的脱氧皮质酮 (DOC) 和 11-脱氧皮质醇蓄积，产生高血压和低血钾。3β-HSD 缺陷可导致肾上腺皮质 3 种激素及其作用的缺乏。17α- 羟化酶阻断皮质醇和性激素途径，增加球状带盐皮质激素途径的流量，但实际醛固酮水平并不高，同样具有盐皮质激素作用的 DOC 升高引起高血压、低血钾，性激素途径被阻断致男性完全假两性畸形和女性不发育。不论是何种酶缺陷均可导致垂体 ACTH 代偿性分泌增加，使双侧肾上腺皮质增生，肤色、皮肤皱褶和掌纹色深。

二、各型 CAH 的临床特点、临床诊断和鉴别

胆固醇代谢的中间产物和终产物的增减都会对临床表现产生影响，除 ACTH 刺激下的肾上腺增生外，各型 CAH 的表现还具有自身的特点，主要表现的症状有失盐综合征、雄激素过多综合征 (女性男性化和男性性早熟)、高血压伴有低血钾、男性女性化等。

（一）21-OHD

患者由于 21- 羟化酶缺乏或活性降低，黄体酮和 17- 羟孕酮不能转化为脱氧皮质酮 (DOC) 和 11- 脱氢皮质醇，皮质醇合成减少，ACTH 反馈性增加，刺激肾上腺束状带增生，

黄体酮和 17- 羟孕酮等中间代谢产物增加，部分进入雄激素合成途径导致雄激素增加，严重者也可有盐皮质激素不足，引起失盐综合征。本症根据表现可分为单纯男性化型、失盐型和非经典型。主要表现为不同程度的肾上腺皮质功能减退症状、性分化发育异常。由于疾病谱很广，出现症状的年龄和程度很不相同。严重者 (经典型) 在出生时即可发现女性男性化 / 失盐综合征，如女性外生殖器的男性化 (女性假两性畸形) 及厌食、恶心、呕吐、低血糖、低血钠、高血钾、代谢性酸中毒。新生儿出现假两性畸形、失盐综合征及低血压，应主要考虑 21-OHD 缺陷症。较轻的患者仅表现不同程度雄激素增高综合征，即女性男性化，男性性早熟。随着年龄的增长，雄激素过多症状和体征逐渐明显而较易被诊断。生长发育期女性患者可有阴 (腋) 毛早现、痤疮、生长轻度加速、阴蒂轻度肥大；男性患儿可出现生长加速，假性性早熟 (肌肉发达、骨龄提前、阴茎增大、但睾丸很小)；青春期或成年期女性患者可有多毛症、痤疮、月经紊乱和不育等。少数患者无任何高雄激素血症表现，仅因家系调查或体检偶然发现 (隐匿性非经典型)。此外，ACTH 增高，有不同程度色素沉着，类似艾迪生病表现，全身皮肤黑，皮肤褶皱处，如手指关节伸面、腋窝、腹股沟、乳晕周围尤为明显。实验室检查血浆 17-OHP 增高；尿 17-KS 或 17-OHP 增高也有助于诊断。非经典 21-OHD 患者可仅表现睾酮轻度升高，ACTH 的升高和皮质醇降低均不明显，血清 17-OHP 也多在正常范围。清晨测定 17-OHP 常有所升高，可以用于筛查；快速 ACTH 兴奋实验在临床上诊断非经典型 21-OHD 有重要意义。

(二) 11β- 羟化酶缺陷

患者 DOC 和 11- 去氧皮质醇进一步合成 ALD 和皮质醇的途径被阻断，皮质醇醛固酮合成减少，ACTH 增加，阻断部位的前体物质 DOC、11- 去氧皮质醇等增加，部分进入性激素合成途径。患者雄激素合成增强引起不同程度的雄性化表现；具有盐皮质激素作用的 DOC 堆积导致高血压和 (或) 低血钾，同时肾素活性 (PRA) 受到抑制。11β-OHD 典型表现为高血压 (少数伴有低血钾) 和女性男性化，可分为重型和迟发型。因酶缺陷的严重程度不同，患者可以有正常血压到严重高血压、低血钾的不同表现。女性男性化与 21-OHD 类似，女性患者出生时也可出现外生殖器辨识不清，但程度往往不如后者明显。迟发型患者往往在青春期发病，表现为多毛、痤疮、月经紊乱、不育，可有阴蒂肥大 (无大阴唇融合)，高血压可有可无，男性患儿往往难以诊断，唯一诊断线索是快速生长和阴毛早现。实验室检查可发现皮质醇合成不足，血浆 DOC 基础值和 ACTH 兴奋后增高，ALD 水平很低，PRA 通常被抑制。血浆肾上腺雄激素 (雄烯二酮、DHEAS) 基础值水平增高，肾上腺雄激素代谢产物如 17-KS 增高。经典型患者血浆与尿四氢 -11- 去氧皮质醇增高。测定羊水四氢 -11- 去氧皮质醇可于产前做出 CYP11β 缺陷症诊断。

(三) 3β-HSD 缺陷症

患者肾上腺和性腺中 3β-HSD 酶活性均下降，A5- 孕烯醇酮不能转化为黄体酮，17α- 羟孕烯醇酮不能转化为 A5- 雄烯二酮及黄体酮，以至皮质醇、ALD 及雄激素合成均受阻，而去氢异雄酮 (DHEA) 可增力口，尿中 17-KS 排出量增多。

临床表现主要有以下两方面。

(1) ALD 分泌不足引起的失盐表现。

(2) 雄激素合成受阻，但肾上腺雄激素 (DHEA) 增加，对于男性和女性而言均不能发挥正常作用，常导致男性患者男性化不足，女性患者假两性畸形和不同程度的男性化。

经典型症状较为显著，可有假两性畸形 (不论男女)，出生时外生殖器辨识不清。男性在青春期多有男性乳房发育，女性可有多毛、痤疮和月经稀发。该缺陷者可能是多囊卵巢综合征主要的原因之一。实验室检查血浆孕烯醇酮、17α- 羟孕烯醇酮和 DHEA 升高，血浆或尿中 A5/A4- 类固醇比值升高。ACTH 兴奋试验对于轻型病例有诊断价值。ACTH 兴奋后，17- 羟孕烯醇酮、DHEA 明显增加，17- 羟孕烯醇酮 /17- 羟孕酮、17- 羟孕烯醇酮 / 皮质醇比值高于正常，可确诊。据此也可与 21- 羟化酶缺乏进行鉴别。

(四) 17α- 羟化酶缺陷症

因酶缺陷，阻断了皮质醇和性激素合成通路，ACTH 分泌增多，盐皮质激素途径活性增强，皮质酮和 DOC 合成显著增加 (可为正常的 30 ～ 60 倍)，ALD 通常降低。

主要表现如下。

(1) 性发育障碍。患者常因原发性闭经或青春期延迟而就诊。女性至青春期乳房不发育，无腋毛、阴毛，无月经，外阴幼女式、体型瘦高、肤色黝黑。男性由于胚胎期无睾酮，外生殖器似女性或部分男性化，往往作为女性培养。但无子宫、输卵管，睾丸可位于腹股沟或腹腔内。

(2) 低肾素性高血压、低血钾。患者往往有不同程度高血压。有的患者 7 ～ 8 岁即出现高血压，个别有严重高血压，一般抗高血压药难以奏效。低血钾多见，患者常伴有无力、疲劳、夜尿，甚至麻痹、骨骺融合延迟。

(3) 通常不表现肾上腺皮质功能减退。皮质酮具有部分糖皮质激素活性，极高水平的皮质酮可以代偿皮质醇作用。实验室检查可有低血钾、低 ALD，低肾素活性 (受 DOC 等抑制)，血孕酮、皮质酮、DOC 增高，尿 17-KS、17-OHCS 排泄减低。

(五) StAR 缺陷症

极罕见，对有皮质功能不足综合征的新生儿、假两性畸形的男性 (46, XY)，出生后不久出现肾上腺功能减低危象，均应考虑 StAR 缺陷症。若实验室检查发现所有的肾上腺或性腺激素均减低或不可检出，即可确诊。

三、CAH 的治疗

(一) 糖皮质激素替代治疗

GC 为各种类型 CAH 的主要治疗手段，主要作用是抑制 ACTH，减少 21-OHD、11β-OHD 和 3β-HSD 缺陷症的雄激素水平，降低 11β-OHD 和 17α-OHD 的脱氧皮质醇

(DOC) 水平，进而改善这些患者的骨龄、终身高或高血压，增强患者应激能力。对所有类型的 CAH，临床上选用氢化可的松口服最为理想，它属于生理性糖皮质激素，本身具有一定的潴钠作用，更加适合于儿童患者应用。剂量原则上先大后小，维持量一般为氢化可的松 20～40mg/d，分 2 次口服。泼尼松或地塞米松这些制剂作用更强、作用时间持续更久，但对生长的抑制作用大，故在处于生长发育期的儿童中不可用。应激如外伤、手术、发热时，需要酌情增加 GC 量。严重应激可静脉应用氢化可的松，稍后迅速减量。

（二）盐皮质激素替代治疗

盐皮质激素主要用于治疗失盐型 21-OHD、3β-HSD 缺陷症和 StAR 缺陷症患者，但大多数盐皮质激素缺乏的患儿（失盐型尤其是 21-OHD）"失盐"表现可以随年龄增长而缓解，盐皮质激素治疗也可随之停止。常用的盐皮质激素为 9α-氟氢可的松，剂量通常 0.05～0.2mg/d，治疗期间应对血压，电解质，卧、立位肾素活性进行检测以评估治疗反应。对于严重失盐型患者，有严重脱水或休克时，需要静脉补液及静脉应用皮质醇，经上述治疗使血压升高，尿钠排泄增多后，给予醋酸去氧皮质酮 1～5mg/d。急性危象纠正后，可改用氢化可的松和氟氢可的松口服。单纯男性化型 CAH 也可给予盐皮质激素治疗，能减少氢化可的松用量，改善患者线性生长，抑制 PRA。另外需要注意的是，在进行盐皮质激素治疗的同时应适当增加每日食盐摄入量。

（三）性分化和发育异常的治疗

对于性分化异常的 CAH 患者，应确定患者的染色体性别、性腺性别，评价外生殖器分化发育情况，尽早诊断、及时治疗可以部分消除后续的影响。21-OHD、11β-OHD 和 3β-HSD 缺陷症可以出现女性假两性畸形。无论其外生殖器男性化的严重程度如何，她们在新生儿期都应尽量按女性进行抚养。外生殖器严重畸形者需行外科矫形手术，宜在 3 岁前进行，使性别及早得到确认，病儿能在正常的方式下成长。手术首选保留血管神经的阴蒂成形术和外阴成形术，对于误作男孩抚养的女性假两性畸形儿，不愿改变性别者，宜在补充皮质激素治疗后，切除卵巢及子宫，同时补充睾酮或其他类似的雄性激素。对于仅表现阴蒂增大的女性患儿，早期药物治疗改善体内性激素的水平，可以使阴蒂有所回缩，有些可避免手术。正确而早期开始的治疗可使这类患者获得正常的青春发育和生育能力。

（四）治疗过程中的监测

CAH 的治疗为终身，如果治疗及时且适当，效果较好，可获得正常的生长、发育和生育能力。治疗过程中的监测非常重要，一般有以下三方面建议。

(1) 每 3 个月监测血 17α-OHP、DHEA、睾酮、PRA，24h 尿中 17-KS、17-OHS、孕三醇，可以用于所有类型 CAH 的治疗调整。

(2) 生长期患儿应定期检测身高增长速度，每 2 年测 1 次骨龄。

(3) 睾酮值应控制在相应性别、年龄的正常范围内。一些文献认为 17-OHP 易受疼痛、昼夜节律等因素影响，24h 内波动可相差 10 倍，故推荐 17-OHP 代谢产物－尿孕三醇为监测指标。

四、21-羟化酶缺陷症的诊治

（一）流行病学

21-OHD 是 CAH 的最常见类型，约占全部 CAH 的 90%。新生儿发病率有明显的种族差异，一般为 1:15000 ～ 1:5000，在一些相对封闭的族群如阿拉斯加的因纽特人则高达 1:300。非经典型 21-OHD 的发病率远较经典型 21-OHD 高，非犹太白种人群中为 1:2000 ～ 1:1000。因非经典型诊断率不高，根据对北美经典型患儿和携带者的筛查进行计算和估计，其发病率有可能高达 1:100，使之有可能成为最常见的常染色体隐性遗传疾病。

（二）21-OHD 的分子遗传学

21-OHD 是常染色隐性遗传疾病，由 CYP21 基因缺陷引起。典型家系中父母均为杂合子，无临床表现，但其子代中出现纯合子（大多为复合杂合子）CYP21 基因缺陷，表现为 CAH。

21-OHD 的基因缺陷发生在 CYP21 基因，但人类同时存在一个无活性的假基因 CYP21P。两者高度同源，外显子序列同源性高达 98%，内含子为 96%，共同定位于第 6 号染色体短臂 (6p21.3)，与组织相容性抗原 HLA-B、DR 紧密连锁，并与补体 C4A 和 C4B 相邻。这种定位有双重意义，一方面，该区域多数基因表达参与免疫调节，因此有着很高的重组频率，这是 CYP21 高突变率的基础；另一方面，可以利用与 HLA-B、DR 的紧密连锁，可用 HLA 分型对 CYP21 缺陷症患者进行基因分型。由于 CYP21 基因结构和位置的特殊性，常因与 CYP21P 之间发生的基因重组或转换，使 CYP21 基因比较容易发生突变，而突变大多源于 CYP21P。另外，CYP21P 和 CYP21 可以在减数分裂中进行非对称交换，导致子代染色体中出现 3 个 CYP21 基因和 1 个无功能（重组）的 CYP21 基因，无功能 CYP21 基因进入子代可导致 21-OHD。

CYP21 基因突变和临床表型间存在良好的相关性。基因突变的位点和性质很大程度决定了临床表现的严重程度，相同的突变常具有相似的临床表型。失盐型 (SW) 患者大多 (56%) 存在第 3 外显子 5' 端上游第 13 个碱基（位于第 2 内含子内）有点突变 (a→g)，这种点突变可以导致 RNA 剪接异常，临床表型介于失盐型和单纯男性化型之间；32% 有等位基因大片段缺失或基因易位，这种突变如 G110A8m、F306 ＋ 1nt、Q318X，由于酶活性几乎丧失，因此临床表现更为严重。单纯男性化型以 I172N 突变最为常见，其次是第 2 内含子的点突变。第 7 外显子 V281L 突变患者表现为非经典 21-OHD，该突变是第一个被报道的非经典型突变位点，也是白种人非经典型 21-OHD 最常见 (60%) 的突变位点。目前的报道亚洲人中以 P30L 突变最为常见；这些突变仅导致轻度的酶活性下降，其临床表现差异很大，出生时外生殖器畸形较少见。女性以多毛、痤疮、月经紊乱、不孕等一系列雄激素增多症状为主要表现。男性症状不典型，部分患者可完全无临床表现，临床上易漏诊或误诊。

（三）生化机制和临床表现

21-羟化酶的作用是在肾上腺皮质网状带及束状带，分别催化黄体酮转化为脱氧皮质酮（DOC），以及17-羟孕酮（17-OHP）转化为11-脱氧皮质醇，这两种物质分别是肾上腺合成醛固酮及皮质醇必需的前体物质。21-羟化酶缺乏或失活，皮质醇合成减少，解除了对ACTH的抑制，ACTH代偿性分泌增多，促进双侧肾上腺皮质增生，21-羟化酶酶促反应的前体物质黄体酮及17-OHP堆积，并且向雄激素合成途径转化，皮质醇和ALD减少，雄烯二酮、睾酮等增多，导致肾上腺皮质功能减退、性分化发育异常（男性性早熟和女性男性化）的临床表现。在非经典型21-OHD中，上述病理过程常不明显，而皮质醇合成的前体物质17-OHP仍可一定程度地堆积，肾上腺源性的雄激素产生过量，并进一步生成高生物学活性的雄激素睾酮和二氢睾酮，临床出现一系列高雄激素血症的症状和体征。

21-OHD主要表现为肾上腺皮质功能减退症状、性分化发育异常。其他非特异的改变包括性格改变、好动、注意力不集中、学习成绩差，可能与雄激素过高有关。根据其临床表现分为经典型及非经典型。其中经典型又包括单纯男性化型和失盐型。

1. 单纯男性化型21-OHD

妊娠期胎儿起病，出生后女性新生儿患者外生殖器男性化。无失盐表现，但可出现轻度PRA增高。女性外生殖器因胎儿期不同的雄性化程度而表现不同程度的畸形。性腺和内生殖器发育正常，无睾丸，较轻的患儿予以适当的GC替代治疗和外生殖器修复术仍可生育。女性男性化严重者在出生后经常被误认为是男婴。男性患儿在出生时外生殖器一般无异常，少数可仅在会阴部有轻度色素沉着及阴茎稍大，其内生殖器发育正常。男性患者和非失盐型患者的女性男性化不易引起注意，其后进一步出现阴茎过大、阴蒂肥大、生长过快和性毛早现才被诊断。出生后，女性患者外生殖器的男性化程度进一步加重，而男性患者则可出现男性假性性早熟，表现为阴毛提早出现，阴茎、前列腺增大，可有勃起，显示发育过度，但睾丸很小；儿童早期生长加速，肌肉发达，肩距宽，皮肤粗糙，比同龄人高大，又由于雄激素的作用使骨骺提前融合（11～12岁已完全融合），最终身高又低于同龄人，体型粗矮丑陋，最终长成矮小宽肩的小"大力士"体型；未经治疗成年男性，其间质细胞功能、精子生成大多正常，少数患者没有正常青春期，睾丸体积小，无精子、不育。女性患者还可表现月经稀发、不规则或闭经，多数患者不育，肌肉亦较发达，嗓音变粗，出现痤疮、喉结、多毛甚至胡须，阴、腋毛提早出现。

2. 失盐型（SW）21-羟化酶缺陷症

约占本病诊断患者的1/3，由皮质醇、ALD缺乏和雄激素分泌过多所致。除上述男性化表现外，患儿出生后表现为拒食、不安、昏睡，常有反复呕吐、腹泻和体重迅速下降，肾小管潴钠和排钾功能丧失可出现低钠血症、高钾血症、代谢性酸中毒，一些患儿由于皮质醇缺乏可出现低血糖症，甚至肾上腺皮质功能减退危象。如不及时治疗，可以因循环衰竭而死亡。由于 ACTH 增高，有不同程度色素沉着，类似艾迪生病表现，全身皮肤黑，皮肤褶皱处如手指关节伸面、腋窝、腹股沟、乳晕周围尤为明显。

大部分失盐型患者从 1 ～ 4 周可逐渐发展为肾上腺危象。ALD 缺乏也可随着年龄的增长而逐渐好转，肾脏保钠能力增强，血钠逐渐升高，但仍低于正常。未经治疗的失盐型 CYP21 缺陷症，血清 ALD 低于正常（< 50 ～ 250ng/dl），伴血浆肾素活性增高。

3. 非经典型 21-OHD

21- 羟化酶质或量的部分丧失，临床表现较轻，一般出生后无失盐综合征，女性无外生殖器异常。青春期前少数患者可有性毛早现、痤疮、阴蒂轻度肥大及儿童期的生长速度加快；在发热或其他应激状态下，也可不出现肾上腺皮质功能不全的表现。女性青春期或成年期可有多毛症、囊性痤疮、月经紊乱和不育等。少数患者无雄激素过多症状（隐匿性非经典型）。男性患者可无症状或症状较轻，可出现青春发育提前、性毛早现、痤疮、生长轻度加速，但成年后身材较矮。雄激素过多分泌可引起垂体促性腺激素释放抑制而致生精障碍和生育能力下降。

（四）21-OHD 的实验室检查和诊断

除高危人群进行产前诊断和新生儿筛查外，新生儿出现外生殖器辨识不清、失盐、低血压和低血糖均应考虑为本病。失盐型患者可有低血钠、高血钾和血浆肾素活性增高。随着年龄增长，一些患者可以表现为性早熟或 PCOS 及肾上腺雄激素（DHEAS 和雄烯二酮）的增高。ACTH 兴奋试验可以用于这类患者的鉴别诊断。

1. 产前诊断

产前诊断的目的如下。

(1) 对胎儿进行产前治疗阻止外生殖器男性化，避免手术治疗。

(2) 鉴定性别，防止女性男性化患者性别认同错误。

(3) 中止男性胎儿与非 CAH 女性胎儿的不必要产前治疗，并对产后提供适当的治疗。

准确的 CAH 产前预测要求正确的基因分型（包括父母）和正确的临床表型估计。具体方法如下。

①羊水激素检测。1975 年 Fraiser 等首次报道羊水 17α- 羟孕酮监测用于失盐型患儿产前诊断。羊水 17α- 羟孕酮、A4 雄烯二酮增高均有诊断意义。但该方法仅能在妊娠中期以后对有明显异常的失盐型患儿进行诊断，并且对于长期服用地塞米松的孕妇需停药 5 ～ 7d，因此具有一定的局限性。

②胎儿 HLA 分型。CAH 与人类白细胞抗原连锁是该病诊断的重要进展之一，21- 羟化酶基因 CYP21 位于 HLA 基因内部，如果羊膜穿刺培养胎儿细胞的 HLA 血清学分型与家族 CAH 先证者一致，则高度怀疑 CAH。

③基因诊断。绒毛活检术（CVS）结合基因诊断技术可用于胎儿早期（妊娠 10 ～ 12 周）诊断。通过 CVS 或羊膜穿刺获得的胎儿 DNA，采用 PCR 扩增和直接测序技术可以检测绝大多数 CAH 基因突变患儿。

④胎儿性别也作为产前诊断的重要内容，有研究通过孕妇外周血提取胎儿 DNA 标记 SRY 基因可将预测胎儿性别的时间提前至妊娠第 6 周，可以有效地指导临床宫内治疗。

⑤超声检查可以在妊娠中晚期发现 CAH 胎儿肾上腺增大（＞第 95 百分位），肾上腺可呈脑回状表现。

2. 新生儿筛查

21-OHD 新生儿筛查的主要目的是辨认有发生危及生命的肾上腺危象的婴儿及避免外生殖器不明确的女性婴儿被误认为男性。对于初始表现即为肾上腺危象的男孩尤为重要。另外，早期辨认可以对受累婴儿及儿童进行监测及治疗，以避免产后暴露于大量雄激素及伴随的临床表现，美国内分泌协会建议用双重筛查方法，先用免疫法进行 17-OHP 检测，并根据出生孕周数（选择孕周数要优于出生体重）确定诊断切点。免疫法具有较高的假阳性率，因而作为第一步筛查。而液相色谱法 / 串联质谱法 (MS/MS) 可增加 CAH 筛查的阳性预测值，使假阳性率降至最低。新生儿 21-OHD 筛查的参考途径：先进行新生儿毛细血管血 17-OHP 的筛查，如结果超过第 95 ～ 98 百分位数值（出生体重或孕周数校正后），应进行第二重检测 (MS/MS 法) 或直接进行 DNA 检测。如第二重检测仍＞第 95 ～ 98 百分位数值或 DNA 检测到突变位点，则进一步行 ACTH 兴奋试验。ACTH 兴奋试验方法：静脉推注 ACTH(1 ～ 24 肽)0.25mg，注射前（基础值 0min) 注射后 60min 取血测 17-OHP。若兴奋后 17-OHP ＜ 1500ng/dL，可能为 21- 羟化酶杂合突变，无须进一步治疗，但应随访；17-OHP ＞ 10000ng/dL 多为经典型 CAH，需要糖、盐皮质激素治疗，并根据治疗反应调整药物；17-OHP 在 1500 ～ 10000ng/dL 多为非经典型 CAH，如有症状，应进行氢化可的松治疗；无症状者需密切随访。

3. 单纯男性化型 CAH 的诊断

女性在诊断过程需与以下疾病进行鉴别。

(1) 男性假两性畸形 (XY) 和 XO/XY 嵌合型，虽然外生殖器有类似表现，但本病单纯男性化型患者核型是 XX 而予鉴别。

(2) 真两性畸形，外生殖器类似，核型可以是 XX，但血雄激素，尿 17- 酮正常。

(3) 分泌雄激素的肿瘤：本病男性患儿需与儿童期雄性化肿瘤和阴毛早现相鉴别。胎儿期发病者鉴别诊断不难，若血睾酮水平低于 6mmol/L(170mg/dl) 可除外分泌雄激素的肿瘤。对于晚发型患者中剂量地塞米松抑制试验对鉴别有帮助。中剂量 DXM 抑制试验常用两种方法：五日法和一日法。五日法：口服地塞米松 0.75mg，每 6h 1 次 ×5d，于服药前和服药后第 2 天、第 6 天测定血浆 17-OHP 及睾酮。一日法：服地塞米松 0.75mg，每 6h 1 次 ×1d，同样测定对照日和服药后第 2 天血浆 17-OHP 和睾酮。该实验主要目的是帮助鉴别 CAH 与肾上腺雄性化肿瘤。服用地塞米松后，CAH 患者的 ACTH 分泌受到抑制，其 17-OHD 和睾酮分泌减少至正常或近于正常；如果不被抑制为肾上腺肿瘤。据北京协和医院的资料总结，一日法与五日法具有相同的诊断价值，但更简便、时间短。肾上腺肿瘤患者对地塞米松抑制试验无反应。

(4) 非肾上腺源雄激素过多所致女性假两性畸形，此外还有一些原因不明女性假两性畸形，往往伴有尿道生殖道畸形，如双输尿管、膀胱-肠道瘘、先天性肛门闭锁和其他畸形。

单纯男性患儿应与真性性成熟相鉴别。后者有睾丸发育，17-KS 或睾酮排出量高到青春期水平，但尿孕三醇或 17-OHP 不增加。单纯型男性化肾上腺皮质增生患儿，睾丸都不发育，除了 17-酮类固醇明显增加之外，17-羟孕酮及其代谢产物尿孕三醇也增多。

4. 非经典型 21-OHD 的诊断

阴毛早现可作为重要的提示症状，阴毛早现儿童 8%～30% 诊断为非经典型 21-OHD。非经典 21-OHD 是青春期或成年女性高雄激素血症的一个重要原因，可有多毛、痤疮、脂溢性皮炎、秃顶等，常常难以与其他引起高雄激素血症的原因如多囊卵巢综合征 (PCOS) 进行鉴别。而 40% 的非经典型 21-OHD 患者 B 超可有多囊卵巢改变，部分患者主诉月经紊乱或不孕症。同多囊卵巢综合征类似，非经典型 21-OHD 也因慢性的高雄激素血症合并有代谢异常。而且与高胰岛素血症互相加重，形成恶性循环。患者胰岛素敏感性有显著下降，并具有显著增高的空腹胰岛素和稳态模式胰岛素抵抗指数 (HOMA-IR)，动脉中膜厚度较健康对照组也有显著增厚。部分患者无任何高雄激素血症表现，仅因家系调查或体检偶然发现，称之为"隐匿性" 21-OHD。

实验室检查中，非经典型 21-OHD 患者睾酮和雄烯二酮、脱氢表雄酮可以有所升高，但低于经典型。轻度升高的睾酮常成为唯一线索，但不能作为诊断依据。与经典型不同，血 ACTH 的升高及皮质醇的降低均不明显。其特异性诊断指标血清 17-OHP 浓度随机测定时也多数在正常范围，仅清晨测定有所升高。单次血清 17-OHP 浓度主要用于临床筛查，筛查的异常人群应行 ACTH 兴奋试验进一步诊断。如以基础 17-OHP 浓度 6.0nmol/L (2.0μg/L) 为筛查切点，有 10%～15% 的患者高于此切点最终被诊断为 21-OHD，而低于此切点的所有患者均被除外该症。患者 ACTH 兴奋实验后 60min 的 17-OHP 浓度大多在 30.3～60.6nmol/L(10～20μg/L)，一般认为达到 45.5nmol/L(15μg/L) 以上即可诊断。对于 ACTH 兴奋实验后 60min 的 17-OHP 浓度在 30.3～45.5nmol/L 的患者，可行基因型检测以进一步明确。部分患者影像学检查可以发现肾上腺增生，有研究报道其发生率可达 45%。

（五）21-OHD 的治疗

21-OHD 药物治疗主要是根据需要补充外源性糖皮质激素和盐皮质激素，具体应用原则和治疗监测见前述 CAH 的治疗。在疾病的各个时期，治疗目的和治疗手段均有所差异。

1. 胚胎期的治疗

肾上腺是在胚胎发育第 4 周由中胚层上皮分化而来，胚胎 6～7 周开始分泌类固醇，此时 CAH 胎儿的高雄激素使女性胎儿外生殖器向男性化发育，而由于米勒管存在并不影响女胎内生殖器的发育。因此，患者内生殖器仍表现女性型。胚胎早期即补充皮质激素可有效遏制女胎男性化发育，提高患儿的生活质量。这是胎儿宫内治疗的基础。

宫内治疗选择标准如下。

(1) 先证者为同胞或一级亲属，且经 DNA 分析证实存在可导致经典型 CAH 的突变。

(2) 孕妇了解 CAH 及宫内治疗风险，愿意继续妊娠并接受治疗。

治疗应在妊娠 3 ～ 6 周开始。地塞米松容易通过胎盘，并且不会被胎盘 11βHSD2 酶解失活，剂量每日 20μg/kg，分 2 ～ 3 次口服，最大剂量不宜超过 1.5mg/d(1 ～ 1.5mg/d)，直至妊娠末期。治疗的主要目的是有效抑制肾上腺雄激素的过量分泌，阻止女性胎儿雄性化，降低女性生殖器男性化的发生，避免手术和男性化所造成的心理障碍 (推测可能与宫内大脑发育过多暴露于雄激素有关)。21-OHD 是第一种应用产前治疗的疾病，通常方法：DXM1 ～ 2mg/d，母亲每天分 1 ～ 4 次服用。妊娠早期即开始 DXM 治疗的患者大部分在出生后无须手术治疗。如果产前治疗在妊娠中期中断或妊娠期 10 周后开始，新生儿将有严重的男性化外生殖器。母亲在妊娠期第 1 周服用 DXM0.5mg，每个月 3 次，疗效最佳，但应注意其不良反应的发生与防治。胎儿性别确定是本病产前诊断的重要部分，当确定胎儿为女性 CAH 患儿后治疗需持续至妊娠足月，如为男性胎儿或非患病胎儿即可中止治疗。尽管目前利用母血 DNA 技术早在妊娠 6 周即可预测胎儿性别，仍有 3/8 的胎儿被过度治疗。然而绝大多数研究者仍认为宫内治疗利远大于弊。另外需要注意的是，胚胎期治疗不能阻断患者出生后的疾病进程，仍需终身激素替代治疗以及监测。到目前为止最大的一项研究，收集了 532CAH 胎儿病例，其中 281 例在胎儿期就开始治疗。105 例经典型 CAH(61 例女性，44 例男性) 至今尚未发现对胎儿有不良影响，也无畸形和其他危险。

2. 出生后的治疗

对筛查出的 CAH 患儿不管是否有肾上腺危象症状和体征，都应立即开始治疗，并监测 17-OHP、雄激素和皮质素变化。若失盐表现重与性分化异常，应立即静脉滴注 5% 葡萄糖盐水，内加氢化可的松或醋酸可的松 (初始剂量为 25mg)，其后几天为 25 ～ 30mg/d。21- 羟化酶缺陷症诊断必须根据严格的实验室检查证实。即血清 17-OHP 明显增高达 20 ～ 60ng/mL(正常值为 1 ～ 3ng/mL)。对患者家属进行遗传学教育。

胎儿期诊断的 21-OHD 在出生后应继续治疗，而出生后新诊断患儿也应立刻开始治疗，治疗目的是纠正新生儿急性肾上腺皮质功能不足，抑制过高 ACTH，使中间代谢产物减少，如 17- 羟孕酮、21- 去氧皮质醇，继而使雄激素减少，阻止雄性化，使生长速率减慢，骨骺融合接近正常年龄，尽可能达到正常身高。对女性患者恢复正常排卵和生育能力；对男性患者治疗的目的是阻止假性性早熟和恢复生育能力。由于儿童生长期长达 10 多年，在治疗过程中要根据患儿身高增长速度，血睾酮、17- 羟孕酮和 ACTH 浓度等，定期调整皮质醇激素治疗剂量。处于生长发育期的患者，需要平稳良好地控制雄激素分泌及尽量获得正常身高。21-OHD 患者的最终身高往往低于正常水平。一项荟萃分析对 18 项研究结果进行了总结，发现 21-OHD 患者的平均终身高标准差与目标终身高标准差计分之差平均为 -1.03(-4.21 ～ 2.32)。

主要原因可能有以下几方面。

(1) 高水平雄激素对骨骼的直接作用，导致骨骺提前融合。

(2) 高水平雄激素导致骨龄提前，当骨龄达到 11 ~ 12 岁或以上时，可能引发下丘脑 - 垂体 - 性腺轴激活，导致中枢性性早熟，即在假性性早熟基础上发生中枢性性早熟，会进一步加快骨骺闭合。

(3) 接受外源性肾上腺皮质激素治疗，尤其是在超生理量的皮质激素治疗下，干扰内源性 hGH 分泌、减弱类胰岛素生长因子 (IGF) 的生物活性、影响骨和胶原蛋白的形成等。初治年龄、治疗方案都会对最终身高产生影响。尽早诊断、尽早治疗可以有效改善身高预后。早期有效的皮质醇激素替代治疗能抑制骨龄过快增长；对于已发生中枢性性早熟的患儿，可在肾上腺皮质激素替代治疗基础上给予 hGH、Gn-RHa 等药物治疗以获得正常身高，具体应用原则可参照"性早熟章节"。

3. 妊娠期间的治疗

部分及时正规治疗的经典型 21-OHD 患者可以成功妊娠。妊娠期间应适当增加糖皮质激素剂量，并平均 1 ~ 2 周测血清 17α-OHP，女性胎儿则更要密切随诊。待胎儿安全分娩后再逐渐减量，Lo 报道 3 例失盐型、1 例经典型 21- 羟化酶缺乏症孕妇，经密切激素水平检测，调整泼尼松用量，均成功分娩了外生殖器正常的女性新生儿。

4. 非经典 21-OHP 的治疗

治疗原则同经典型 21-OHD 类似，以糖皮质激素替代为主，抑制 ACTH 分泌及垂体 - 肾上腺轴的不良反馈，进一步达到纠正肾上腺源性雄激素合成紊乱的目的。对于儿童或青少年患者，仍建议使用对生长发育影响较小的短效糖皮质激素，如氢化可的松等。

5. 手术治疗

见前述 CAH 治疗。

第六章　妇科内分泌疾病

第一节　功能失调性子宫出血

一、概述

功能失调性子宫出血 (DUB，以下简称功血) 是由下丘脑－垂体－卵巢－子宫轴 (HPOU) 功能失调引起的无排卵性和排卵后黄体功能不全所导致的异常子宫出血，而非生殖道器质性病变引起的异常子宫出血。

（一）发病率

功血约占妇科门诊患者总数 10%，占月经疾病的 20% ～ 30%。不同年龄妇女功血发生率：年龄＜ 20 岁为 3.9%，21 ～ 30 岁为 22.5%，31 ～ 40 岁为 34.3%，41 ～ 50 岁为 37.3%，＞ 50 岁为 1.6%。所有功血中，青春期功血占 21.3%，生育期功血占 19.4%，围绝经期功血占 59.3%。功血发生率：知识妇女为 68.5%，青春期少女为 52.2%，围绝经期妇女为 37.5%，运动员为 21.7%。

（二）分类

1. 无排卵型功能失调性子宫出血

无排卵型功能失调性子宫出血多发生于围青春期少女（＜ 20 岁）和围绝经期（≥ 40 岁）妇女。病理特点为促性腺激素 FSH 分泌失调、卵巢卵泡发育不良、慢性无排卵、单一雌激素长期刺激引起子宫内膜增生、雌激素突破性或撤退性出血。临床表现为短期停经后突然大量出血或长期淋漓状不规则性出血，常伴有贫血和血液病。

2. 黄体功能失调性子宫出血

黄体功能失调性子宫出血即排卵型功能失调性子宫出血，多发生于 20 ～ 40 岁的生育期妇女。病理特点为促性腺激素 LH 分泌失调、有排卵、黄体功能失调 (过早退化或萎缩不全)、孕激素分泌不足或时相异常引起子宫内膜分泌不良、分泌时相异常、孕激素突破性或撤退性出血。临床表现为月经周期缩短 (频发月经)、经前期出血、经期延长、经后出血和月经间期 (排卵期) 出血，常伴有不孕或重复性自然流产。

（三）临床表现

功血引起的月经紊乱，临床表现为以下几种类型。

1. 月经稀发

月经稀发是指月经周期＞ 40d 的不规则性子宫出血，常伴月经过少。

2. 月经频发

月经频发是指月经周期 < 21d 的不规则性子宫出血，常伴月经过多。

3. 月经过多

月经过多是指月经量过多 (≥ 80mL)，和伴月经期延长 (> 7d) 的规律周期性子宫出血。

4. 不规则出血

不规则出血是指月经周期长短不规则，而月经量正常者。

5. 月经频多

月经频多是指月经周期不规则、月经量增多和经期延长者。

6. 月经过少

月经过少是指月经周期规律，仅月经量减少 (< 30mL) 者。

二、无排卵性功能失调性子宫出血

无排卵性功能失调性子宫出血 (以下简称无排卵功血) 是由 HPO 轴 GnRH-Gn 和性激素分泌失调、卵巢无排卵、单一雌激素分泌和长期刺激引起的子宫内膜过度增生和异常性子宫出血，主要发生于围青春期少女和围绝经期妇女，是临床最常见的月经失调性疾病。

(一) 病因

1. GnRH-Gn 分泌失调

(1) GnRH-Gn 脉冲节律异常：无排卵功血妇女 GnRH 脉冲释放频率增高、LH 分泌增加、FSH 分泌降低、LH/FSH 比值升高；垂体激活素结合蛋白和卵泡抑素分泌增加，引起 LH- 卵巢卵泡膜 - 间质细胞轴功能亢进和雄激素生成增加，而 FSH- 卵巢颗粒细胞轴功能减退和雌激素生成减少。

(2) 神经肽 Y- 瘦素 - 加兰肽 - 胰岛素轴功能异常：功血妇女血清神经肽 Y、瘦素和加兰肽增加，引起瘦素和胰岛素抵抗、卵巢对促性腺激素敏感性降低和无排卵。

2. 卵巢功能异常

(1) FSH- 卵巢颗粒细胞轴功能减退：卵巢募集卵泡和发育卵泡数量减少、颗粒细胞芳香化酶活性降低、雌激素生成减少、不能形成雌二醇高峰，促进 LH 高峰和引起排卵。

(2) LH- 卵巢卵泡膜细胞轴功能亢进：卵巢卵泡膜细胞 17α- 羟化酶活性增强，17α-羟基孕酮和雄烯二酮生成分别增加 8 倍和 20 倍，引起高雄激素血症、肥胖和胰岛素抵抗。

(3) 性激素分泌失调：性腺外组织 (脂肪、肠道、皮肤和肝脏) 雄激素向雌激素 (主要为雌酮，次为雌二醇) 转化率增加，引起血浆雌激素浓度增加、子宫内膜异常增生和不规则子宫出血。

3. 前列腺素分泌失调

无排卵功血妇女子宫内膜血栓素 (TXA2) 和前列环素 (PGI2) 分泌失调。雌激素 / 黄体酮比例增高破坏子宫内膜溶酶体膜稳定性，促进溶酶体释放磷脂酶，引起胞浆体细胞内花生四烯酸活化、环氧合酶活性增强、前列腺素生成增加；孕激素缺乏引起 PGF2α 生成减少，使 PGF2α/PGE2 比值降低；溶酶体膜破裂释放破坏性水解酶，引起子宫内膜崩塌、坏死和出血。

4. 子宫内膜微循环功能异常

无排卵功血妇女子宫内膜微循环功能异常，包括螺旋小动脉异常（发生率为 80.3%）；血管周围纤维化（为 48%），血管内膜下玻璃样变（为 33%），平滑肌细胞增生和肥大（为 23%）和血管弹力组织变性（为 4%）。螺旋小动脉结构和功能异常，干扰正常子宫内膜功能层脱落、剥离创面血管和上皮修复、血管舒缩和局部血凝和纤溶功能，引起异常子宫出血。

5. 凝血和纤溶系统功能失调

月经后子宫内膜基底层残留的腺体表层上皮和子宫角部子宫内膜增生形成连续的结合膜覆盖创面而止血。子宫内膜再生是对子宫内膜脱落的组织反应而非激素性效应，因此，仅依靠组织修复不能达到完全止血，而子宫内膜凝血和微小血管收缩是月经止血的重要机制。

无排卵功血妇女多存在凝血因子 V、Ⅶ、X、Ⅻ 和血小板减少、缺铁性贫血和 Mincn-vonWillebrand 综合征。异常子宫出血时，子宫内膜纤溶酶原激活物增多促进纤溶酶原转化为纤溶酶，引起纤维蛋白溶解亢进、纤维蛋白降解产物 (FDP) 生成增加、血浆纤维蛋白减少、低纤维蛋白血症、子宫内膜螺旋小动脉顶端破裂和血管湖形成而导致大量出血。

（二）正常月经的出血机制

月经过后，卵泡期雌二醇和缺氧通过促进人类子宫内膜间质细胞 (HESC) 血管内皮生长因子 (VEGF) 和内皮细胞血管生成素 -2(Ang-2) 引起子宫内膜上皮和间质细胞增生。黄体早期到中期，黄体酮促进子宫内膜蜕膜化反应，首先出现于子宫内膜微小血管周围。黄体酮增强 HESC 血管生成素 -1(Ang-1)，其为凝血因子，具有稳定血管和阻断无限制性血管生成作用。

黄体期和妊娠期，黄体酮诱导蜕膜化子宫内膜间质细胞生成组织因子 (TF)mRNA 和蛋白生成。组织因子是一种 46kD 细胞膜结合糖蛋白，含有亲水性细胞外区段，可作为受体与凝血因子Ⅶ结合而形成活化型凝血因子Ⅶ a。另外，组织因子尚存在一种跨膜嫌水性区段和一个胞质尾区，血液中凝血因子Ⅶ a 与组织因子结合后启动内源性凝血机制，进一步促进纤维蛋白和血小板栓子形成而引起止血反应。

另外，黄体酮促进 HESC 第二凝血因子，即纤维蛋白溶酶原激活物抑制因子 -1(PAI-1) 生成。后者除具有抗纤溶作用外，还通过尿激酶型纤维蛋白溶酶原激活剂介导抑制滋养细胞侵袭活性。因此，黄体中期，黄体酮呈现最大的促凝、止血、抗纤溶、抗蛋白分解作用，以预防流产和滋养细胞无限制性侵袭活性，维持胎盘正常发育。与之相反，如未妊娠，黄体萎缩黄体酮撤退（或给予米非司酮抗孕治疗）则降低子宫内膜基质细胞内 TF 和 PAI-1 表达，而引起子宫内膜血管出血和月经来潮。

与以上机制相平行，黄体期黄体酮抑制 HESC 基质金属蛋白酶 (MMP)，免疫反应性和功能性 MMP-1、3、9 表达，而黄体酮撤退和米非司酮治疗增强其表达。与之相反，MMP-2 或 MMPs 抑制因子均不受黄体酮和黄体酮撤退影响。黄体酮撤退也升调中性粒细胞和巨噬细胞化学趋化物白介素 -8(CXC18) 和巨噬细胞化学趋化物 CC12 表达。因此，黄体期和妊娠期子宫内膜的 MMP 活性降低，间质及其下方血管细胞外膜坚实可防止子宫内膜出血。反之，黄体酮撤退则引起 HESC-MMP 活性和趋化因子表达增强，促进白细胞浸润和蛋白溶解活性而引起子宫内膜出血和月经来潮。

（三）无排卵性功血的出血机制

1. 雌激素突破性出血

长期单一雌激素刺激引起子宫内膜增生和子宫内膜增生过长，包括子宫内膜简单型增生和复杂型增生，使子宫内膜间质组织过于紧密，引起增生的致密层和海绵层缺血和坏死而发生随机性、非同步性、突破性和多血管通道开放性出血。雌激素突破性出血量与雌激素对子宫内膜刺激强度、作用时间和子宫内膜增生程度相关，如高浓度雌激素单一刺激可引起短期停经后的突发性大量的子宫出血。

2. 雌激素撤退性出血

无排卵功血时，由于弃状卵泡不能成熟发育而闭锁，血浆雌激素浓度突然降低或剧烈波动而引起的子宫内膜不规则性脱落和应激性出血。雌激素分泌减少或突然撤退时，子宫内膜螺旋动脉舒缩节律失调，内膜脱落后不能自行止血，仅能依赖于新生卵泡分泌的雌激素"修复"作用促进局部止血。然而，这种修复和止血是缓慢、暂时和不稳定的，当一个部位出血停止后，另一个部位又出现新的出血而形成恶性循环，引起非凝血性、纤溶亢进性、多血管通路性淋漓不断的子宫出血。

（四）子宫内膜病理

1. 增生期子宫内膜

组织学图像类似于正常月经周期增生期子宫内膜。子宫内膜增厚，介于 5 ～ 7mm 之间。显微镜检查，子宫内膜腺体和间质增生，腺体增大，形态不规则。腺上皮细胞为柱状、胞质丰富、核大、细胞增生形成假复层，使腺腔变得狭窄和不规则；间质细胞、排列紧密并出现水肿。

2. 简单型子宫内膜增生过长

相当于腺囊型子宫内膜增生过长。子宫内膜厚度介于 7 ～ 10mm，呈息肉状增生。显微镜检查，子宫内膜腺体数目增多、腺腔扩大、形态不一，呈瑞士干酪状结构。子宫内膜腺体上皮呈高柱状，形成复层或假复层。子宫内膜间质水肿明显，螺旋小动脉发育不良，内膜表层微血管迂曲、淤血、坏死或局灶性出血。

3. 复杂型子宫内膜增生过长

相当于腺瘤型子宫内膜增生过长，子宫内膜明显增厚 (> 10mm)。显微镜检查，子宫内膜腺体数目明显增多、大小不一，呈背靠背紧密排列；腺上皮细胞为高柱状，呈乳头状或息肉状增生突入腺腔内，细胞核大、居中、染色深、细胞核、浆界限清楚，出现核有丝分裂和化生现象。子宫内膜间质减少，形成小结节或化生为泡沫状细胞。

4. 不典型子宫内膜增生过长

不典型子宫内膜增生过长，即子宫内膜上皮内瘤变 (INE)，或子宫内膜原位腺癌 (AIS)，是在子宫内膜腺囊型或腺瘤型增生的基础上，出现腺上皮细胞异型化。显微镜检查，腺上皮细胞呈假复层或乳头瘤状增生、排列紊乱、失去极性。细胞核增大、不规则、染色深、有丝分裂活跃、核浆界限不清、比例失调。间质细胞减少、排列紧密和水肿。不典型子宫内膜增生过长依其组织浸润范围和程度可分为轻度、中度和重度不典型增生。

值得注意的是，青春期少女功血很少进展为子宫内膜癌，即使发生也多为高分化型子宫内膜癌，预后良好。与之相反，围绝经期妇女复杂型子宫内膜增生极易转化为不典型子宫内膜增生，后者为子宫内膜癌前病变。重度不典型子宫内膜增生中 25% 将转化为子宫内膜癌，因此绝经后妇女出血应进行子宫分段诊刮，因其中 20% 为子宫内膜癌。

5. 萎缩性子宫内膜

多见于绝经后期和老年妇女，发生率为 1.9% ～ 21.9%。

（五）临床表现

1. 青春期功血

多见于年龄 < 20 岁，初潮后少女。临床表现为短期停经后，突然出现大量、持续性流血，引起中、重度贫血。部分少女表现为长期淋漓不断的少量出血，或周期性加重。青春期功血少女中，10% ～ 15% 存在血液性疾病，包括缺铁性贫血、再生障碍性贫血、血小板减少性紫癜或血小板无力症。

临床观察发现，青春期少女初潮后 1 年，月经不规则者占 35.4%。初潮后 2 年，建立规律排卵月经者占 40%。初潮后 10 年，仍有 30% 月经不规则。初潮后，月经稀发者，1 年后恢复正常月经者占 30%，10 年建立规律月经者占 60%。初潮后较晚时间仍为月经稀发者，5 年内恢复正常月经者占 60%，10 年内恢复正常月经者 > 80%。

青春期功血少女，虽然子宫内膜增生十分常见，但恶变率较低。291 例青春期功血随访发现，其中 4 例进展为子宫内膜癌 (1.37%，年龄为 23 ～ 33 岁)。因此，青春期功血仍应积极治疗并加强子宫内膜监测。

2. 围绝经期功血

发生于年龄 > 40 岁妇女，其间无排卵功血发生率逐年增加。临床表现为月经频发，周期缩短或不规则，月经量过多，经期延长。10% ～ 15% 患者呈现严重不规则子宫出血、月经过多和重度贫血。围绝经期妇女异常子宫出血，虽主要为单一雌激素长期刺激引起的突破性出血，也应特别注意与子宫肌瘤、子宫内膜异位症、子宫腺肌病、卵巢功能性肿瘤和子宫内膜癌引起的病理性子宫出血相鉴别。

（六）诊断

1.病史

仔细询问个人发育史、月经史（初潮年龄、周期、经期、经量、伴随症状和体征）、出血病因和诱因、发病情况、诊疗过程，特别注意询问在外院治疗所用激素名称、剂量、疗效、激素测定和内膜诊刮的病理结果。

2.查体

(1) 一般查体：注意全身营养状况，有无贫血、血液病和出血性疾病症状和体征（出血点、瘀斑、紫癜和黄疸）。注意检查淋巴结、甲状腺、乳房、肝脾有无异常。

(2) 妇科检查：未婚妇女仅做肛腹诊检查。已婚妇女应常规作三合诊检查。注意观察出血量、来源、性状、子宫颈、子宫、卵巢有无肿瘤、炎症和子宫内膜异位症等病变。

3.实验室检查

(1) 排卵功能检查。

1) 基础体温 (BBT)，单相型曲线提示无排卵。

2) 阴道细胞学和宫颈黏液功能（数量、黏稠度、拉丝度和结晶型）检查。

3) 超声检查，观察卵泡发育、排卵和黄体情况，并排除卵巢肿瘤。

(2) 内分泌激素测定：包括血浆 FSH、LH、PRL，hCG、E2、P、T0、FT3、FT4、TSH 和皮质醇测定。

(3) 血液学检查：包括全血细胞计数、血清铁测定和必要时的骨髓穿刺检查。

(4) 凝血机制检查：包括凝血酶原时间、部分凝血活酶时间、血小板计数、出凝血时间和因子Ⅷ测定。

(5) 肝肾功能检查：包括总蛋白、A/G、转氨酶、胆红素、BUN、血糖和血脂测定。

4.诊断性刮宫

功血时诊刮具有诊断和治疗双重意义。欲确定功血类型和子宫内膜病变，则应于月经周期第 5 天后，或出现异常子宫出血时进行随机性诊刮。诊刮必须彻底全面，尤应注意两侧宫角部，刮出物全部送检。除未婚少女外，诊刮是功血诊疗必行步骤。

2684 例围绝经期妇女治疗前的子宫内膜活检表明，68% 为萎缩型子宫内膜，23.5% 为增生型子宫内膜，0.5% 为分泌型子宫内膜，0.6% 为子宫内膜增生过长，0.07% 为子宫内膜癌。增生型子宫内膜占无排卵功血 90% 以上，占所有功血的 30.8% ～ 39.4%。

（七）鉴别诊断

1.宫颈炎

宫颈糜烂、宫颈和宫颈管息肉均可引起不规则阴道流血和接触性出血，但很少引起月经周期紊乱和月经过多。妇科检查、阴道细胞学筛查可明确诊断。

2. 子宫黏膜下肌瘤

子宫黏膜下肌瘤表现为不规则子宫出血、月经过多和白带异常，蒂性黏膜下肌瘤可脱垂入阴道内。妇科检查和超声扫描可明确诊断。

3. 子宫颈癌

人乳头瘤病毒 (HPV) 感染引起的妇科恶性肿瘤，多见于过早性交 (＜20 岁)、过早生育 (＜20 岁)、多孕、多产和性病妇女。临床表现为接触性或性交后出血、阴道排液、不规则性或持续性流血。妇科检查：子宫颈增大，呈菜花状、结节状或空洞溃疡状出血性病灶。子宫主韧带、骶韧带癌性浸润、增厚和盆腔淋巴结增大。实验室检查 HPV(+)，病变组织活检可明确诊断。

4. 子宫内膜癌

多发生于绝经后、肥胖、糖尿病、高血压、晚绝经、从未生育和长期性激素治疗和伴有卵巢分泌性激素肿瘤 (颗粒细胞瘤和卵泡膜细胞瘤) 的年长妇女。临床表现为绝经后流血和阴道排液。妇科检查子宫增大，超声检查和分段诊刮可明确诊断。

5. 子宫内膜炎和盆腔炎

可引起炎性子宫不规则性出血。患者有明显的妇产科感染和手术 (流产、引产、刮宫和放置 IUD) 病史，妇科检查有明显盆腔感染症状和体征，抗炎治疗有效。

6. 病理妊娠

病理妊娠包括先兆流产、不全流产、异位妊娠、过期流产和滋养细胞疾病 (葡萄胎、侵蚀性葡萄胎和绒癌) 引起的子宫异常出血酷似功血，应进行认真鉴别。妊娠相关疾病有停经史、血浆和尿液 HCG 升高。盆腔超声扫描和子宫诊刮可明确诊断。

7. 性激素治疗

紊乱不规范的雌、孕激素治疗可引起异常子宫出血，如单一大剂量雌激素或孕激素 (药物性刮宫和紧急避孕药) 治疗既可引起突破性出血，也可引起撤退性出血，因此应仔细询问妇科内分泌治疗史 (药物、剂量和方法)，结合妇科和超声检查作出诊断，这时应停用所有内分泌治疗药物，必要时进行诊刮排除子宫内膜病变。

8. 卵巢癌

卵巢分泌性激素的功能性肿瘤 (颗粒细胞瘤、卵泡膜细胞瘤、绒癌和胚原性肿瘤) 可引起妇女不规则性流血，见于围青春期少女和绝经后妇女。妇科检查可触及附件区肿瘤、超声扫描和剖腹探查可明确诊断。

9. 生殖道异物

生殖道异物包括阴道和宫腔内异物可引起异常子宫异常出血，如幼女好奇将异物置入阴道内或放置 IUD 妇女。临床表现除不规则出血外，还伴有阴道排液和白带增多。妇科和超声检查可明确诊断。

10. 血液和出血性疾病

多种血液病 (严重贫血和白血病) 和出血性疾病可引起异常子宫出血，临床表现为月经周期规则，经量过多和经期延长，同时伴有其他部位的出血现象，包括皮肤紫癜、瘀斑、鼻出血和经期血尿等。青春期功血中，20% 伴有出血性疾病，其中 vonWillebrand 病（第 VIII 因子缺乏）占 13%，第 XI 因子缺乏占 4%。

（八）治疗

1. 青春期功血的治疗

目的是尽快止血、调整月经周期、促进排卵、防治并发症和预防复发。青春期功血依贫血程度分为轻型、中型和重型 3 型。①轻型，Hb ＜ 110g/L，HCT ＞ 33%；②中型，Hb90 ～ 110g/L，HCT27% ～ 33%；③重型，Hb ＜ 90g/L，HCT ＜ 27%。

(1) 激素止血治疗：包括大剂量雌激素、孕激素和联合型口服避孕药 (COC) 止血治疗。理论上讲，对于青春期功血少女采用大剂量雌激素或孕激素止血具有合理性，但实际治疗时存在可行性、可操作性、顺应性和耐受性问题，特别是受治疗随访、剂量调整和个体反应性差异等因素的影响，因此不推荐常规应用，而推荐采用 COC 止血治疗。

1) 联合型口服避孕药止血：目的是促进增生型子宫内膜转化为分泌型或假蜕膜型子宫内膜而止血。药物包括达英 -35、妈富隆或优思明。治疗方法是：COC 3 片 /d，口服 7d；2 片 /d，口服 7d；1 片 /d，口服 7d；共 21d。停药后 3 ～ 5d 出现撤退出血后进行调经治疗。

2) 大剂量雌激素止血：目的是促进子宫内膜快速增生、修复出血创面和增强凝血功能而止血。雌激素止血可采用口服、肌内或静脉注射法。

①静脉注射法：倍美力 25mg，静脉注射，每 4 ～ 6 小时 1 次，出血多于 24h 内停止。

②肌内注射法：苯甲酸雌二醇 1 ～ 2mg/ 次，每 4 ～ 6 小时 1 次，流血在 24h 内停止。

③口服法：少量出血时，给予倍美力 1.25mg/d，或戊酸雌二醇（补佳乐）2mg/d，连用 7 ～ 10d。中等以上出血时，给予大剂量雌激素治疗，倍美力 2.5mg/d，或戊酸雌二醇 3mg/d，可在 72h 内止血。止血后每 3d 减少剂量 1/3，而后改为维持不流血的最小雌激素剂量 20d，停药撤退月经。

3) 孕激素止血：目的是促进增生型子宫内膜转化为分泌型子宫内膜，修复出血创面而止血，停药后可引起撤退性出血。孕激素止血作用机制包括对抗雌激素刺激引起的子宫内膜过度增生；抑制雌激素突破性出血；抑制子宫内膜腺体细胞有丝分裂和生长；促进雌二醇转化为雌酮，以便于从细胞中排出；通过抑制雌激素受体 (ER)，阻断细胞内雌激素受体的再循环作用，对抗雌激素对子宫内膜的促长作用。孕激素止血方法主要有以下两种。

①药物性刮宫：给予分泌化剂量孕激素（≥ 1000mg/ 周期），在短期内促进增生期子宫内膜转化为分泌期子宫内膜而暂时止血，而停药后 3 ～ 5d 出现撤退性出血，适用于轻度贫血 (Hb ＞ 100g/L) 的患者。方法是肌内注射黄体酮 20mg/d，3 ～ 5d；或口服甲羟孕酮 10mg/d，连用 10d；或地屈孕酮 20mg/d，连用 10d，或口服微粒化孕酮 200mg，连用

10d。停药后 3 ~ 5d 出现撤退性出血，于撤退出血第 5 天开始调经治疗。

②大剂量孕激素止血：应用蜕膜化剂量孕激素 (≥ 1000mg/ 周期) 促进增生期子宫内膜转化为类蜕膜型子宫内膜 (假孕状态) 而止血。止血后梯度性减少孕激素剂量至维持不流血的最小剂量治疗 1 ~ 2 个月停药，俟月经自然恢复后开始调经治疗。适用于中度贫血 (Hb < 80g/L) 和子宫内膜增生明显 (厚度 > 1.0cm) 的患者。

大剂量孕激素止血治疗，包括：A. 炔诺酮每次 5.0mg 或甲羟孕酮每次 10 ~ 20mg，或左炔诺孕酮 1.5 ~ 2.25mg/d，每 6 ~ 8 小时 1 次，流血多在 2 ~ 3d 内止血。止血后，每 3d 减少 1/3 剂量至维持不流血的最小剂量，维持治疗 21d 停药，3 ~ 7d 后出现撤退性出血，而后进行调经治疗。B. 甲羟孕酮 (普维拉)250mg/d，或甲地孕酮 (美可治)160mg/d，口服，2 ~ 3d 内止血。止血后逐渐减少剂量至不流血的最小剂量，而后改用小剂量孕激素片剂口服维持治疗 21d 停药。停药后出现撤退性出血的第 5 天开始调经治疗。

(2) 止血和抗纤溶药物：止血药和抗纤溶药物可增强激素止血效果和快速有效地控制出血。

1) 止血药物：包括维生素 K_1、维生素 K_3、巴曲酶 (立止血) 和酚磺乙胺 (止血敏)。

2) 抗纤溶药物：氨甲环酸 (妥塞敏) 是合成的抗纤维蛋白溶解活性的赖氨酸类似物，特异性与血浆纤维蛋白溶酶原结合形成纤维蛋白，阻抑纤溶酶原激活，抑制纤溶酶活性，减少纤溶酶激活补体 (Cl) 的作用，增强纤维蛋白凝块聚合性，保护纤维蛋白不被纤溶酶降解和溶解，是治疗月经过多和经期延长的有效药物。

氨甲环酸包括静脉注射型或口服型，后者包括改良快速释放型 (MIR) 和延缓释放型 (DR)。药代动力学研究发现，口服 1.3gMIR 或 DR 氨甲环酸后，血浆浓度分别于 1.5h 和 3h 内达到最低有效浓度 (≥ 5μg/mL)。氨甲环酸连续治疗 5d，血药浓度为 5 ~ 15μg/mL，可有效地减少出血量。进食不影响 MIR 血药浓度，但高脂肪饮食显著降低 DR 最高血浆浓度。

氨甲环酸于月经期或月经过多 (> 80mL) 或经期延长 (> 5d) 时服用，口服剂量为 1 ~ 1.5g，每日 3 次 (或每 8 小时 1 次)，口服，连服 5d。静脉注射每次 250 ~ 500mg，加入 0.9% 氯化钠溶液中静脉缓慢注射，每日 1 ~ 2 次。临床观察显示，氨甲环酸治疗 6 个周期后月经量减少 40.4%，显著提高患者社会活力和生活质量。氨甲环酸耐受性和顺应性良好，不良反应包括月经期不适 (46.2%)、头痛 (43.9%)、背痛 (23.1%) 和视力变化 (3.8%)，无致栓塞性疾病作用。

3) 去氨加压素 (弥凝)：为精氨酸加压素类似物。静脉用药 (0.3 ~ 5μg/kg，加入 50 ~ 100mL 氯化钠溶液中，缓慢滴注 15 ~ 30min) 止血效果快，显著增加凝血因子Ⅶ和 vonWillebrand 因子，作用持续 6h。鼻腔喷雾疗法 1μg/kg 也有效。治疗期间应注意观察血压和尿量变化。

(3) 调节月经周期：目的是建立和健全 HPO 轴反馈功能，改善子宫内膜顺应性和反应性，维持正常月经周期功能。调经治疗包括如下几方面。

1) 雌 - 孕激素序贯周期治疗：如克龄蒙，于月经周期 (或撤退出血) 的第 5 天开始序贯周期治疗，连续 3 个周期。

2) 雌 - 孕激素人工周期治疗：如补佳乐 1mg/d(或倍美力 0.625mg/d)，连服 21d，后 10d 加服分泌化剂量孕激素 (甲羟孕酮、地屈孕酮或微粒化孕酮)，撤退月经，连续 3 个周期。

3) 联合型口服避孕药治疗：药物包括妈富隆、达英 -35、美欣乐、优思明周期治疗。值得提出的是，对于年龄＞18 岁无生殖道器质性病变、月经过多、经期延长和贫血的妇女，推荐采用由戊酸雌二醇＋地诺孕素 (E2V/DNG) 组成的四相型口服避孕药治疗，具有良好调节周期、减少月经量和改善贫血作用，已在欧美国家广泛应用。

四相型口服避孕药 E2V/DNG，模拟正常月经周期生殖激素变化，采用雌激素递减和孕激素递增的动态时相模式组成四种不同雌、孕激素剂量比例的药片，即一相片含 E2V 3mg(服用 2d)；二相片含 DNG 2mg+E2V 2mg(服用 5d)；三相片含 DNG 3mg+E2V 2mg (服用 17d)；四相片含 E2V 1mg(服用 2d)；最后为空白片 (服用 2d)，共 28 片。

Fraser(2011) 治疗观察发现，对于月经过多和经期延长的妇女，从 E2V/DNG 治疗的第 1 个周期月经量即开始减少，治疗 6 个周期后的平均月经量 (MBL) 减少 88%，类似于曼月乐 (LNOIUS) 的作用。另一项研究，以 MBL 减少 50% 或月经量＜80mL 为治疗成功标准统计，E2V/DNG 治疗 7 个周期后，E2V/DNG 和对照组的治疗成功率分别为 63.6% 和 11.9%，月经量＜80mL 者，分别为 68.2% 和 15.6%；月经量减少＞50% 者分别为 70.0% 和 17%，证实 E2V/DNG 治疗可有效减少月经过多和促进月经量恢复正常。

(4) 促排卵治疗：促排卵治疗是青春期功血的根本性治疗，即通过促进排卵、序贯性性激素分泌和改善反馈功能而建立正常月经。

常用方法主要包括。

1) 氯米芬疗法。

2) 芳香化酶抑制药来曲唑。

3) hMG(pFSH)-hCG 疗法。

4) GnRHa 脉冲疗法。

2. 围绝经期功血的治疗

目的是祛除病因、抑制卵巢功能、控制子宫内膜增生、诱导绝经和防止癌变。

(1) 止血治疗。

1) 诊刮。围绝经期功血持续不断流血时，最好的止血方法是急症诊刮。诊刮兼有诊断和治疗双重作用。诊刮应力求彻底，避免遗漏，刮出物应全部送病理检查，并根据子宫内膜病理决定治疗方案。

2) 围绝经期妇女功血禁用大剂量雌激素止血，也不推荐应用孕激素药物性刮宫治疗。

3) 围绝经期妇女应慎用止血药和抗纤溶药物，以避免血栓栓塞形成。

(2) 简单型子宫内膜增生过长妇女，推荐采用如下治疗。

1) 孕激素辅助黄体功能：高选择性孕激素通过增强 17α- 羟类固醇脱氢酶和磺基转移

酶活性，促进雌二醇转化为硫酸雌酮而从细胞内迅速排出；通过抑制雌激素受体 (ER) 遏制雌激素促进子宫内膜增生作用；通过抑制雌激素介导癌基因转录，遏制细胞有丝分裂，防止子宫内膜细胞癌变。

孕激素治疗是于月经周期后半期补充分泌化剂量孕激素，促进增生性子宫内膜分泌化和撤退月经。药物包括甲羟孕酮 10mg/d，或微粒化孕酮 200mg/d，或地屈孕酮 20mg/d，连用 10 ～ 12d，停药后撤退月经，连续治疗 3 ～ 6 周期。该治疗可持续到停药后无撤退性出血，即内源性雌激素降低到绝经期水平，治疗期间应每 3 个月复查子宫内膜病理。

2) 雌 - 孕激素连续联合治疗：具有调经、保护子宫内膜和预防子宫内膜癌作用，药物包括芬吗通、安今益和倍美罗。以上治疗无周期性出血现象。

3) 联合型口服避孕药治疗：药物包括妈富隆、美欣乐、优思明和由戊酸雌二醇 + 地诺孕素 (E2V/DNG) 组成的四相型口服避孕药治疗，兼有调节月经周期、减少月经量和避孕作用。

4) 左炔孕酮宫内释放节育系统 (曼月乐，LNG-IUS)：含有左炔诺孕酮 52mg，每天释放量为 20μg，使用期 5 年。曼月乐置入宫腔后 12 个月，月经量减少 96%，闭经率 20%，作用类似于宫腔镜子宫内膜切除术。适用于围绝经期、不能耐受口服药物治疗和肝、肾功能不良的妇女。

5) 依托孕烯皮下埋置剂：为单管皮下埋置剂，含有高效孕激素依托孕烯 68mg，每天释放量为 30μg，一次埋置有效期为 3 年。

(3) 复杂型子宫内膜增生患者，推荐采用如下治疗。

1) 抗孕激素米非司酮：10 ～ 20mg/d，连服 3 个月后复查子宫内膜病理。

2) 醋酸甲羟孕酮：250mg/d，口服，连服 3 个月后复查子宫内膜病理。

3) GnRHa 疗法：GnRHa 通过降调 GnRH 受体功能和垂体脱敏作用抑制卵巢功能。引起低雌激素血症和抑制子宫内膜增生，适用于不能耐受药物治疗、肝肾功能不良、出血性疾病和器官移植 (如肝、肾移植) 后月经过多的围绝经期妇女。

4) 宫腔镜子宫内膜切除。

(4) 轻度、中度和重度子宫内膜不典型增生患者：应结合患者年龄、体质、并发症和全身情况，选择宫腔镜子宫内膜切除或子宫切除。

(5) 手术治疗：包括子宫内膜切除和子宫切除术。

1) 宫腔镜子宫内膜切除：适用于年龄较轻、简单型子宫内膜增生和轻度子宫内膜不典型增生、存在并发症不能承受手术者。宫腔镜子宫内膜切除时应用激光、环状或滚球形电极，或射频热灼法破坏或切除功能层子宫内膜。新的宫腔热球囊技术，利用充满循环热盐水的球囊 (温度为 85℃) 破坏子宫内膜，治疗时间仅为 10 ～ 15min。临床效果优于滚球形电极电灼。宫腔镜子宫内膜切除术总体效率高于药物疗法。

子宫内膜电切后，月经减少率 90%、闭经率 40% ～ 50%，再次手术率 22%。术前 4 ～ 6 周给予大剂量孕激素、GnRHa 或米非司酮治疗可提高电切效果。然而，如子宫内膜切除不完全，残留的子宫内膜可发生子宫内膜癌，应注意随访（表6-1）。

2) 子宫切除术：子宫切除术适用于年龄 > 45 岁、复杂型子宫内膜增生、中及重度子宫内膜不典型增生、合并子宫肌瘤或子宫腺肌病、非手术治疗无效或复发性功血妇女。

表 6-1　不同年龄功血妇女宫腔镜子宫内膜切除的临床效果

年龄	病例数	闭经	月经减少	月经正常	无改变
14 ~ 19	4	0	3	1	0
20 ~ 29	35	2	11	4	18
30 ~ 34	96	18	32	20	26
35 ~ 39	242	64	55	96	27
40 ~ 44	867	502	135	194	36
45 ~ 49	510	352	112	32	14
50 ~ 56	112	105	5	1	1
总计	1866	1043(55%)	353(19%)	348(19%)	122(7%)

(5) 并发症治疗：围绝经期妇女功血常合并贫血、低蛋白血症、营养不良，因此应加强营养支持疗法。另外，应积极治疗引起异常子宫出血的全身性疾病，包括血液病、出血性疾病、肝硬化、糖尿病、甲状腺疾病、肾上腺疾病和妇科肿瘤性疾病。

三、黄体功能失调性子宫出血

黄体功能失调性子宫出血表现为黄体期缩短 (LPD) 或黄体萎缩不全，多见于生育期妇女，是由于黄体发育不良、孕激素分泌不足、黄体过早退化或萎缩不全、子宫内膜对孕激素反应性异常引起的异常子宫出血，也称为排卵型功能失调性子宫出血。

（一）发病率

黄体功能失调发生率，育龄妇女为 3% ~ 10%，不孕症妇女为 3.5% ~ 10%，早期妊娠流产为 35%，习惯性流产为 20% ~ 60%。促排卵治疗时，hMG-hCG 疗法黄体功能失调发生率为 50%，氯米芬疗法为 50%。

（二）病因

1. GnRH-Gn 分泌异常

GnRH-Gn 释放节律异常引起 FSH 分泌不足、排卵期 LH 高峰降低、抑制素升高；黄体期 LH 分泌不足引起子宫内膜组织时相和性激素分泌时相失同步化。

2. 前列腺素分泌异常

子宫内膜前列腺素分泌增加可引起黄体溶解、过早萎缩和孕激素生成降低，子宫内膜中前列环素 (PGI2) 生成减少，而血栓素 (TXA2) 生成增加，PGI2/TXA2 比值降低，引起子宫内膜螺旋血管舒缩障碍和出血。

3. 高催乳素血症

黄体功能失调妇女中高催乳素血症 (HPRL) 发生率为 70%。HPRL 通过旁分泌方式抑制 GnRH-Gn 分泌，干扰卵巢性激素合成酶功能和引起黄体功能失调。

4. 高雄激素血症

多囊卵巢综合征和多毛症时，高雄激素血症通过抑制 GnRH-Gn 分泌干扰卵巢排卵和性激素分泌，引起黄体功能失调和黄素化不破裂卵泡综合征 (LUFS)。

5. 医源性因素

促排卵药物氯米芬 (CC)、促性腺激素、前列腺素、COX-2 特异性抑制药治疗均可引起黄体功能失调。

6. 氯米芬与黄体功能失调

氯米芬引起黄体功能失调的机制主要包括以下方面。

(1) 以剂量依赖性方式抑制卵巢颗粒细胞雌激素生成，但不影响 3β- 羟基类固醇脱氢酶活性和孕烯醇酮生物利用率。

(2) 抑制子宫内膜对孕酮的反应性，引起性激素分泌与子宫内膜组织反应失同步化，出现期外子宫内膜反应，不利于孕卵植入和胚胎发育，发生率为 24% ～ 85%。

(3) 引起子宫内膜组织 ER、PR 含量和功能异常，抑制 ER 生成，降低 PR 功能，引起子宫内膜分泌化不足。

（三）出血机制

1. 黄体酮撤退性出血

排卵月经周期中，黄体分泌孕激素促进增生期子宫内膜转化为分泌期子宫内膜；促进子宫内膜间质细胞 (HESC) 内局部凝血机制启动因子组织因子 (TF) 的生成和增强纤溶酶原激活物抑制因子 -1(PAI-1) 活性以维持子宫内膜组织稳定性；黄体期孕激素抑制子宫内膜间质和血管细胞外基间质内基质金属蛋白酶 -1、3、9(MMP-1、3、9) 表达，维持子宫内膜组织凝血功能和防止出血。

黄体期黄体酮分泌不足或过早撤退可引起子宫内膜间质细胞组织因子和 PAI-1 表达降低，而 MMP 和炎性细胞因子的活性增强导致子宫内膜脱落和不规则出血。妇科内分泌治疗时，突然中断外源性孕激素治疗 (如药物性刮宫) 也会引起子宫内膜撤退性出血，但仅限于已受雌激素刺激的增生型子宫内膜。雌、孕激素联合治疗时，仅中断孕激素治疗也可引起孕激素撤退性出血。然而，如雌激素治疗剂量增大 10 ～ 20 倍，则未必出现孕激素撤退性出血，或撤退性出血时间向后延迟。

2. 黄体酮突破性出血

多见于大剂量孕激素治疗、服用单一孕激素避孕药 (毓婷)、使用左炔诺孕酮埋植剂 (Ⅱ)、左炔诺孕酮宫内释放节系统 (曼月乐，LNOIUS)、依托孕稀埋置剂和注射长效甲羟孕酮避孕针时。孕激素突破性出血并非为凝血机制异常所致，而是孕激素抑制子宫内膜血流，促进局部组织缺氧和活性氧原子、子宫内膜间质细胞内 VEGF，内膜内皮细胞内血管生成素 (Ang-Ⅱ) 生成增加，而减少凝血因子生成，最终引起子宫内膜血管脆性增加和出血。

（四）子宫内膜病理

1. 不规则分泌型子宫内膜

黄体功能失调时，子宫内膜不规则分泌化发生率为 21%，临床表现为黄体期缩短和月经频发。子宫内膜组织学检查，血管周围内膜分泌化正常，而远离血管内膜分泌化不完全，子宫内膜腺体发育不良、腺腔不规则、腺体分泌少、细胞核呈长椭圆形，间质无蜕膜反应。

2. 不规则剥脱型子宫内膜

黄体功能失调时，子宫内膜不规则剥脱发生率为 11%，临床表现为月经前期淋漓状出血和月经期延长。子宫内膜检查呈现退化分泌相内膜和新增生相内膜并存和不规则片状出血现象；分泌化内膜腺体呈梅花状或星状，腺上皮细胞胞质丰富、透明、核固缩，间质致密和螺旋小动脉退化。

3. 期外子宫内膜

正常月经周期中，孕激素促进子宫内膜分泌化反应有一定的潜伏期，即从增生型子宫内膜接受孕激素刺激到出现相应的分泌化组织学变化需要 2d 左右时间。换言之，子宫内膜预期组织学时相和子宫内膜实际组织时相并非同时出现，两者时间相差 2d 左右。如激素测定和子宫内膜组织时相一致，即预期组织相和实际组织相一致 (±2d 范围内) 的子宫内膜为期内子宫内膜，二者不一致者为期外子宫内膜，多见于黄体功能失调患者。

黄体功能失调时，期外子宫内膜组织类型主要包括以下几种。

(1) 延缓型子宫内膜，即子宫内膜间质组织时相晚于预期理论组织相 2d 以上。

(2) 超前型子宫内膜，即子宫内膜间质组织时相较预期理论组织相提前 2d 以上。

(3) 分离型子宫内膜腺体和间质的组织相不一致，多表现为腺体分泌化不良。

(4) 特异型子宫内膜，即呈现 A-S 反应和子宫内膜不规则性剥脱型。子宫内膜组织时相与治疗预后相关。临床观察发现，仅依靠子宫内膜病理检查诊断黄体功能失调准确率较低，而血清黄体酮和子宫内膜联合检查诊断黄体功能失调准确率为 75%。以排卵检测指导子宫内膜活检诊断黄体功能失调准确率可达 89%。

（五）临床表现

1. 黄体期缩短

育龄妇女正常黄体寿命为 (14±2)d，如黄体过早退化、黄体期 < 10d 则引起月经频发、周期缩短、经前出血、经期延长、月经过多、不孕、重复和习惯性流产。子宫内膜病理呈现不规则性成熟和分泌化不全变化。

2. 黄体萎缩不全

育龄妇女正常黄体完全退化时间为 3 ～ 5d，如退化时间＞ 7d，可引起子宫内膜不规则性剥脱。临床表现为经前期出血、经期延长、月经过多、经后淋漓状出血和贫血。黄体期缩短和萎缩不全，可单独发生或同时出现。子宫内膜病理呈现不规则剥脱型组织变化。

3. 排卵期出血

排卵期出血即月经中期出血，常伴有排卵痛。育龄妇女排卵痛发生率为 20%，二者兼而有之为 20%，多见于年龄＞ 35 岁年长妇女，多见于子宫后屈、慢性盆腔炎、盆腔淤血症、盆腔子宫内膜异位症和放置宫内节育器的妇女。排卵期出血是因月经中期雌二醇高峰突然降低引起子宫内膜撤退出血所致。排卵期出血较少，持续 1 ～ 2d，伴有轻度下腹痛。个别患者出血较多，呈淋漓状持续到月经来潮而形成假性频发月经。

(六) 诊断

1. 临床表现

育龄妇女出现月经周期缩短、经前期出血、经期延长、经后淋漓状出血、不孕、重复流产、过期流产等症状多提示为黄体功能失调性功血。如为不孕妇女，接受促排卵治疗时也易发生黄体功能失调，特别是氯米芬治疗者。

2. 内分泌激素测定

(1) 生殖激素测定：包括 FSH、LH、E2、黄体酮和睾酮测定。正常黄体中期血浆黄体酮浓度＞ 15ng/mL(6 ～ 30ng/mL)；＜ 10ng/mL 为黄体功能失调；＜ 5ng/mL 提示无排卵。为准确地判断黄体功能，应于排卵后第 4、第 6、第 8 天动态观察血清黄体酮浓度。

(2) 催乳素 (PRL) 测定：正常血浆催乳素浓度＜ 25ng/mL。高催乳素血症 (＞ 25ng/mL) 时黄体功能失调的发生率为 15% ～ 25%。

(3) 甲状腺功能测定：包括 FT3、FT 和 TSH 测定。

(4) 肾上腺功能测定：包括皮质醇、DHE 和 DHEAS 测定。

3. 排卵检测

(1) 基础体温监测，黄体功能失调表现为高温相升高迟缓＞ 2d，高温相缩短＜ 9d，高温相基线不稳定，波动幅度＞ 0.3℃，和高温相延长＞ 14d。

(2) 阴道细胞学和子宫颈黏液检查 (包括数量、黏稠度、拉丝度和结晶型) 评估排卵和黄体功能。

(3) 超声检查：观察卵泡发育、排卵和黄体形成情况，并排除黄素化不破裂卵泡综合征。

4. 子宫内膜活检

黄体功能失调子宫内膜组织学检查十分重要。诊断性刮宫时间依检查目的而定，如为确定排卵与否，应于月经前 1 ～ 2d 或出现月经来潮先兆 6h 内刮宫。为判断黄体功能失调应于月经来潮后第 5 天后施行。刮宫应以子宫体部子宫内膜为重点，刮出物应全部送病理检查。子宫内膜病理报告为分泌化不良型，提示黄体酮分泌不足。病理报告为不规则脱落型子宫内膜，即退化分泌期子宫内膜和新增生性子宫内膜同时存在者，提示黄体萎缩不全。

5. 实验室检查

(1) 血液检查：包括全血细胞计数、出血、凝血、纤溶功能检查、必要时进行骨髓检查。

(2) 肝肾功能检查：包括总蛋白、转氨酶、胆红素、尿素氮、血糖和血脂测定。

(七) 鉴别诊断

1. 病理妊娠

病理妊娠包括先兆流产、不全流产、过期流产、异位妊娠、葡萄胎、侵蚀性葡萄胎和绒癌。

2. 妇科疾病

妇科疾病包括盆腔炎、子宫内膜炎、盆腔淤血症、持续黄体综合征、子宫黏膜下肌瘤、子宫内膜息肉、子宫内膜异位症、子宫腺肌病、子宫内膜癌、宫颈癌和功能性卵巢肿瘤等。

3. 计划生育药械

计划生育药械包括服用避孕药、注射长效避孕针、放置左炔诺孕酮宫内缓释系统 (曼月乐，LNOIUS)、埋置型避孕药 Nor-plant 和依托孕稀埋置剂等引起的异常子宫出血。

(八) 治疗

1. 止血治疗

育龄妇女异常子宫出血应首先排除妊娠并发症 (先兆流产、不全流产、异位妊娠、葡萄胎和滋养细胞肿瘤等)。在超声检查指导下进行子宫诊刮，兼有诊断和治疗 (止血) 双重作用。刮宫后根据子宫内膜病理指导临床治疗。在尚未明确出血原因和病理类型之前不推荐应用激素类药物止血。

2. 辅助黄体功能

(1) 后半周期孕激素疗法：于月经周期后半期 (第 15 ~ 25 天) 给予分泌化剂量孕激素 (100mg/ 周期) 促进子宫内膜分泌化，停药撤退月经。药物包括甲羟孕酮 10mg/d，或微粒化孕酮 200mg/d，或地屈孕酮 20mg/d，口服，连用 10 ~ 12d，连续 3 ~ 6 周期。

(2) 后半周期雌 - 孕激素疗法：从月经周期第 15 天开始，同时服用补佳乐 1mg/d 和甲羟孕酮 4mg/d，连服 10 ~ 12d 或服用联合型口服避孕药每日 1 片，连服 10 ~ 12d，停药撤退月经。连续 3 个周期。

(3) HCG 疗法：当超声检测优势卵泡臻于成熟 (直径后，一次注射 HCG10000U，5d 后再注射 HCG5000U；或于排卵后 4d、6d、8d 和 10d，分别注射 HCG2000U，辅助黄体功能。HCG 在血浆中的第 1 个半衰期约 6h，第 2 个半衰期较缓慢为 24h，因此一次注射

HCG10000U 足以维持正常黄体功能。

3. 调经治疗

(1) 雌－孕激素序贯周期治疗：如克龄蒙疗法，或补佳乐 1mg/d，连服 21d，后 10d 加服分泌化剂量孕激素，撤退月经，连续治疗 3 个周期。

(2) 雌－孕激素连续序贯周期治疗：芬吗通疗法，连续治疗 3 个周期。

(3) 联合型口服避孕药治疗：适用于已生育子女和需要避孕的妇女，可采用妈富隆、美欣乐、优思明、达英－35 和由戊酸雌二醇＋地诺孕素 (E2V/DNG) 组成的四相型口服避孕药治疗，兼有调节月经周期、减少月经量和避孕作用。

4. 促排卵治疗

适用于年轻妇女、无子女和要求生育者。遵照个体化原则，制订促排卵方案，包括氯米芬 (CC)、芳香化酶抑制药来曲唑和促性腺激素疗法。

5. 高催乳素血症

给予抗催乳素溴隐亭和卡麦角林治疗。

6. 高雄激素血症

给予抗雄激素非那雄胺和氟他胺治疗。

（九）预后

1. 不同治疗方法妊娠率

(1) 黄体酮疗法为 46% ～ 56%。

(2) CC-HCG 和 CC- 黄体酮疗法为 91%。

(3) CC 疗法为 46% ～ 50%。

(4) 溴隐亭疗法为 62.5%。

(5) CC- 溴隐亭疗法为 50%。

2. 子宫内膜病理与妊娠关系

(1) 正常型子宫内膜：总妊娠率为 25.4%，周期妊娠率为 7%。

(2) 迟缓型子宫内膜：总妊娠率为 34%，周期妊娠率为 8.6%。

(3) 超前型子宫内膜：总妊娠率为 16.7%，周期妊娠率为 2.1%。

(4) 分离型子宫内膜：总妊娠率为 25%，周期妊娠率为 8.2%。

(5) 子宫内膜分泌化不良难以妊娠或妊娠后易于流产。

第二节　绝经后骨质疏松症

绝经后骨质疏松症 (PMOP)，是由绝经后雌激素缺乏引起进行性骨吸收、骨量减少、骨小梁退行性变、骨质疏松、骨强度降低、脆性增加和易发生骨折为临床特征的全身骨骼性疾病，为原发性、Ⅰ型、高转换型骨质疏松症，发病高峰年龄为 50～70 岁。

一、概述

（一）发病率

WHO(2000) 估计，全世界现有 2 亿骨质疏松症患者，2050 年将达到 2.1 亿，其中 33% 为绝经后妇女。我国卫生部 2003～2006 年调查表明，在年龄 > 50 岁人群中 6940 万患有骨质疏松症（男性 1530 万人，女性 5410 万人），2.139 亿人患有骨量减少（男性 1.004 亿人，女性 1.135 亿人），每年用于治疗骨质疏松症髋部骨折费用为 103.8 亿元人民币。

国际骨质疏松症基金会估计，世界范围内，女性中 1/3，男性中 1/8 患有骨质疏松症。白人、北欧和亚洲人骨质疏松症发病率较高。Ⅰ和Ⅱ型（老年型）骨质疏松症发生率女性高于男性，二者Ⅰ和Ⅱ型发病比分别为 6:2 和 2:1，Ⅲ型（继发型）骨质疏松症发病率男女两性相等。亚洲绝经后妇女骨质疏松症发生率为 13%～18%，其中 > 40 岁妇女为 5%～10%、> 50 岁妇女为 15%、> 60 岁妇女为 30%、> 70 岁妇女为 65%、> 80 岁妇女为 85%，女性和男性的发病率比为 6:1。

绝经后妇女骨量和骨丢失率急剧增加，骨质疏松主要发生于脊柱 (50%)，其次为四肢骨 (45%)。骨质疏松症引起的脊柱压缩性骨折发生率，年龄 > 50 岁妇女为 10%～15%、> 60 岁妇女为 25%、> 75 岁为 50%、80～90 岁为 80%。60～90 岁妇女脊柱骨折率增高约 20 倍。股骨颈骨折率增加 50 倍，需要长期护理者占 25%。股骨颈骨折后 1 年，40% 妇女仍不能行走，60% 不能独立生活，80% 活动受限，死亡率为 10%～25%，高于健康妇女 2.4 倍。绝经后妇女放射学检查确诊的无症状脊柱压缩性骨折率为 50%，因此骨质疏松症多在骨折后才得以诊断。

（二）病因

1. 遗传学因素

绝经后骨质疏松症发生率具有明显的地域、种族和家族性特征，白种人、北欧和亚洲妇女发生率较高。女性青春期骨量受父母亲遗传因素影响度为 50%～70%。骨质疏松症妇女所生子女骨密度明显低于正常妇女子女。单卵双胎骨密度明显高于双卵双胎。同一家系中青春期少女、绝经前母亲和绝经后祖母骨密度、钙摄取率和骨功能极为相似。

2. 骨质疏松症相关基因

(1) 常染色体基因：染色体 1q 区与绝经前妇女脊柱骨密度和骨量相关。染色体 5q31.1 细胞因子基因簇中，编码 PDZ 和 LIM 区带蛋白的 RIL 基因 5′ 翼区 -3333T→C 突变可引起骨质疏松症。染色体 11 的 Alox15 基因是骨质疏松症易感基因，该基因产物 12/15-脂氧化酶促进骨髓干细胞向脂肪细胞分化，抑制成骨细胞分化，引起骨密度降低，因此 12/15-脂氧化酶抑制剂可用于防治雌激素降低引起的骨质疏松症。载脂蛋白 E(ApoE)-4 等位基因决定绝经后妇女脊柱骨量和骨密度。

(2) 降钙素基因：降钙素 (CT) 抑制和延缓绝经后妇女骨密度降低和骨质疏松症发生，而 ALU1 降钙素基因多态性与 BMD 降低和骨质疏松症相关，其中基因型 TT 发生腰椎和股骨骨质疏松症概率升高。

(3) 雌激素受体基因：正常妇女维生素 D 受体 (VDR) 基因和雌激素受体 (ER) 基因型变异性 (1% ～ 18.7%) 和表达强度是影响绝经后妇女骨量的重要因素。ER 和 VDR 基因多态性 Xba Ⅰ 和 Bsm Ⅰ 与绝经后妇女牙齿脱落和颌面骨骨密度相关。雌激素受体 α 基因 (ESR1) 多态性与骨代谢和成人身高相关。ER-α 基因型和骨质疏松症相关。

(4) 维生素 D 基因：VDR 基因 Taq1 多态性和胶原 1α1(COLlAl) 基因 MSc1 多态性与骨质疏松症相关。VDRT 等位基因增加糖皮质激素引起的骨质疏松症骨折率。维生素 D 受体 (VDR) 多态性与 Bsm Ⅰ 和 Fok Ⅰ 限制酶活性相关。基因型为 Fok Ⅰ -CC 和 Bsm Ⅰ -GG 的绝经后妇女腰椎和股骨 BMD 较高。

维生素 D 受体基因 Bsm Ⅰ /Fok Ⅰ、ER 基因 Xba Ⅰ /Pvu Ⅱ 和 TGF-β1 基因 Tau29- > C 多态性与绝经后妇女骨密度相关，其中 ERα 基因 Xba Ⅰ 多态性与 SI(T-score) 和骨量超声 (QUS) 指标宽带超声衰减 (BUA) 高度相关。VDR 基因和骨钙素基因、单一和联合突变均引起 BMD 降低和绝经后妇女骨质疏松症，其中 VDR 基因是引起男性骨质疏松的易感基因，也是预测绝经后妇女骨质疏松症的指标。

(5) CYP17 和 CYP19 基因：CYP17 和 CYP19 基因是绝经后骨质疏松症候选基因，分别编码性激素合成相关的 17α- 羟化酶 /17，20- 碳链酶和芳香化酶。CYP17 启动子区 (T- > C) 和 CYP19，外显子 3(G- > A) 与骨密度和血清雄激素、雌二醇浓度相关，其中 CYP19 基因型 AA 血清雌激素浓度高于 GG 型。CYP19 基因型 GA 和 GG，骨质疏松症和骨折发生率较高。CYP17 基因型 CC，股骨颈 BMD 明显降低。

(6) 胶原基因： Ⅰ型胶原 α1(COLIA1)Sp1 基因多态性引起绝经后妇女脊柱退行性变。

(7) 甲状旁腺激素基因：PTH 基因是骨质疏松症的候选基因，但国内关于 PTH 基因内含子 2 位点 BstB Ⅰ 多态性 (+3244 位点 G 替代 A) 与 BMD 和 BMC 的调查并未证实其与骨质疏松症相关。

(8) 钙敏感受体基因：钙敏感受体 (CASR) 基因是骨质疏松症候选基因。绝经后妇女 CASR 基因多态性中，A986S、R990G 和 Q1011E 发生率分别为 27.9%、8.8% 和 5.5%。加拿大研究发现，CASR 中 A986S 基因型与 BMD 和血清钙、骨代谢、青春期少女和绝经后妇女对钙补充治疗的反应性相关。

(9) 雄激素受体基因：雄激素受体 (AR) 基因外显子 1CAG 重复性多态性是绝经后骨质疏松症遗传学指标。绝经后妇女骨量指标 BMD、SOS、BUA、髋骨和前臂骨骨折与 APOE 基因型多态性相关。

(10) 亚甲基四氢叶酸还原酶基因：亚甲基四氢叶酸还原酶 (MTHFR) 基因多态性与绝经后妇女骨密度降低相关，其中基因型 TT 骨折率增加 2 倍。

(11) 脑钠素基因：染色体 1p36.2-p36.3 区段内脑尿钠肽 (BNP/NPPB) 基因与骨质疏松

症相关。BNP 过度表达引起转基因小鼠骨骼过度生长，BNP 基因突变加速骨丢失，引起骨质疏松症。BNP 基因 -381T/C 突变与 BMD 相关，-381T 等位基因携带者骨丢失加速。

(12) IL-6 基因：IL-6 基因突变引起肥胖和骨质疏松症。IL-6 基因 -634C- > G，298C- > T 和 2C- > T 多态性、VDR 基因和骨钙素基因，单一和联合突变均引起骨密度降低和绝经后妇女骨质疏松症，是预测骨质疏松症的指标。成骨蛋白 (OP-1，BMP-7) 促进骨骼形成和软骨生长，其活性受 1L-1β 调节，低剂量促进，而大剂量抑制关节软骨间质 OP-1 蛋白生成。

(13) 转化生长因子 -β₁ 基因：成骨细胞生成的 TGF-β₁ 抑制破骨细胞增生，促进前成骨细胞增生和分化，TGF-β₁ 基因多态性，包括 G(-1639)-A、C(-1348)-T、C(-765)insC、T(29)-C、G(74)-C、713-8delC、C(788)-T、T(816-20)-C 与骨质疏松症性骨折相关，其中基因型 TT[T(816-20)-C] 腰椎骨密度高于基因型 TC 或 CC；基因型 TT[C(-1348)-T] 髋骨和股骨颈骨密度高于 TC 或 CC；基因型 CC[T(29)-C] 股骨颈骨量高于 TC 或 TT；基因型 [C(-1348)-T] 和 9T(29)-C 在正常和骨质疏松症患者中频率相似。

3. 内分泌因素

(1) 雌激素：雌激素缺乏是引起绝经后妇女骨质疏松症的重要原因。人类骨骼存在雌激素受体 (ER) 和甲状旁腺激素受体 (PTH-R) 表达。雌激素降低骨骼对 PTH 敏感性、增加对降钙素敏感性、调节羟基脯氨酸代谢、促进骨胶原生成、抑制骨吸收和促进骨形成。

绝经后妇女骨量和骨密度快速降低与绝经年龄无关。绝经前妇女股骨颈和股骨三角骨密度明显低于年轻妇女。绝经后妇女受高骨转换率影响，髋骨骨密度明显低于绝经前妇女。

绝经后妇女血清雌酮、雌二醇、雄激素和雄激素 / 皮质醇比值降低，骨丢失率明显增加。血清雌二醇浓度 < 5μg/mL 时，股骨颈和脊柱压缩性骨折发生率增加 2.5 倍。血清 SHBG 浓度 ≥ 1μg/mL 时，股骨颈和脊柱压缩性骨折发生率分别增加 6.9 倍和 7.9 倍。

(2) 甲状旁腺激素：甲状旁腺激素 (PTH) 调节维生素 D、钙、磷和骨代谢。甲状腺和甲状旁腺功能亢进时，骨吸收和溶骨作用增强引起骨质疏松症。绝经后妇女雌激素缺乏，骨骼对甲状旁腺激素 (PTH) 敏感性增强是引起骨质疏松症的重要机制之一。

(3) 降钙素 (CT)：促进骨钙沉积、抑制骨吸收和骨钙析出，防止骨吸收和骨质疏松症。绝经后妇女降钙素分泌减少和骨骼对降钙素敏感性降低是引起骨质疏松症的重要原因。

(4) 肾上腺皮质激素：肾上腺皮质激素抑制骨形成、减少成骨细胞数量，因此库欣综合征妇女易发生骨质疏松症和骨折。绝经后妇女血清游离皮质醇升高，通过增强骨吸收和破骨活性，增加骨质疏松症的发生率。长期糖皮质激素治疗也引起骨质疏松症。

(5) 催乳素：高催乳素血症，包括妊娠期、哺乳期和垂体催乳素腺瘤时，骨丢失增加，骨密度降低，易于发生骨质疏松症。

(6) 钙结合蛋白 -D(CaBP-9k)：调节肠道内钙吸收和代谢的重要因素，十二指肠内

CaBP-9k 表达随年龄增长而增强。

4. 维生素 D

调节钙、磷和骨代谢的重要因素。绝经后妇女，PTH、催乳素和肾内维生素 D 活性化酶 -1α- 羟化酶活性降低，活化型维生素 D 和 1，25，二羟骨化醇生成减少，引起肠道和肾小管钙吸收障碍，血钙浓度从 9 ～ 10mg/100mL 降至 6 ～ 7mg/100mL，引起骨质疏松症。

5. 细胞因子

多种细胞因子与骨代谢和骨质疏松症发生相关，其中促进骨质疏松症发生的细胞因子包括白介素 (IL-1，6)、肿瘤坏死因子 (TNF-a)、前列腺素和一氧化氮 (NO)。

6. 饮食和钙、磷代谢

青春期少女总骨量达到峰值后，即使血清雌二醇浓度和钙摄入量正常，脊柱骨每年骨丢失率仍为 1%，因此绝经后和双侧卵巢切除的妇女应同时给予性激素和钙剂补充治疗。

人类甲状旁腺和肾脏存在的细胞外钙敏感受体 (CaR) 是一种 G- 蛋白耦联受体超家族成员。甲状旁腺内，CaR 介导高血钙对 PTH 分泌的抑制作用，介导钙离子促进甲状腺 C 细胞降钙素分泌作用，与 PTH 基因表达和甲状旁腺细胞增生相关。肾脏内，CaR 直接抑制肾小管对钙和镁的重吸收，通过引起高钙血症抑制尿浓缩功能。钙和维生素 D 治疗可通过 CaR 机制降低绝经后妇女脊柱、髋骨和其他部位的骨折率。

正常妇女钙库存总量为 1 ～ 2kg，其中骨钙占 98%，外周组织占 2%。按照中国人饮食习惯推算，育龄妇女每天缺钙量为 1000mg，绝经后妇女每天缺钙量为 1500mg，因此成年妇女每天需补钙 1g。饮食钙、肠道和肾吸收率、血液 / 骨骼间钙转换率与骨质疏松症密切相关。人体磷库存总量为 1kg，其中骨磷占 85%，外围组织占 15%，钙、磷代谢处于动态平衡。

营养不良、缺钙、肠道疾病、蛋白质、钙、磷和维生素缺乏是引起骨质疏松症的重要原因。绝经或双侧卵巢切除的妇女，尿中钙、磷、碱性磷酸酶、羟基脯氨酸浓度升高，钙磷代谢呈现负平衡。长期食用低钙和高磷饮食易发生骨质疏松症。新英格兰医学保健组织 (HMO) 的饮食习惯调查发现，男性和女性补钙率分别为 66.8% 和 24.9%，男性补钙少于女性。

7. 生活方式和体育锻炼

健康的生活方式和体育锻炼有助于防止骨量减少、骨丢失和骨质疏松症。吸烟、酗酒、吸毒等不良习惯、超负荷体育训练或户外活动过少易于发生骨质疏松症。

(三) 骨代谢特点

妇女一生的总骨量和骨密度 (BMD) 于青春期达到高峰，峰值为儿童期 2 倍。正常妇女松质骨量 20 岁达到高峰，管状骨量 30 岁达到高峰，总骨量和骨密度于 35 岁时达到高峰。年龄＞ 35 岁妇女骨量和骨密度开始减少，绝经后急剧减少，骨吸收率以每年 1% ～ 3% 速率递增。

女性总骨量从 11～14 岁快速增加，青春期达到高峰，从 16 岁开始，腰椎和股骨颈骨量即开始减少，初潮后 2～4 年快速降低。骨矿密度 (BMD)、骨矿含量 (BMC) 于 30 岁达到高峰。年龄＜30 岁妇女，每年骨丢失率为 0.1%，≥30 岁为 1%～5%，≥40 岁妇女骨丢失以每年约 3% 的速率增加。绝经后妇女每年骨丢失率为 10%～15%，绝经后 5～7 年急剧增加，骨松质量以每年 5% 的速率减少，全身骨量以 1.5% 的速率减少。严重的骨质疏松症妇女，骨量减少高于正常妇女 4～5 倍，股骨颈骨折率高达 36%。

妇女 30 岁时的骨密度峰值与绝经后骨质疏松症发生率相关，BMD 峰值每增加 10 个百分位数可推迟骨质疏松症发生 13 年，因此提高青春期少女骨量、改善饮食结构和适当增加体重有利于降低绝经后妇女骨质疏松症发生率和骨折率。妇女年龄、生育、性激素与 BMD 密切相关。多子女 (＞5 个) 和老年妇女脊柱和股骨大转子骨密度明显低于低生育 (1～2 个) 和无生育妇女；脊柱和股骨骨密度与经产次数负相关；围绝经期妇女骨密度明显低于未生育、低生育和多生育者。

(四) 组织病理变化

1998 年西班牙国际骨质疏松症会议认为骨质量指骨结构、骨矿化、有机质含量和抗损伤力。骨小梁强度的 80% 由骨密度决定，20% 由骨结构决定。骨质疏松症的骨组织病理变化，包括骨量和骨密度降低，即骨矿质和骨基质减少；骨结构退化，包括骨小梁数量减少、变细、变薄、断裂，引起骨强度、耐压力、支撑力降低和病理性骨折。

女性骨量于青春期达到峰值后，每年骨丢失率高于男性 2～3 倍，即妇女每 10 年将丢失骨量 10%，而男性仅丢失骨量 5%。女性骨质疏松症骨骼组织学变化以骨小梁断裂为主，男性以骨小梁变细为主。绝经后妇女骨吸收增强、骨小梁减少、体积缩小、骨小梁相互分离或断裂、骨脆性增加而骨形成减少。妇女绝经后 5～10 年松质骨 (髓质骨，如脊柱骨) 丢失速率高于管状骨 (如四肢骨)。

二、临床表现与诊断

(一) 临床表现

1. 骨、关节症状

骨、关节症状表现为骨、关节、韧带、肌肉酸痛、活动不便和功能障碍，多见于脊柱和四肢关节 (髋、膝和肘关节)。出现脊柱压缩性骨折时，身材矮缩 (0.5cm/ 年)、脊柱变形、后突和侧弯。

2. 骨折

骨质疏松症脊柱压缩性骨折 (胸、腰椎)、股骨颈骨折和四肢骨远端骨折 (尺桡骨和胫腓骨) 发生率升高。股骨颈骨折发生率，年龄＞60 岁妇女，为 0.15%～0.38%(新加坡、中国香港)，0.43%～0.61%(意、美)；≥80 岁妇女为 1.2%；＞90 岁妇女为 33%。骨折发生率的性比例，F∶M=2∶1。脊柱压缩性骨折发生率，年龄＞50 岁妇女为 26%，＞60 岁妇女为32%，＞70岁妇女29%，≥80岁妇女为11%，＞90岁妇女为2%，发生率性比例，F:M=8:1。尺桡骨骨折发生率高于胫腓骨，骨折高峰年龄为50～60岁。

3. 并发症

绝经后骨质疏松症常合并存在低雌激素血症、甲状腺功能亢进症、甲状旁腺功能亢进症、库欣综合征、糖尿病、风湿病、肝肾功能不全和营养不良，如发生骨折可引起机体功能障碍、致残和死亡。

（二）诊断

1. 病史

病史采集有助于绝经后骨质疏松症的早期诊断、鉴别诊断和有效防治并发症。由于骨质疏松症多于发生骨折或出现明显躯体症状时才引起注意，因此对于生育晚期的年长妇女应注意询问和筛查早期骨质疏松症，即使其就诊目的并非为防治骨质疏松症的妇女。

(1) 一般病史：绝经后妇女应注意询问年龄、种族、家族史、月经初潮年龄、月经史、婚育史、绝经年龄和时间、生活水平、饮食习惯、营养状况和有无不良嗜好（吸烟、酗酒、吸毒和咖啡）、工作环境（室内或室外）和户外运动情况等。

(2) 药物治疗史：其包括肝素、抗惊厥药物（苯妥英、巴比妥和卡马西平）、糖皮质激素、化疗药物环孢素和含铝制酸药物。

(3) 全身疾病：内分泌疾病（库欣综合征、甲状腺功能亢进症和甲状旁腺功能减退症）；肿瘤（多发性骨髓瘤、白血病和淋巴瘤）、缺钙、胃肠道疾病、神经性厌食和地中海贫血。

2. 诊断标准

按照美国国家骨质疏松症基金会的诊疗指南下列患者必须测定BMD：①绝经后妇女和老年妇女（＞65岁）；②存在1个以上高危因素的绝经后妇女和老年妇女（＞65岁）；③曾发生骨折的绝经后妇女；④存在降低骨密度因素的妇女；⑤接受长期留体激素治疗的妇女；⑤X线检查呈现成骨不良的妇女。

(1) 标准差法：世界卫生组织(1994年)规定，诊断骨质疏松症应将患者骨密度(BMD)测定值与正常同性别成人BMD比较。

1) 测定值为均值±1标准差(M±1SD)为骨量正常。

2) 测定值介于M-1SD～-2.5SD之间，为骨量减少。

3) 测定值≤M-2.5SD为骨质疏松症，其中可分为骨折性或非骨折性严重的骨质疏松症。

参考WHO标准，国内（刘忠厚）提出，①同性别骨密度峰值-测定值＜1SD，为正常；②介于1～2SD之间，为骨量减少；③≥2SD为骨质疏松症；④＞2SD并伴有骨折者为严重的骨质疏松症；⑤＞3SD，虽无骨折也为严重的骨质疏松症。

(2) 百分率法：百分率法将骨密度测定值与同性别同年龄健康人骨峰值密度比较。

1) 测定值低于正常值12%为正常。

2) 测定值低于正常值 13% ～ 24% 为骨量减少。

3) 测定值低于正常值 25% 以上为骨质疏松症。

4) 伴有骨折者为严重的骨质疏松症。

3. 骨形成指标检查

(1) 总碱性磷酸酶 (TALP)。

(2) 骨特异性碱性磷酸酶 (BSALP)。

(3) Ⅰ型前胶原 C- 前肽 (PICP)。

(4) Ⅰ型前胶原 N- 前肽 (PINP)。

(5) 骨钙素 (BGP)。

(6) 骨特异性涎蛋白 (BSP)。

(7) 骨连蛋白 (ON)。

(8) 骨蛋白聚糖 (BPG)。

(9) 基质 γ- 羧基谷氨酸蛋白 (MGP)。

(10) α2-HS 糖蛋白。

(11) 骨特异性膦蛋白。

4. 骨吸收指标检查

(1) 游离型经脯氨酸 (HOP)。

(2) 羟赖氨酸糖苷 (HOLG)。

(3) 吡啶诺林 (Pyr)。

(4) 脱氧吡啶诺林 (D-Pyr)。

(5) 抗酒石酸酸性磷酸酶 (TRAP)。

(6) Ⅰ型胶原扩展肽 (CET)。

(7) Ⅰ型胶原交联 N- 肽 (NTX)。

(8) Ⅰ型胶原交联 C- 肽 (CTX)。

5. 放射影像学指标检查

(1) 放射吸收骨密度测量 (RA)：检查髓质骨密度。

(2) 单光子吸收测量：检查皮质骨 (腕骨) 骨密度。

(3) 双光子吸收测量：检查和鉴别皮质骨和髓质骨 (脊柱) 骨密度。

(4) 单能 X 线吸收法 (SXA) 和双能 X 线吸收法 (DEXA)：测定髋骨和脊柱骨密度。

(5) 定量计算机断层扫描 (QCT)：可准确地测定髓质骨和皮质骨骨密度，但价格昂贵和高放射性暴露。

(6) 计算机轴向断层扫描 (CAT)：检查髓质骨和皮质骨密度。

(7) 体内中子活性分析：检查髓质骨和皮质骨密度。

(8) Compton 散射测定：检查髓质骨和皮质骨密度。

(9) 定量超声密度测量：可用于测定皮质骨和髓质骨密度。

(10) 骨骼放射学检查：观察骨骼组织结构和骨密度，其诊断骨质疏松症准确率为65%。

6. 内分泌功能检查

(1) HPO 轴功能检查：FSH、LH、E2、PRL、T0 测定。

(2) 甲状腺、甲状旁腺和肾上腺功能检查：FT3、FT4、TSH、PTH、CT 和皮质醇测定。

(3) 血液和尿液中骨代谢生化指标。

1) 总血钙，正常值 2.2～2.6mmol/L(EDTA 法)，2.2～2.7mmol/L(邻甲酚酞络合剂直接比色法)；离子钙，1.12～1.23mmol/L(离子电极法)。

2) 血清磷，正常值 0.96～1.62mmol/L(硫酸亚铁磷钼蓝比色法)，1.0～1.6mmol/L(孔雀绿直接显色法)。

3) 血清镁，正常值 0.67～1.04mmol/L(甲基麝香草酚蓝法)。

4) 尿钙，正常值 7.0mmol/24h(2.5～7.5mmol/L)。

5) 尿磷，正常值 16～42mmol/24h，肾磷阈值为 0.65mmol/L。

6) 羟脯氨酸 / 肌酐和钙 / 肌酐比值。

(4) 肝肾功能检查：包括 A/G、GPT、GOT、γ-GT、血糖、血脂、胆红素和碱性磷酸酶活性。

三、治疗

骨质疏松症的治疗包括加强体育运动、健康生活方式和改善饮食结构，补充钙剂和维生素 D，性激素和抗骨质疏松症药物治疗，预防跌倒和防治并发症。

(一) 性激素

1. 性激素对骨骼的作用

(1) 直接抑制骨吸收、骨丢失和破骨细胞活性；增强骨骼对降钙素的敏感性，促进骨钙沉积。

(2) 增强肝 25- 羟化酶和肾 1α- 羟化酶活性，增加血浆 1，25- 羟基 D_3 和 1，25- 二羟基 D_3 浓度。

(3) 增加肠道和肾脏钙吸收。

(4) 促进羟脯氨酸代谢和胶原生成，促进骨形成和骨矿化。

(5) 抑制甲状旁腺激素分泌，降低骨骼对 PTH 敏感性。

(6) 减少 IL-1、IL-6、TNF-α 和 PGE2 生成和抑制对骨骼的不良作用。

(7) 修饰维生素 D 受体和雌激素受体基因表达，显著降低腕骨和非脊柱骨折率。

(8) 孕激素保护子宫内膜，防止内膜增生过长和癌变。

2. 性激素治疗方法

根据绝经后妇女的具体情况可酌情选择以下激素治疗方法。

(1) 已切除子宫妇女，可采用单一雌激素治疗，药物包括倍美力 0.3 ～ 0.625mg/d；戊酸雌二醇 (补佳乐)1mg/d；微粒化雌二醇 0.5mg/d；皮贴雌二醇 0.05 ～ 0.1mg/d，每周 2 次。

(2) 有子宫，仍希望月经来潮妇女，可采用以下治疗方法。

1) 雌 - 孕激素序贯周期治疗，如克龄蒙。

2) 雌 - 孕激素连续序贯周期治疗，如芬吗通。

(3) 有子宫，不希望有月经来潮妇女，可采用以下治疗方法。

1) 雌、孕激素连续联合治疗，包括倍美罗 (复方雌孕片 - Ⅲ)、芬吗通、安今益疗法。

2) 替勃龙疗法。

(4) 无论有无子宫，均不愿有月经来潮妇女，可采用替勃龙疗法。

3. 临床疗效

WHI 研究表明，绝经后妇女雌激素治疗 5.2 年，髋骨和脊柱性骨折风险降低 34%，骨质疏松性骨折发生率降低 24%。雌 - 孕激素连续联合治疗增加骨密度 5%。皮贴雌激素和单一孕激素疗效较差。然而，长期雌激素治疗对心血管疾病和乳腺癌的安全性限制其临床应用。

(二) 组织选择性雌激素活性调节药

替勃龙，商品名利维爱是一种组织选择性雌激素活性调节药，在肝脏内转化为具有雌激素活性的 3α- 羟基和 3β- 羟基替勃龙，对骨骼呈现雌激素作用，显著增加绝经后骨质疏松症妇女皮质骨和髓质骨量、预防前臂骨丢失、降低骨转换指标和骨折风险。替勃龙治疗 2 年后，脊柱骨密度增加 8%，治疗 10 年后腰椎和股骨颈骨密度增加 12%。替勃龙反向添加治疗可预防 GnRHa 治疗引起的骨丢失。常用剂量为 1.25 ～ 2.5mg/d，不需要附加孕激素。

(三) 骨营养素

1. 钙剂

钙是维持骨量、骨强度和预防骨折的重要因素。与世界粮农组织 (FAO) 和世界卫生组织 (WHO) 推荐标准比较，我国农村和城市人口钙摄入量分别为国际标准的 60.7% 和 64.2%；缺钙率分别为 47.1% 和 53.3%。美国 FDA 和国立卫生研究院 (N1H) 推荐补钙标准，> 50 岁女性，每天补钙量为 1200mg。中国营养学会推荐的补钙标准为，青春期至 24 岁为 1200 ～ 1500mg/d 绝经前妇女为 1000mg/d；绝经后妇女为 1000 ～ 1500mg/d；老年妇女为 1000 ～ 1500mg/d。绝经后妇女接受性激素治疗者，补钙量为 1000mg/d；未接受性激素者补钙量应增加至 1500mg/d。

钙剂与维生素 D 联合治疗可显著降低钙和维生素 D 缺乏妇女的骨折风险，其中每天补钙 1000 ～ 1200mg 和维生素 D 800U 效果最好，也具有降低直肠结肠癌、乳腺癌和心血管高危因素作用。然而，过多补钙也有增加心血管疾病和肾结石风险之虞。

2. 维生素 D

维生素 D 调节机体钙磷代谢、增加骨密度、改善骨骼质量、增强肌肉强度，具有预防跌倒和意外骨折作用。维生素 D 缺乏可引起肠道钙吸收减少、骨骼矿化不良、骨软化症和骨质疏松症。维生素 D 缺乏以血清 25(OH) 维生素 D 浓度为指标，正常值 > 75nmol/L。

绝经后妇女，每天应补充维生素 D 400 ～ 800U，或肌内注射维生素 D 50000U，每个月 2 次。维生素 D 在牛奶 (IL 含 400U)、谷类 (每餐含 50U)、蛋黄和肝中含量较高。日光浴可增加内源性维生素 D 生成。维生素 D 制剂主要包括以下两种。

(1) 1α- 羟基 D_3(阿尔法骨化醇)0.75 ～ 1µg/d。

(2) 钙三醇 (罗钙全)，为 1，25- 二羟维生素 D。剂量为 0.25µg，每日 2 次，口服。维生素 D 治疗 1 年后骨关节疼痛缓解率 80%，2 年后症状体征明显改善，3 年后脊柱压缩性骨折率减少 30%。

3. 葡萄糖胺和软骨素

葡萄糖胺 1.5g/d 和软骨素 1.2g/d 可有效地保护绝经后妇女骨关节软骨退化，防治骨关节炎和骨痛症。

(四) 抗骨质疏松症药

骨质疏松症治疗应遵循个体化原则，以基础骨密度和骨转化指标变化为依据，选择恰当的药物和方法治疗。对于高骨转换率绝经后妇女，应选择抗分解代谢药物，如双磷酸盐治疗。对于低骨转换率绝经后妇女则应选择同化作用和去耦联药物，如甲状旁腺激素和雷尼酸锶。

1. 双磷酸盐

(1) 种类：双磷酸盐主要用于治疗绝经后骨质疏松症、多发性骨髓瘤、骨骼佩吉特病、恶性肿瘤性高钙血症等。按照药物分子结构和作用模式，双磷酸盐药物可分为两类。

1) 不含氮双磷酸盐，包括依替磷酸盐和氯屈膦酸盐，在体内代谢生成非水解性三磷腺苷类似物，参与 ATP 依赖性细胞内代谢。

2) 含氮双磷酸盐，包括阿屈膦酸盐、帕米膦酸盐、利塞膦酸盐、伊班磷酸盐和唑来膦酸。双磷酸盐药物种类繁多，代谢半衰期长，可口服或静脉注射，第三代双磷酸盐唑来膦酸盐可静脉注射，每年 1 次。

(2) 剂量和方法。

1) 阿屈磷酸盐 (固邦) 片剂，10mg，每日 1 次；阿屈膦酸盐 (福善美) 片剂，70mg，每周 1 次，口服。

2) 依替膦酸 (帮得林) 片剂，200mg，每日 2 次，两餐间服用。

3) 利塞膦酸盐片剂，5mg，每口 1 次；150mg，每月 1 次，口服。

4) 帕米膦酸钠 (博宁、乐安欣) 针剂，5mg/ 支、30mg/ 支、60mg/ 支。

5) 伊班磷酸盐针剂，1mg/ 支、2mg/ 支。

6) 氯膦酸 (固令) 针剂，300mg/5mL；片剂，400mg/ 粒，每日 400mg，3 个月 1 个疗程。

7）唑来膦酸针剂，5mg/ 支，静脉注射，每年 1 次。

（3）作用机制：双磷酸盐是无机焦磷酸盐类似物，具有显著地抑制骨吸收、增加骨密度和骨量和降低骨折风险作用。双磷酸盐在骨骼矿物质表面被选择性吸收，而后被骨骼再吸收破骨细胞内在化，发挥抑制骨吸收、增加骨密度、降低骨转换率和降低骨折风险作用。双磷酸盐药物在骨骼存留时间较长，骨骼药物库可缓释放入血，少量药物在体液中存留时间可长达 8 年之久，为此，绝经前和生育期妇女应慎用。长期双膦酸盐治疗的顺应性、安全性和耐受性良好。

（4）临床疗效：双磷酸盐改善脊柱松质骨骨小梁结构，但对皮质骨作用较弱。双磷酸盐增加脊柱骨密度 1% ～ 6%，降低脊柱性骨折风险 35% ～ 50%，疗效出现于治疗后第 2 ～ 3 年，显著降低骨质疏松症绝经后妇女的脊柱性、非脊柱、髋骨和腕骨骨折风险。阿屈磷酸盐仅降低脊柱性骨折风险，而不能降低非脊柱性骨折风险。帕米膦酸或氯膦酸降低脊柱、腕骨和股骨骨折率 30% ～ 50%，降低肿瘤性骨骼疾病发生率 25% ～ 50%。利塞膦酸盐有效缓解骨骼佩吉特病症状，增加脊柱和髋骨骨密度。唑来膦酸治疗 6 ～ 12 个月脊柱性和非脊柱性骨折率开始降低，抗骨折作用可持续 5 ～ 8 年。双磷酸盐治疗时间和间歇期应根据药代动力学和病情决定。对于轻危患者一般治疗 5 年，高危患者可连续治疗 10 年，间歇期不应超过 1 ～ 2 年，其间应采用非双膦酸盐治疗。另外，帕米膦酸和唑来膦酸也可用于治疗 SAPHO 综合征、多中心网状组织细胞增多症和肥大性骨关节病。

（5）不良反应。

1）胃肠道反应：胃肠道反应包括食管、胃部糜烂和溃疡，为药物局部刺激作用。为此，推荐清晨空腹服药，至少饮用一大杯水（≥ 250mL），至少站立 30min，而后进食。然而，尚无数据表明双磷酸盐增加食管癌风险。

2）肌肉骨骼疼痛：发生率为 20% ～ 25%，停止治疗后自行缓解。静脉注射帕米膦酸，偶可引起低骨转化性骨无力症。

3）肾功能损害：由于双膦酸盐药物通过肾脏排出，因此肌酐排出量 < 30mL/min，肾功不良患者禁用。

4）视力损害：视力损害包括虹膜炎、表层巩膜炎和巩膜炎和结膜炎，发生率 < 1%。

5）心房纤颤：发生率 < 1.3%，多见于静脉注射型双磷酸盐药物，如唑来膦酸。

6）颌骨坏死：罕见，见于原有口腔、牙齿炎症疾病和静脉注射唑来膦酸治疗者。为此，患有口腔和牙齿疾病者应慎用。

7）不典型非脊柱性骨折，即骨转化抑制性股骨干应激性骨折，见于长期双膦酸盐者，因此出现股骨中段或腹股沟疼痛时应停药，并请骨外科医生诊治。

8）类流感反应：静脉注射双膦酸盐急性期反应发生率 7.8%，表现为发热（18.1%）、肌肉疼痛（9.4%）、关节痛（6.8%）和头痛（6.5%），多出现于注射后 3d 内，可自然消退或对症治疗（乙酰氨基酚和布洛芬）。注射部位红肿和疼痛发生率为 0.7%。

9) 皮肤不良反应：不良反应包括皮疹、斑丘疹、光敏性皮炎和荨麻疹。严重皮肤损害包括致死性过敏反应，血管性水肿、全身性嗜酸性细胞增多症 (DRESS)、多形性红斑 (SJS) 和中毒性皮肤坏死松解症 (TEN)。双磷酸盐药物易于引起 SJS 和 TEN。

2. 甲状旁腺激素 (PTH)

调节钙、磷和维生素 D 代谢的同化激素，靶向作用于成骨细胞，显著增强骨形成、增加骨量、降低脊柱性和非脊柱性骨折风险。基因重组 PTH 片段特立帕肽 (PTH1 ～ 34) 治疗作用类似于全长 PTH(l ～ 84)，应与钙剂、维生素 D 配伍应用。特立帕肽 20Mg/d，皮下注射，1 个疗程为 18 个月，不超过 2 年。禁忌证包括甲状旁腺功能亢进、高碱性磷酸酯酶血症、佩吉特病。

特立帕肽与双磷酸盐联合治疗可呈现珠联璧合的作用。特立帕肽增加骨量，而不能促进新骨矿化，而双磷酸盐可预防破骨细胞加速新骨吸收作用，增加新骨矿化和进一步增加骨密度。甲状旁腺激素多用于治疗严重的骨质疏松症、新发和多发性脊柱或髋骨骨折妇女。停止甲状旁腺激素治疗后，治疗作用仍可维持较长时间。

3. 雷尼酸锶

雷尼酸锶为二价微量元素锶与有机酸雷尼酸的络合物，具有蛋白同化作用。雷尼酸锶口服混悬颗粒，2g/ 袋，每日 1 袋，进食后 2h 服用。雷尼酸锶适应证包括绝经后骨质疏松症、骨关节炎、因胃肠道疾病不能耐受双磷酸盐药物治疗者、乳腺癌骨转移，以及药物、化疗、雄激素治疗引起的骨质疏松症。雷尼酸锶具有良好疗效、安全性和耐受性。

锶是骨骼重要组成部分，具有促进类骨和骨形成，调节钙代谢作用。雷尼酸锶具有促进骨形成和抑制骨吸收双重作用。雷尼酸锶抑制前破骨细胞的分化和破骨细胞介导的骨吸收；增强前成骨细胞增殖和成骨细胞分化；增加胶原蛋白与非胶原蛋白合成和促进成骨细胞介导的骨形成；增加骨密度和降低脊椎骨和髋骨骨折风险。

临床 III 期，TROPOS 和 SOTI 研究均证实，雷尼酸锶明显降低脊椎性、非脊柱性和髋骨骨折风险，治疗作用可持续 5 年以上。雷尼酸锶治疗 10 年，腰椎骨密度增加 34.5%±20.2%，股骨颈和髋骨密度分别增加 10.7%±12.1% 和 11.7%±13.6%，以上两部位骨密度于治疗第 7 年达到高峰，而后维持相对稳定。

雷尼酸锶治疗 10 年，静脉栓塞疾病年发生率为 0.4%。记忆减退年发生率为 1.1%。意识障碍年发生率为 0.8%。雷尼酸锶皮肤过敏反应包括皮疹、斑丘疹、光敏性皮炎和荨麻疹。严重不良反应包括血管性水肿、全身性嗜酸性细胞增多症 (DRESS)、多形性红斑 (SJS) 和中毒性皮肤坏死松解症 (TEN)，但发生率很低 (＜ 1/10000)。

4. RANKL 抑制药 (Denosumab)

RANKL 抑制药 (Denosumab) 是一种独特的生物免疫制剂，与核内因子配基受体激活因子 (RANKL) 有高度亲和力，选择性抑制破骨细胞生成和骨吸收、增加骨密度和降低绝经后骨质疏松症脊柱性和非脊柱性骨折风险。Denosumab 60mg，每 6 个月皮下注射 1 次，用于防治绝经后骨质疏松症、风湿关节炎、多发性骨髓瘤和乳腺癌骨转移瘤。

临床 II 期研究发现，Denosumab 治疗 1 年，腰椎骨密度增加 3.0%～6.7%，髋骨和桡骨骨密度也增加。III 期临床研究 (FREEDOM) 表明，Denosumab 治疗 6 个月，新发脊柱骨折率降低 68%，髋骨骨折率降低 40%，非脊柱性骨折率降低 20%。未发现明显不良反应。III 期临床研究 (DECIDE) 显示，Denosumab 骨密度增加率，髋骨为 3.5%、股骨颈为 0.6%、大转子为 1.0%、腰椎为 1.1%、桡骨为 0.6%。

Denosumab 不良反应包括轻微咽喉痛和皮疹，罕见为蜂窝织炎和感染性疾病。尚未发现 Denosumab 抑制骨转化作用对机体呈现不利影响，包括增加骨折风险和延缓骨折愈合过程。也未发生颌骨坏死 (ONJ) 病例。

5. 降钙素 (CT)

甲状旁腺 C 细胞分泌的单链肽类激素，由 32 个氨基酸残基组成。正常血清降钙素浓度为 10～20ng/L，血浆半衰期 1h。降钙素是维持血钙和调节骨吸收的重要激素，主要作用于破骨细胞和成骨细胞。降钙素进入体内后快速与破骨细胞降钙素受体 (CTR) 结合抑制破骨细胞活性和骨吸收呈现 Q 作用，而后引起破骨细胞凋亡呈现 R 作用。破骨细胞内 cAMP 和钙离子 (Ca^{2+}) 作为细胞内第二信使促进 G- 蛋白介导的 Q 作用和 R 作用。

降钙素急性期作用抑制破骨细胞活性，慢性期作用抑制破骨细胞增生和抑制骨吸收，而促进成骨细胞增生和骨形成。降钙素显著改善骨小梁结构、增加骨密度、骨强度、骨骼肌肉活动性和预防病理性骨折，缓解脊柱压缩性骨折引起的脊髓神经压迫症状。降钙素拮抗甲状旁腺激素作用、降低血清磷浓度和缓解骨痛症。降钙素和阿仑膦酸钠联合治疗呈现药效叠加作用，显著增加腰椎和髋骨骨密度，但增强抑制骨吸收作用不及增强骨形成作用明显。

(1) 降钙素剂量和方法。

1) 鲑鱼降钙素，密钙息，针剂 50U/ 支、100U/ 支。肌内注射，每次 50～100U，每周 2～6 次；鼻腔喷雾剂，600U/ 支，100～200U/d，分别喷入 2 个鼻孔。

2) 鳗鱼降钙素，益钙宁，针剂，10U/ 支；肌内注射，每次 10U，每周 2 次，或每次 20U，每周 1 次，4～6 周 1 个疗程。

(2) 降钙素不良反应。

1) 过敏反应，颜面潮红、皮疹、荨麻疹和晕厥。

2) 胃肠道症状，包括恶心、呕吐、食欲缺乏等。

3) 神经系统症状，包括眩晕、头痛、耳鸣、手足搐搦 (低钙血症)。

6. 氟化钠

增强成骨细胞活性，增加皮质骨和髓质骨体积、骨量和骨密度；增强成骨细胞活性；协调降钙素、钙和维生素 D 成骨作用、增强骨骼结构稳定性和抗压力。大剂量氟化物促进骨质矿化、引起骨骼畸形和骨软化、降低骨弹性和张力、增加骨脆性，可引起继发性骨质疏松和病理性股骨颈骨折。氟化钠剂量为 50～75mg/d，以维持血氟浓度 5 ～ 10mg/100mL 为宜。氟化钠不良反应包括胃肠道症状 5% ～ 25%，关节痛 20% ～ 35%，大剂量可引起胃肠道出血和应激性骨折。

7. 选择性雄激素受体调节药 (SERMs)

选择性与雌激素受体 (ER-α、ER-β) 结合，呈现雌激素激动药、拮抗药，或激动药和拮抗药混合性作用。治疗绝经后骨质疏松症的 SERM 包括雷洛昔芬、拉索昔芬和巴多昔芬。

(1) 雷洛昔芬：为苯骈噻吩衍生物，第二代 SERM，对骨骼和脂蛋白代谢呈现雌激素激动剂作用，治疗剂量为 60mg/d。雷洛昔芬保持骨密度、抑制骨吸收、增加骨密度、降低 LDL 和总胆固醇、改善脂蛋白代谢。雷洛昔芬长期治疗 (5 年) 明显改善腰椎和股骨颈骨密度，但停药后骨保护作用消失。国内研究称，绝经后妇女雷洛昔芬治疗 1 年，腰椎和髋骨密度增加 2.3%。血清骨钙素和 C- 末端肽分别降低 27.65% 和 24.02%。总胆固醇和 LDL-C 分别降低 6.44% 和 34.58%。未发生静脉栓塞疾病。

(2) 巴多昔芬 (BZA)：为苯骈吲哚化合物，第三代 SERM，具有雌激素激动药和拮抗药双重活性。治疗剂量为 20mg/d。巴多昔芬预防绝经后妇女骨丢失、增加骨密度和降低脊柱性和非脊柱性骨折风险。巴多昔芬治疗第 3 个月开始，血浆骨钙素和 C- 肽浓度明显降低；胫骨骨密度和脊柱抗压强度增加；所有临床型和形态型 (影像学) 脊柱性骨折和高危骨折风险的非脊柱性骨折风险降低。国内研究发现，巴多昔芬治疗 6 个月，腰椎密度、股骨颈、大转子、髋骨密度增加。血浆 C- 肽、骨钙素、总胆固醇和 LDL-C 降低。

巴多昔芬与雌激素联合应用防治泌尿生殖道萎缩和潮热症状。巴多昔芬对子宫内膜和乳腺无促长作用。乳腺癌、乳腺囊肿和纤维囊性乳腺疾病发生率均低于雷洛昔芬。巴多昔芬治疗期间心血管疾病发生率 < 0.1%。心肌梗死发生率为 0.4%。心肌缺血发生率为 0.4% ～ 0.5%。巴多昔芬引起的 VTE 风险低于雷洛昔芬，绝对发生率为 1/1000 妇女年。

(3) 拉索昔芬：为四氢萘酚化合物，第三代 SERM。拉索昔芬适用于治疗曾发生脊柱性和非脊柱骨折、骨量减少和高危骨折风险性绝经后妇女。由于拉索昔芬增加静脉栓塞性疾病风险，因此有栓塞疾病家族史或病史妇女为禁忌证。拉索昔芬剂量为 0.25mg/d 和 0.5mg/d，治疗 3 ～ 5 年。服用药物不受饮食和时间限制。

OPAL 研究表明，拉索昔芬 0.025mg/d、0.25mg/d 和 0.5mg/d 治疗均明显增加骨密度和降低骨转化指标，特别是治疗开始前 6 个月内，并随治疗时间延长而增加。治疗 2 年，腰椎骨密度，3 个剂量组分别增加 1.5%、2.3% 和 2.3%，骨转化指标 (骨钙素、CTX 和 PINP) 降低。骨骼活检为正常骨骼组织图像。

PEARL 研究观测拉索昔芬治疗 3 年对绝经后妇女骨质疏松症脊柱性骨折 (包括影像学和临床型骨折) 的影响。结果显示，拉索昔芬 0.25mg/d 和 0.5mg/d 均显著增加骨密度，其中脊柱骨密度均增加 3.3%，股骨颈分别增加 2.7% 和 3.3%。脊柱性骨折风险分别降低 31% 和 42%。临床疗效最早出现于治疗 1 年，疗效持续 5 年。拉索昔芬 0.5mg/d 治疗 3 年，非脊柱性骨折风险降低22%，并持续5年。非脊柱性骨折风险降低最早出现于治疗第1年。与之相反，拉索昔芬0.25mg/d治疗则未能有效降低非脊柱性骨折风险。

拉索昔芬明显降低血浆总胆固醇(TC)、LDL-C、HLD-C，TC/HDL-C比值，但增加三酰甘油浓度。治疗2年，明显地降低纤维蛋白原和C-反应蛋白浓度，增加静脉血栓栓塞风险2倍，其中深部静脉栓塞疾病和肺栓塞发生率分别为0.8%和0.2%，对暂时性缺血性卒中发作无明显影响。

8. 他汀类药物

他汀类药物是胆固醇合成通路的限速酶-3-羟基-3甲戊二酰辅酶A还原酶特异性抑制药，通过抑制胆固醇生成治疗高胆固醇血症、家族性三酰甘油血症和冠状动脉硬化性心脏病。近年来研究发现，他汀类药物通过多种途径增强骨骼同化作用，促进骨形成和抑制骨吸收而用于治疗骨质疏松症。

他汀类药物包括亲脂性和亲水性两类，亲脂类他汀包括洛伐他汀和辛伐他汀；亲水性他汀包括阿托伐他汀、普伐他汀、西立伐他汀、氟伐他汀、匹伐他汀和瑞舒伐他汀。

他汀类药物对骨骼呈现同化作用，即通过抑制甲羟戊酸生成、GTP酶异戊烯化和增强BMP-2表达而促进成骨细胞分化和骨形成。丹麦病例对照性研究表明，他汀治疗明显降低骨折风险，长期治疗则显著降低老年妇女症状性和无症状骨折风险。

他汀治疗增加脊柱、髋骨和股骨颈骨密度，如亲脂性辛伐他汀治疗4周后血清骨钙素浓度明显增加，他汀抗氧化剂作用通过抑制破骨细胞分化基因标志物-抗酒石酸磷酸酶(TRAP)的表达和破骨细胞生成过程中H_2-O_2-氧自由基(ROS)诱导的信号通路，清除细胞内ROS和抑制破骨细胞生成。虽然他汀类药物具有改善脂代谢、促进骨骼同化作用和防治绝经后骨质疏松症作用，但尚未被药监部门正式批准作为治疗骨质疏松症药物。今后仍需要进行大样本、随机对照性临床研究观测他汀类药物治疗骨质疏松症的作用和安全性。

第三节　子宫腺肌病

子宫腺肌病，是指子宫内膜腺体和间质侵入子宫内膜基底层>2.5mm，在子宫肌层内慢性侵蚀性生长的疾病。临床表现为进行性加重的痛经、月经过多、习惯性流产、不孕、子宫增大和恶性变。子宫腺肌病的发病率逐年升高引人注目，是一种严重危害广大妇女心身健康的疾病。

一、发病率

子宫腺肌病育龄妇女中发生率各家报道不一。国外文献，Kdous(2002)报道称，子宫腺肌病发病率为14.85%，平均发病年龄为43.97岁(26～64岁)。绝经后妇女占 29.88%，41.37% 有子宫损伤的病史。主要症状为痛经者占 71.22%，异常出血者占 82.77%。宫腔镜检查确诊者占 63.22%，HSG 确诊者占 58.46%，阴道超声检查确诊者占 40.5%。

山东省立医院妇科 2001～2003 年住院手术患者中子宫腺肌病占 10.5%，北京协和医院为 7.8%(1961～1974 年)。子宫腺肌病多发生于年龄＞ 30 岁妇女，发病年龄高峰为 35～45 岁。近 10 年来，子宫腺肌病发病年龄趋向年轻化。

二、发病机制

（一）遗传学说

子宫腺肌病具有家族性遗传倾向，其中 2，3，7，8- 四氯二苯二氧芑 -p- 二噁英 (TCDD) 基因是家族性子宫腺肌病候选基因。子宫腺肌病存在与子宫内膜癌和卵巢癌发病相关的 hM-LH1 和 pl6(pl6) 基因启动子区和 PTEN 基因过度甲基化现象。

（二）子宫内膜干细胞学说

子宫腺肌病是子宫内膜基底层内子宫内膜干细胞或祖细胞异常分化，广泛侵入子宫肌层引起平滑肌异常增生性疾病。近十几年来，基于人类干细胞和子宫内膜干细胞的研究进展，学者们提出了有关子宫内膜增生性疾病的子宫内膜干细胞学说，认为子宫内膜干细胞和骨髓干细胞 (BMC) 异常增生是引起子宫内膜增生性疾病、子宫内膜异位症、子宫腺肌病和子宫内膜癌的重要机制。

子宫腺肌病中异位内膜腺体和间质细胞可能起源于 3 组细胞具体如下。

(1) 胚胎期苗勒管细胞，即残留于子宫内膜中的胎儿上皮、胚胎干细胞和间充质干细胞 (MSC)。

(2) 子宫内膜干细胞，即具有向多细胞系分化潜能的成人干细胞。

(3) 血液中骨髓干细胞 (BMC)。换言之，子宫腺肌病是由子宫内膜内残留的胚胎干细胞、基底层内子宫内膜干细胞、过渡型扩增细胞和血液中骨髓干细胞异常分化，在子宫肌层内侵蚀性生长的疾病，而非由功能性子宫内膜侵入子宫肌层所引起。值得指出的是，子宫腺肌病的组织病理和临床表现类似于子宫内膜异位症，同样具有某些肿瘤的生物学特征和恶性变倾向，因此子宫腺肌病的发生机制仍有待进一步深入研究。

（三）子宫内膜损伤学说

人类子宫内膜基底层和肌层之间无完整的基底膜和组织屏障，子宫内膜损伤 (诊刮、流产、剖宫产、宫腔镜和宫内节育器) 和炎症刺激可促进基底层内子宫内膜干细胞异常分化为子宫内膜及其间质细胞，沿损伤开放的血窦和淋巴管进入子宫肌层并侵蚀性生长形成子宫腺肌病或子宫腺肌瘤。

（四）前列腺素 - 芳香化酶 - 雌激素 -COX-2 学说

子宫腺肌病是雌激素依赖性疾病。正常子宫内膜和原位内膜不存在芳香化酶表达和雌激素生成，而异位内膜间质细胞芳香化酶呈现高表达，促进异位内膜病灶内雌激素生成增加，使子宫腺肌病病灶中心部雌二醇浓度高于外周组织 4 倍。另外，由于异位内膜间质细胞内促进雌酮转化为高活性雌二醇的还原型 17β- 羟基类固醇脱氢酶 -1(17β-HSD-1) 活性增强，而缺乏促进雌二醇转化为雌酮的 17β- 羟基类固醇脱氢酶 -2(17β-HSD-2) 活性，因此进一步增加异位内膜病灶中雌二醇浓度和活性，后者作为促细胞分裂原引起异位子宫内膜腺体和间质细胞异常增生和侵蚀性生长。

分子内分泌学研究发现，PGE2 通过增强异位内膜间质细胞 cAMP 表达和 CYP-19 基因启动子Ⅱ转录活性而增强芳香化酶活性；芳香化酶促进 C19 甾体 (睾酮和雄烯二酮) 芳香化转化为雌激素，后者促进异位内膜中环氧合酶 -2(COX-2) 而非环氧合酶 -1(COX-1) 的生成；COX-2 促进异位内膜内前列腺素生成增加，后者进一步增强芳香化酶活性和促进雌激素生成增加，如此前列腺素 E2- 芳香化酶 - 雌激素 -COX-2- 前列腺素 E2 之间形成恶性循环，是促进子宫腺肌病发生和发展的重要机制，也为应用 COX-2 抑制药、芳香化酶抑制药和抗雌激素治疗子宫腺肌病提供实验和理论依据。

三、临床表现

子宫腺肌病多发生于育龄妇女，多有长期无排卵、性激素分泌失调和子宫内膜损伤 (流产或刮宫) 病史。临床表现为原发性或继发性、进行性加重的痛经、月经失调、月经过多、不孕、习惯性流产、性功能障碍和进行性子宫增大。

妇科检查，子宫腺肌病可单独存在，而更多见的是并存盆腔子宫内膜异位症和卵巢巧克力囊肿，阴道后穹隆和阴道直肠隔增厚和触痛结节。局灶性子宫腺肌瘤，子宫呈不规则结节性增大，异位病灶位于子宫的一隅，宛如子宫肌瘤，但其边界不清。弥漫性子宫腺肌病，子宫呈球形、对称性和均匀性增大，质地坚韧，粘连固定、活动性差。子宫腺肌病合并存在盆腔子宫内膜异位症、卵巢巧克力囊肿和子宫肌瘤的概率为 42%。

四、病理类型

目前国内外尚无统一的病理和临床分期。Bird(1972) 根据异位内膜侵入子宫肌层深度和低倍镜视野所见腺体多少分为轻、中、重度。据此，我们拟定临床病理分期如下，供参考。

(一) 弥漫型子宫腺肌病

弥漫型子宫腺肌病，是指异位子宫内膜腺体和间质在子宫肌层内弥漫性生长，引起子宫均匀性或对称性增大。依异位内膜间质侵蚀生长和病灶范围可分为四度。

Ⅰ度，异位子宫内膜腺体和间质浸润子宫肌层的内 1/3。

Ⅱ度，异位子宫内膜腺体和间质浸润子宫肌层的内 2/3。

Ⅲ度，异位子宫内膜腺体和间质浸润全部子宫肌层。

Ⅳ度，异位子宫内膜腺体和间质浸润超出子宫肌层，并浸润至子宫周围的组织器官，包括膀胱、直肠、输尿管和盆壁。

（二）局灶性子宫腺肌病

指异位子宫内膜腺体和间质局限于子宫肌层的某一部位并形成子宫腺肌瘤或大小不等的异位内膜囊肿。子宫腺肌瘤可为单发，或为多发，或合并存在弥漫性子宫腺肌病、子宫肌瘤、盆腔子宫内膜异位症和卵巢巧克力囊肿。

五、诊断

（一）病史、症状和体征

子宫腺肌病多发生于育龄妇女、高龄未婚、未孕、未产和不孕妇女。已婚妇女中有过子宫腔手术史（包括诊刮、流产、剖宫产、引产、黏膜下子宫肌瘤切除、电灼、子宫内膜切除、子宫成形和放置节育器）者发病率较高。子宫腺肌病和服用口服避孕药间无相关性。

典型的子宫腺肌病患者临床表现为进行性加重的痛经、月经失调、不孕、重复性或习惯性流产、盆腔深部痛（腰骶部、髋部和骶尾部）和性交痛。子宫腺肌病侵蚀肌层深度与月经过多相关。

妇科检查，子宫呈均匀一致性增大，坚韧、活动性差，子宫主韧带和骶韧带增厚粘连，可合并存在盆腔子宫内膜异位症、卵巢巧克力囊肿和子宫肌瘤。

（二）辅助检查

1. 超声检查

腹部和阴道超声检查是诊断子宫腺肌病常用、有效和准确的非创伤性方法。子宫腺肌病超声影像学特征包括：子宫均匀一致性增大、肌层明显增厚、子宫后壁增厚比前壁明显、回声不均质、肌层内存在大小不等的囊腔、子宫内膜增厚、内膜线粗糙、模糊不清。

超声诊断子宫腺肌病的准确率为84.3%，误诊率为15.6%。超声诊断的灵敏度为81%，特异性为71%，阴性预测值为90%，阳性预测值为54%，准确度为74%。腹部和阴道超声诊断子宫腺肌病的灵敏度分别为32.5%和65%，特异性分别为95%和97.5%，阳性率分别为76%和92.8%，阴性率分别为73.8%和88.8%，其中子宫肌层囊腔是最灵敏和特异性影像学指标。

彩色多普勒检查，82%子宫肌层异位内膜病灶内或病灶周围动脉搏动指数(PI) > 1.17，而84%的子宫肌瘤内或周围动脉的搏动指数(PI) < 1.17，有利于鉴别子宫腺肌病和子宫肌瘤。

2. 磁共振成像 (MRI)

MRI是一种有效、准确和非创伤性诊断子宫腺肌病的方法。临床检测发现，MRI诊断子宫腺肌病最敏感和准确的图像指标是最大连接带厚度(JZmax) > 12mm，JZ/肌层厚度比值＞ 40%，依其诊断子宫腺肌病的灵敏度、特异度、阳性预测值和阴性预测值分别为 77.5%、92.5%、83.8% 和 89.2%。

MRI 有利于鉴别诊断子宫肌瘤和子宫腺肌病。MRI 在 T2 加权图像中，弥漫性子宫腺肌病呈现低信号内膜肌层连接带 (厚 7 ～ 37mm，平均 16mm)，T2 加权 MRI 评估连接带厚度优于 T1 加权像。子宫腺肌瘤表现为局灶性低信号圆形或椭圆形包块，直径为 2 ～ 7cm(平均 3.8cm)，包块边缘不清晰。所有子宫腺肌瘤为高信号区。

3. 宫腔镜检查

月经过多妇女宫腔镜子宫肌层活检子宫腺肌病检出率为 43%。月经过多合并痛经妇女，宫腔镜肌层活检子宫腺肌病检出率为 60%。

4. 腹腔镜检查

腹腔镜检查包括观测子宫形态、外观和子宫肌层穿刺活检，敏感性和阳性率较低。

5. 子宫输卵管碘油造影

子宫腺肌病囊性病灶与宫腔相通时，子宫输卵管碘油造影可见子宫内膜边缘不整齐、毛糙、造影剂进入子宫肌层形成蜂窝状大小不等的"龛影"，较大的子宫腺肌病微型囊肿病灶可引起子宫腔扩大和变形。

6. 血清 CA125 测定

子宫腺肌病患者血浆 CA125 浓度不同程度升高，但一般＜ 100U/mL，反映子宫腺肌病严重程度，异常升高提示恶性变。

（三）恶性变

1. 子宫内膜癌

子宫腺肌病可并存或引起子宫内膜癌，多为子宫内膜样腺癌，病理类型和分化程度不一。

2. 子宫肉瘤

子宫肉瘤来源于弥漫性子宫腺肌病或局灶性子宫腺肌瘤，病理类型可为子宫间质肉瘤、平滑肌肉瘤或子宫肌层内腺癌。

3. 卵巢癌

卵巢癌可继发于卵巢巧克力囊肿、子宫腺肌病、直肠和盆腔子宫内膜异位症，多为子宫内膜样腺癌。

六、鉴别诊断

（一）妊娠子宫

多见于年轻妇女、有明确的停经史，妊娠试验 (+)，子宫增大与停经月份一致。妇科检查子宫均匀一致性增大，柔软。超声检查可见宫腔内妊娠囊、胎儿、胎心波动。

（二）子宫肌瘤

子宫肌瘤多见于围绝经期妇女，月经增多和子宫增大。妇科检查，子宫坚硬、有明显的肌瘤结节。超声检查可见子宫肌层内或浆膜下，大小不等的强回声肌瘤结节。

（三）子宫肉瘤

子宫肉瘤多见于年长妇女，原有子宫肌瘤快速生长、增大、引起腹痛、发热和贫血。妇科检查，子宫明显增大、柔软、压痛。超声检查子宫增大，肌层可见回声不均质的肿瘤结节。

（四）盆腔子宫内膜异位症

盆腔子宫内膜异位症多见于生育期妇女，临床表现为月经失调、痛经、不孕、重复流产史。妇科检查，阴道后穹隆、直肠阴道隔和直肠子宫陷凹内可触及不规则性触痛结节。子宫活动受限。卵巢增大多为巧克力囊肿。CA125 轻度升高。

（五）卵巢子宫内膜囊肿

卵巢子宫内膜囊肿即卵巢巧克力囊肿，妇科检查囊肿为单侧或双侧生长、大小不一；囊壁较厚，囊性或囊实性包块、活动性差，与子宫和盆腔脏器粘连。超声检查囊肿壁较厚，单房或多房性包块，囊腔内可见不均质性强回声光团。CA125 轻度升高。

七、治疗

子宫腺肌病药物和抗激素治疗基本沿袭子宫内膜异位症的治疗模式和方法，但临床疗效不及子宫内膜异位症。鉴于子宫腺肌病的临床病理特点，除药物和抗激素治疗外，还可采用以下治疗方法。

（一）左炔诺孕酮宫内缓释系统——曼月乐

曼月乐为左炔诺孕酮宫内释放系统，兼有避孕和治疗妇科内分泌疾病作用。曼月乐置入宫腔后每天释放左炔诺孕酮 20μg(5 年后释放量减少至 10μg/d)，1 周后血浆浓度达到 150 ～ 200Pg/mL(0.4 ～ 0.6nmol/L)，高于口服联合型避孕药、单一孕激素和左炔诺孕酮埋植剂引起的血浆孕激素浓度。一次放置有效期为 5 年。

左炔诺孕酮为炔诺孕酮的消旋体，药理活性分别高于炔诺孕酮和炔诺酮 1 倍和 100 倍。左炔诺孕酮对子宫内膜呈现孕激素作用，长期治疗可引起子宫内膜腺体萎缩、分泌功能不良和间质蜕膜化。放置曼月乐后，子宫内膜和邻近组织内左炔诺孕酮浓度达 808ng/g，可显著抑制子宫内膜增生和减少月经量。

临床研究发现，曼月乐显著降低子宫腺肌病原位和异位子宫内膜芳香化酶、P450、前列腺素和环氧合酶 -2(COX-2) 表达而呈现局部抗雌激素作用。治疗观察表明，曼月乐可缓解子宫腺肌病引起的月经过多、痛经、盆腔痛和贫血等症状，但不能显著缩小子宫体积。置入曼月乐 5 年后，闭经率和痛经消失率，已切除子宫内膜的妇女分别为 84% 和

19%；而未切除子宫内膜妇女分别为91%和20%。

（二）姑息性手术

年轻、未生育，局灶性子宫腺肌病可行局部病灶切除，手术前后配合药物治疗。Fedde(1993)报道非手术后妊娠率为71.4%，其中50%足月分娩。腹腔镜卵巢巧克力囊肿切除后并不降低卵母细胞和胚胎数量，但手术应尽量避免损伤正常的卵巢组织。

非手术后应用GnRHa治疗可提高疗效并获妊娠。Lin(2000)报道4名，3例妊娠。Ozaki(1999)报道，术前应用GnRHa治疗6个月后，子宫恢复正常大小。同样，子宫腺肌病局部病灶切除术后，应用达那唑治疗也可获得妊娠。

（三）子宫切除术

年长妇女、症状严重、非手术治疗无效、合并子宫肌瘤、子宫内膜复杂性增生，或不典型增生者可行子宫切除术。腹腔镜手术值得推广，特别是激光腹腔镜，腹腔镜声波凝固剪切术等。SriSOmbut(2000)报道应用腹腔镜声波凝固剪切法(LCS)进行子宫切除术，明显缩短手术时间和住院天数，但有一定的并发症。

Kdous(2002)87例子宫腺肌病，57例行广泛性子宫切除，14例子宫内膜切除失败后行子宫切除术。组织学病理检查合并子宫肌瘤者占32.18%，子宫内膜增生过长者占13.79%，息肉占5.74%，萎缩者占3.44%。

（四）血管栓塞治疗

导管动脉栓塞术(TAE)应用新鲜明胶海绵颗粒，PVA，白及粉栓塞子宫动脉或髂内动脉前干治疗子宫腺肌病取得一定的效果。通过双侧子宫动脉或髂内动脉前干栓塞治疗子宫腺肌病，主观缓解率达100%，月经量减少33.3%～70%，近期疗效显著。

Siskin(2001)子宫动脉栓塞术治疗子宫腺肌病合并月经过多患者，术后6个月主观缓解率为92.3%，子宫缩小率为42%，连接带(JZ)宽度平均减小11mm(33%)。彩色多普勒血流测量可用于评价子宫动脉栓塞术治疗效果。Jha(2003)报道称，子宫动脉栓塞术后1年，栓塞后结合带血供减少，血管消失，临床症状改善。

（五）腹腔镜骶前神经切除术

腹腔镜骶前神经切除术可有效地缓解子宫腺肌病引起的严重深部盆腔痛和痛经。Kwok(2001)报道称经腹腔镜骶前神经切除有效率为83.33%。

（六）子宫内膜切除术

宫腔镜子宫内膜切除仅能减少月经量而不能根治痛经和子宫腺肌病(Mints，1998)。Wortman(2000)应用LEEP电切治疗子宫腺肌病，术后1年闭经率为83%，无效者为0.8%。Chan(2001)应用热球治疗子宫腺肌病，术后经量减少1/3，痛经消失，随访3年无复发。McCaus-land(1999)发现子宫内膜切除仅能切除子宫前壁和后壁内膜，且易损伤子宫角部内膜。BratSchi(2000)倡导子宫内膜切除后放置左炔诺孕酮IUD(LNG～IUS曼月乐）以提高治疗效果。

（七）免疫治疗

虽然卡介苗可预防动物实验性子宫内膜异位症，但人类未见报道。干扰素 α 抑制异位内膜细胞生长和 DNA 合成，有望用于子宫腺肌病的治疗。

第四节　经前期综合征

经前期综合征 (PMS) 指月经来潮前（黄体晚期）周期性出现的精神紧张、神经过敏、焦虑、抑郁、食欲下降、腹胀、水肿、乳房触痛、偏头痛、失眠、生活和工作能力下降等一系列综合征。轻型称为经前期综合征，重型称为经前期焦虑症 (PMDD)。

一、病理

（一）卵巢激素假说

认为雌激素/孕激素比例失调和孕激素分泌降低是引起 PMDD 的主要原因。然而，目前研究认为，PMS/PMDD 与正常（而非异常）性激素分泌引起的中枢神经系统某些异常生化反应增强发病易感性相关。

（二）5-羟色胺假说

认为 5-羟色胺 (5-HT) 生成减少和功能降低是引起患者焦虑、抑郁、心境和情绪波动等症状的主要原因。临床观察发现，患者外周血浆 5-羟色胺浓度和活性、血小板对 5-HT 再摄取率均降低；5-HT 激动药 m-氯苯哌嗪（其在体内转化为 5-HT）治疗可显著改善患者心境和情绪，而 5-HT 抑制药则加重经前期症状。

（三）社会心理假说

认为 PMS/PMDD 是女性和母性双重心理的冲突表现，即经前期症状为女性社会心理学的异常反应。

（四）认知和社会学习学说

认为女性对生理性月经产生的不适当认知和反应，试图通过焦虑、烦躁、抑郁、逃学和暴食暴饮等宣泄反应缓解精神紧张和窘迫状态，如此形成经前期症状群。

（五）社会文化学说

认为女性具有社会性（工作、学习和社会活动）和母性（家庭和抚育子女）的双重人格特征，而 PMS/PMDD 可能为社会文化观念和母性传统意识之间冲突的表现。目前研究认为，在所有可能引起经前期综合征的因素中，内源性神经递质（包括 5-羟色胺、阿肽、

儿茶酚胺和 γ- 氨基丁酸）对女性精神、神经、生殖内分泌系统功能的调节占有重要地位，而家族和个人精神病史、精神心理创伤、性虐待和家庭暴力是引起经前期综合征的高危因素。

二、病史和查体

（一）病史

其病史包括月经史、婚育史、家族史、精神病史、神经病史和药物治疗史。

（二）全身检查

经前期综合征无特异性体征，偶可出现下肢轻度水肿和乳房触痛。存在痛经者应排除其他急腹症，包括盆腔炎、阑尾炎、异位妊娠、流产和卵巢囊肿扭转等。

（三）精神和神经系统检查

具有诊断和鉴别诊断价值，经前期综合征患者虽可呈现焦虑、抑郁、注意力不集中状态，但逻辑思维、感觉力、定向力和记忆力正常。值得注意的是，亢奋性症状严重者具有攻击性和破坏性，而严重抑郁症患者具有自杀意念和自残倾向。

（四）内分泌功能检查

内分泌功能检查包括性腺功能检查 (FSH、LH、E2、PRL、T0 和 β–hCG)；甲状腺功能检查 (FT3、FT4、TSH) 和胰腺功能（空腹血糖、胰岛素）等。

（五）血液学检查

血液学检查包括血细胞计数、出血和凝血功能检查。

（六）超声检查

超声检查包括盆腔和腹部超声检查。

三、诊断标准

1987 年，美国《精神疾病诊断与统计手册》第 4 版 (DSM-Ⅳ) 将第 3 版修订版 (DSM-Ⅲ-R) 中的黄体晚期焦虑性疾病 (LLPDD) 修改为经前期焦虑性疾病 (PMDD)，但二者诊断标准基本相同。

1998 年 10 月，精神病学专家组就 PMDD 诊断标准达成共识，将 PMS/PMDD 确立为一种独立性疾病。1999 年 11 月美国 FDA 神经药理学咨询委员会认同以上观点，并就此开展相关临床药理学和治疗学研究。2000 年美国《精神疾病诊断和统计手册》第 4 版修订版 (DSM-Ⅳ-TR) 就 PMS/PMDD 的诊断提出 A、B、C、D 四项标准。

（一）标准 A

过去 1 年月经周期中，以下几项症状中至少出现 5 项，其中 1 项必须为前 4 项（精神和心理症状）之一。

(1) 抑郁、绝望和自卑。

(2) 精神紧张、焦虑或沮丧。

(3) 情感脆弱、悲伤、哭泣和自闭。

(4) 烦躁不安、易怒、易激惹和与人冲突。

(5) 生活兴趣降低 (对工作、学习、朋友的爱好)。

(6) 注意力不集中和记忆减退。

(7) 嗜睡、易疲劳和活力降低。

(8) 厌食、暴饮、暴食或异食。

(9) 嗜睡或失眠。

(10) 精神抑郁或情绪失控。

(11) 躯体症状，包括乳痛、乳胀、头痛、关节肌肉疼痛和体重增加。

(二) 标准 B

经前期症状严重影响正常社会活动、工作、学习和人际关系。

(三) 标准 C

临床症状与月经周期密切相关，而非真正的精神病，包括抑郁症、恐惧症、心境恶劣和人格障碍疾病的症状恶化现象。

(四) 标准 D

标准 A、B 和 C 症状必须连续出现 2 个月经周期以上。

DSM- Ⅳ -TR 列出的 11 项症状中，其中 10 项为情感和行为症状，仅有 1 项为躯体症状。因此，PMS/PMDD 的诊断侧重于存在严重经前期情绪和功能损害者，而非于月经前期症状恶化的真正精神性疾病。

按照美国国家精神健康学会 (NIMH) 的诊断标准，经前期综合征症状，月经前 5 天应较月经后 5 天症状严重 30%。按照美国精神病学协会 (APA) 的诊断标准，经前期综合征属于经前期焦虑性疾病 (PMDD)。按照临床表现诊断，症状轻微者为经前期综合征 (PMS)；临床症状严重，特别是精神症状明显，严重影响正常社会活动、工作、学习和人际关系者为经前期焦虑性疾病 (PM-DD)。

四、鉴别诊断

(一) 进食障碍性疾病

以饮食节律和习惯异常为特征的疾病，包括暴食和神经性厌食 (NA) 两种类型，与月经周期无明显关系。

(二) 月经性偏头痛

为月经期特异性发作的偏头痛，月经后自然消失，无其他精神心理和躯体症状。

(三) 月经性癫痫

以月经期癫痫发作为特征，无明显精神和神经症状。

（四）焦虑性神经症

焦虑性神经症包括广泛性焦虑症和发作性惊恐焦虑性疾病两种类型，临床以惊恐程度与实际情况不符，突发性和反复性发作为特征，与月经周期无明显相关性。

（五）双相情感性障碍

双相情感性障碍即躁狂－抑郁性精神病，属于情感或心境障碍性疾病，有明显家族史，包括躁狂型、抑郁型、混合型和快速循环型4种临床类型。抑郁症表现为长期忧愁、情绪低落、心境空虚、负罪或无助感、失眠或嗜睡，严重者具有自残和自杀倾向。躁狂症表现为自我自大、失眠、焦躁、情绪亢奋、感情激越，具有攻击性和破坏性行为。

（六）慢性疲劳综合征

慢性疲劳综合征属于一种亚健康状态，也称为雅痞病，以长期（病程＞6个月）和反复出现的严重疲乏无力、焦虑、忧郁、体质衰弱、食欲减退、慢性发热、头痛、咽喉痛、关节痛和睡眠障碍为临床特征。慢性疲劳综合征与慢性病毒感染包括伯基特淋巴瘤病毒、非洲淋巴瘤病毒和白色念珠菌感染；慢性类单核白细胞增多症、慢性汞中毒、贫血、低血糖、甲状腺功能减退和长期失眠（夜间或超负荷工作）相关。

（七）抑郁症

抑郁症的临床表现为忧愁、焦虑、心境恶劣、感情淡漠、注意力不集中、自责、绝望、睡眠障碍和自杀倾向等。DSM-Ⅳ将慢性抑郁症（病程≥2年）分为4型：慢性重型抑郁症、心境恶劣（轻型抑郁症）、双重抑郁症（两次重型抑郁症发作间歇期呈现心境恶劣状态）和重型抑郁症缓解不全（重型抑郁症发作持续2周后呈现持续性心境恶劣状态）。

（八）心境恶劣障碍

心境恶劣障碍为情感障碍疾病，以长期情绪低落、心境恶劣、抑郁、自闭、焦虑、疲乏无力、体质衰弱、睡眠障碍和自杀倾向为特征。

（九）人格障碍

人格障碍包括严重人格缺陷和病态人格，是一种严重偏离正常人格范畴的心理障碍性疾病。广义人格障碍包括，反社会型、偏执型、分裂型、情感型、暴发型、强迫型、癔症型、衰弱型、幼稚型及纵火癖、偷窃癖、说谎癖等类型。

（十）惊恐障碍

惊恐障碍为急性焦虑性疾病，以反复惊恐发作、精神紧张、震颤、心悸、出汗、烦躁不安等自主神经症状，伴有强烈恐惧、窒息、绝望和濒死感。

（十一）心身性疾病

心身性疾病的临床表现为躯体症状与体征不对称现象，即体格检查所见难以解释其症状严重程度和病程变化，包括未分化型、转换型、疑病型、疼痛型和变异型躯体障碍。

五、治疗

经前期综合征治疗包括改善生活方式和饮食习惯、激素、药物和非药物治疗。

(一)改善生活方式和饮食习惯

改善生活方式包括保持健康和稳定心理心态、规律生活节律、注意劳逸结合和充足睡眠;适度有氧体育锻炼通过增加内源性 β-内啡肽生成而改善经前期抑郁症。改善饮食习惯包括规律进餐、少量多餐、低脂肪、低盐、低糖、素食、高纤维素和全谷物饮食可减轻和缓解经前期症状。

(二)激素疗法

1. 雌激素(口服、雌二醇皮贴和皮下植入剂)

通过抑制卵巢功能而改善经前期症状,不良反应包括体重增加、乳房不适、恶心、头痛、皮肤色素沉着等。然而,长期单一雌激素治疗可引起子宫内膜增生和子宫内膜癌,因此应于月经后半期补充分泌化剂量孕激素以防止子宫内膜增生和癌变。

2. 孕激素

孕激素包括甲羟孕酮和二羟孕酮的治疗效果存在争议。孕激素治疗不良反应包括腹痛、恶心、呕吐、头痛、外阴瘙痒、头晕、嗜睡、阴道分泌物增多。曼月乐为含有左炔诺孕酮的宫内节育系统(LNOIUS),尚未被临床研究证实具有防治经前期综合征作用。

3. 联合型口服避孕药

其包括优思明、敏定偶、美欣乐和多相型口服避孕药均可缓解和改善经前期症状。

4. GnRHa

通过抑制下丘脑-垂体-卵巢轴功能而治疗经前期综合征,但长期治疗有诱发低雌激素血症和骨质疏松症之虞,因此应附加性激素反向添加治疗。

5. 抗催乳素

高催乳素血症妇女溴隐亭和卡麦角林可改善经前期乳痛症。

(三)药物疗法

1. 抗焦虑、抗抑郁和抗惊厥药

选择性 5-羟色胺再吸收抑制药(SSRIs)是治疗 PMDD 最有效的药物,包括氟西汀、舍曲林和控释性帕罗西汀已被美国 FDA 批准临床应用,全周期和黄体期治疗效果相似,作用显著而不良反应轻微。循证医学资料显示,所有的 SSRIs,包括氟西汀、帕罗西汀、舍曲林、氟伏沙明、西酞普兰和氯米帕明均可有效地改善经前期症状,但停药后戒断症状发生率较高。

临床观察表明,氟西汀降低经前期紧张、易激惹和烦躁不安方面作用显著,20～60mg/d,连续治疗 6 个月明显改善心境和情绪症状 53%,不良反应与剂量相关。氟西汀改善躯体症状作用微弱,常见不良反应包括恶心、头痛、体重增加、皮疹、疲乏无力、失眠、焦虑、神经过敏和嗜睡。长期治疗可引起性功能障碍，包括性欲降低、无性高潮，发生率为17%。

舍曲林可有效改善经前期心境恶劣和烦躁不安，黄体期服用亦可有效改善行为异常和躯体症状。黄体期控释性帕罗西汀治疗 PMDD 的剂量为 12.5～25mg/d，耐受性良好。加拿大4个医学中心的临床观察显示，黄体期给予帕罗西汀 20mg/d 明显降低 PMDD 易激惹和情绪不稳症状。

双相抗抑郁药物奈法唑酮全周期治疗可改善经前期症状，而文拉法辛从治疗第一个周期即呈现良好作用。依他普仑无论黄体期或出现症状时服用均呈现良好作用。然而，荟萃分析表明，SSRI 药物连续性治疗优于间断性治疗，不同药物的作用也无显著性差异。

抗焦虑药丁螺环酮全周期或黄体期服用可有效地改善 PMS 和 PMDD 症状，不良反应包括恶心、头痛、神经过敏和头晕眼花。阿普唑仑作用不稳定，疗效与剂量和不良反应相关。非5-羟色胺类抗抑郁药物马普替林、安非他酮和锂盐治疗 PMDD 无效。

需要强调指出的是，SSRIs 治疗 PMDD 的适应证不包括服用联合型口服避孕药(COC) 和年龄＜18岁少女。然而，许多成年妇女和青春期少女服用 SSRIS、COC 或同时服用以上两种药物，但未发现明显不良反应，但少女服用 SSRIs 治疗 PMDD 的安全性有待深入研究。为此，2004年美国 FDA 通知，应加强应用 SSRIs 治疗 PMDD 安全性检测，因长期治疗有诱发自杀倾向之风险。脑电图观测发现，PMDD 患者存在神经电生理学异常放电和损伤，而新型抗癫痫药物左乙拉西坦具有强大抗放电作用可有效治疗 PMDD。

2. 非甾体抗炎药 (NSAIDs)

甲芬那酸和萘普生均可改善经前期头痛和乳痛症，不良反应包括恶心、呕吐、上腹疼痛、胃肠道出血和皮疹。

3. 利尿药

螺内酯显著改善经前期水肿和乳痛症，但长期治疗可引起高钾血症。美托拉宗（甲苯喹唑磺胺）也有良好作用，不良反应包括恶心、头晕、心悸和过度利尿等。

4. β 受体拮抗药

阿替洛尔和普萘洛尔显著改善经前期腹痛症状。

（四）食物添加剂和植物药

1. 维生素

维生素 B_6 50～100mg/d，可改善经前期神经症状，但大剂量（＞500mg/d）长期应用可引起手足疼痛和麻木等神经损伤症状。核黄素、烟酸、叶酸、L-酪氨酸、维生素 C 和生物黄酮也有助于改善经前期症状。

2. 钙和镁

钙剂 (600～1000mg/d) 可改善经前期腹胀、疼痛、情绪和食欲。黄体期补充镁制剂 200mg/d 可改善水钠潴留症状，但大剂量可引起镁中毒。月见草油含有丰富人体必需脂肪

酸 γ- 亚麻酸，但治疗作用微弱。

3. 植物药

某些中草药制剂可不同程度地缓解 PMS/PMDD 症状，包括当归、西伯利亚人参、白头翁、红莓叶、圣 - 约翰草、贯叶连翘、海螵蛸、苦蓟、美国缬草、野生山药、圣洁莓萃取物 (牡荆属羊荆子) 和姜茶。

(五) 非药物疗法

1. 针灸疗法

针灸可不同程度地改善经前期症状，但受方法学限制难以推广。

2. 松弛疗法

松弛疗法包括瑜伽和顺势疗法，通过降低患者精神紧张和应激反应而缓解经前期症状，但松弛疗法效果不稳定并存在个体差异性。

3. 光线疗法

全光谱荧光灯照射，通过改善内源性 5- 羟色胺功能而缓解经前期症状，如明亮光线照射显著地降低抑郁症状和经前期紧张指数，而暗光照射无效。

4. 睡眠剥夺疗法

通过调整睡眠节律改善患者的经前期抑郁性失眠和恐惧。睡眠剥夺疗法包括完全睡眠剥夺 (整夜不睡眠)、部分睡眠剥夺 (特异性减少某些睡眠时相，减少总睡眠时间) 和选择性睡眠剥夺 (减少一个或多个睡眠时相，尽可能不影响总睡眠时间)。临床研究发现，早夜间睡眠剥夺和晚夜间睡眠剥夺均显著降低抑郁症状。然而，临床实践中睡眠剥夺治疗难以操作，特别是要取得患者的理解和配合。

5. 认知行为疗法

认知功能障碍是受事物负面或极端思维影响而引起的错误认识和行为。认知行为治疗 (CBT) 目的是通过分析患者思维活动和行为特征，制定矫正错误认知和行为的方法和策略。

参考文献

[1] 刘健，宋毅斐 . 内分泌系统疾病 [M]. 北京：人民卫生出版社，2014.

[2] 陈家伦 . 临床内分泌学 [M]. 上海：科学技术出版社，2011.

[3] 赵文娟 . 内分泌和代谢病功能检查 [M]. 北京：人民卫生出版社，2013.

[4] 付强等 . 内分泌疾病诊疗与康复 [M]. 北京：科学出版社，2022.

[5] 夏俊萍，陈向梅，田永春 . 内分泌科疾病临床诊疗技术 [M]. 北京：中国医药科技出版社，2017.

[6] 杜建玲 . 内分泌学：高级医师进阶 [M]. 北京：中国协和医科大学出版社，2016.

[7] 高惠宝，宁光 . 内分泌系统 [M]. 上海：交通大学出版社，2012.

[8] 沈鸿敏，女性生殖内分泌疾病临床指导与实践 [M]. 北京：中国医药科技出版社，2015.

[9] 胡新磊，苏军红，齐建华 . 内分泌科急症与重症诊疗学 [M]. 北京：科学技术文献出版社，2014.

[10] 庞国明等 . 当代内分泌疾病研究精华 [M]. 北京：科学出版社，2021.

[11] 侯宇婕，李乾望，侯粲 . 内分泌疾病临床诊疗学 [M]. 北京：世界图书出版公司，2022.

[12] 高慧，马秀萍 . 内分泌疾病诊断治疗学 [M]. 北京：军事医学科学出版社，2000.